DER
MENSCHLICHE
KÖRPER

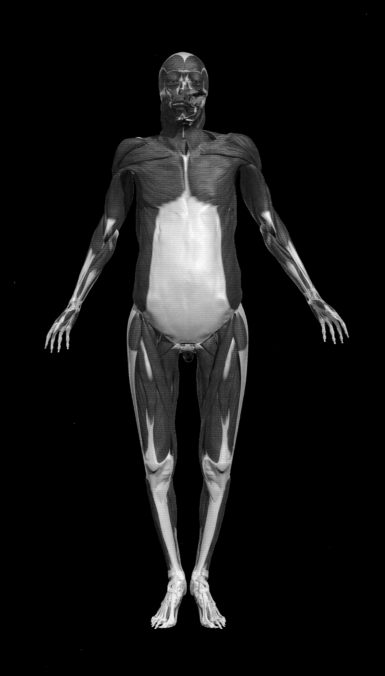

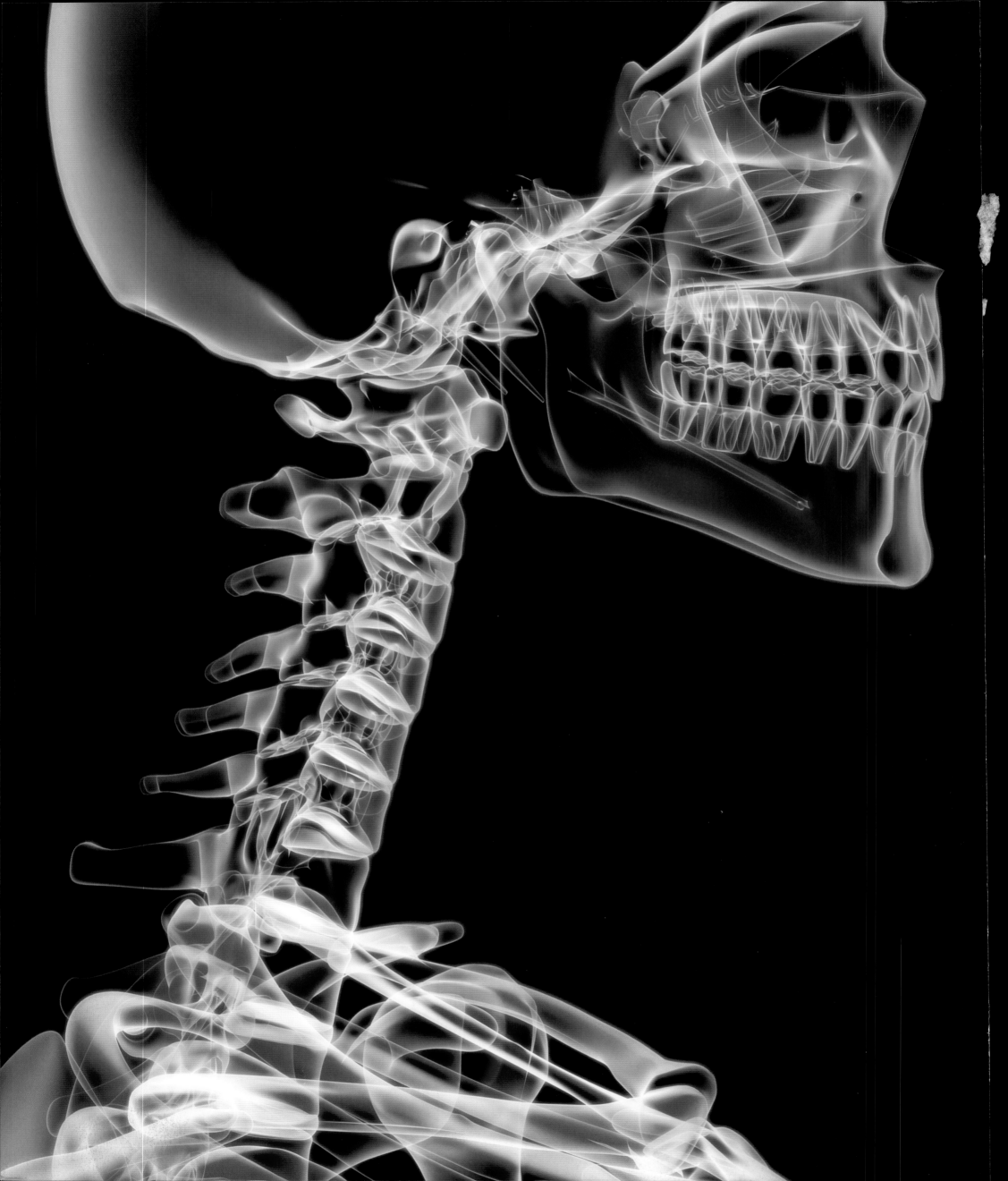

DER
MENSCHLICHE
KÖRPER

Großer Bildatlas der Anatomie

Dr. Sarah Brewer

Weltbild

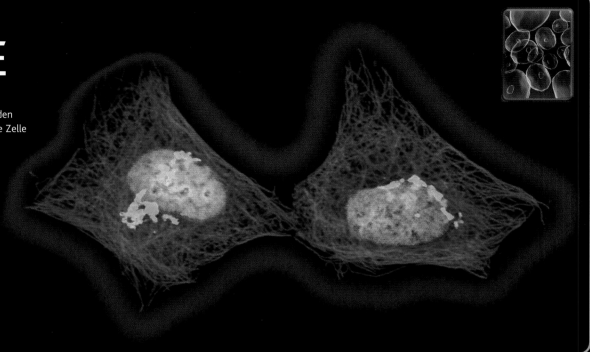

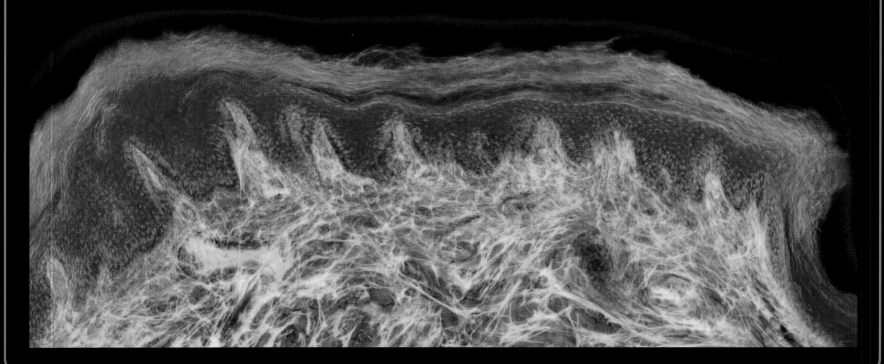

26 DAS SKELETT

Das Skelett eines Erwachsenen besteht aus rund 206 Knochen, die das stützende Gerüst des Körpers bilden. An den Knochen setzen die Muskeln an, die für Beweglichkeit sorgen. Zudem umhüllt und schützt das Skelett wichtige innere Organe wie das Gehirn, das Herz und die Lunge.

46 DIE MUSKULATUR

Die Muskeln bewegen den Körper. Die paarweise arbeitenden Skelettmuskeln ermöglichen dies durch willentlich gesteuerte An- und Entspannung; andere, nicht dem Willen unterliegende Muskeln helfen bei weitgehend automatisch ablaufenden Körperfunktionen wie Atmung und Verdauung.

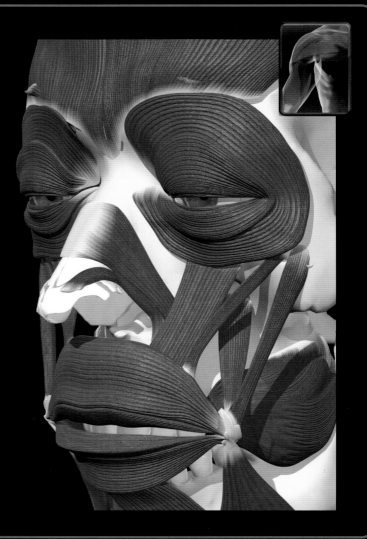

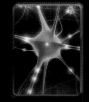

Dieses umfasst Gehirn und Rückenmark – das zentrale Nervensystem – sowie die Nerven, das periphere Nervensystem. Über die Nerven erhalten Gehirn und Rückenmark Botschaften aus dem gesamten Körper. Damit kann das Gehirn die Interaktionen zwischen den verschiedenen Körpersystemen steuern, Bewusstsein und Schlaf regulieren und denken. Für automatische Körperfunktionen wie das Atmen ist das vegetative Nervensystem zuständig, während die Sinne uns den Kontakt mit der Außenwelt ermöglichen.

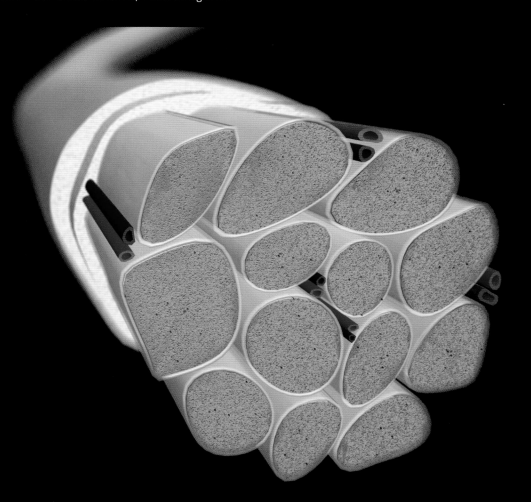

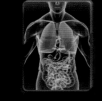

Dieses System besteht aus den Atemwegen und der Lunge. Es versorgt den Körper mit Sauerstoff und entsorgt Kohlendioxid – das Abfallprodukt des Atemprozesses. Sauerstoffreiche Luft gelangt über Nase, Mund und Luftröhre in die Lunge. Dort wird der Sauerstoff über die dünnwandigen Lungenbläschen und die feinen Kapillaren ins Blut geschleust und gegen Kohlendioxid ausgetauscht, das anschließend abgeatmet wird.

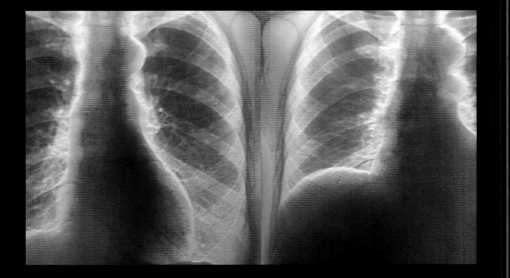

96 HERZ-KREISLAUF-SYSTEM

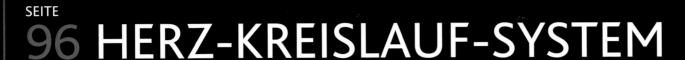

Zum Herz-Kreislauf-System gehören das Herz und drei verschiedene Arten von Blutgefäßen: Arterien, Venen und Kapillaren. Es versorgt die Körpergewebe mit sauerstoff-, glukose- und nährstoffreichem Blut und transportiert Abfallprodukte wie Kohlendioxid und Milchsäure ab. Zentrale »Pumpstation« ist das Herz: Über die Arterien pumpt es Blut ins Gewebe, das über die Venen zum Herzen zurückgelangt. In den feinsten Blutgefäßen, den Kapillaren, findet der Gasaustausch statt.

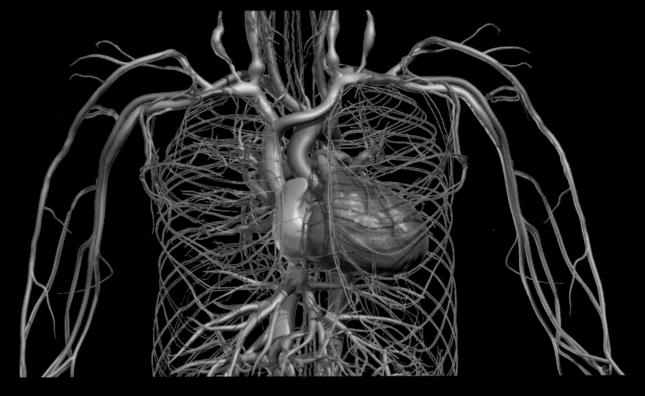

106 DAS IMMUNSYSTEM

Im körpereigenen Abwehrsystem spürt eine Vielzahl komplexer Immunzellen Infektionen auf, wehrt Krankheitserreger ab und produziert Antikörper, um einer erneuten Infektion vorzubeugen. Diese Zellen finden sich sowohl im Blut als auch in einer speziellen Flüssigkeit, der Lymphe. Letztere benutzt ihr eigenes System an Gefäßen und Knoten, in denen Abfallstoffe gesammelt, gefiltert und dann über die Leber ausgeschieden werden.

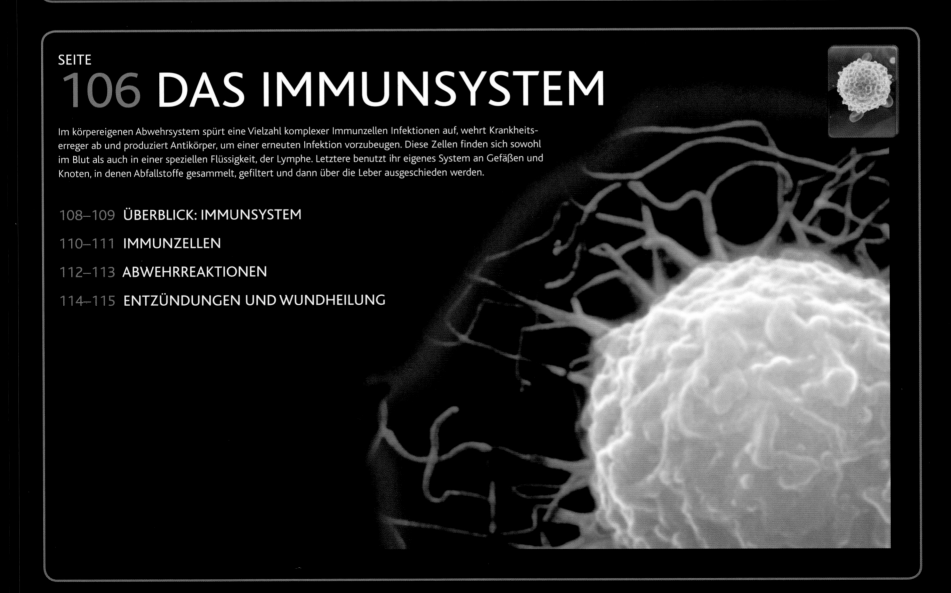

116 ENDOKRINES SYSTEM

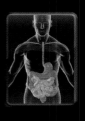

Eine Reihe von endokrinen Drüsen und Organen schüttet spezielle chemische Botenstoffe – Hormone – ins Blut aus. Die Hormone koordinieren und regulieren kurz- und langfristige Körperprozesse wie den Stoffwechsel, die Fortpflanzung oder den Schlaf. Die Oberaufsicht über die Hormonproduktion führt die Hypophyse, die Hormondrüse knapp unterhalb des Gehirns.

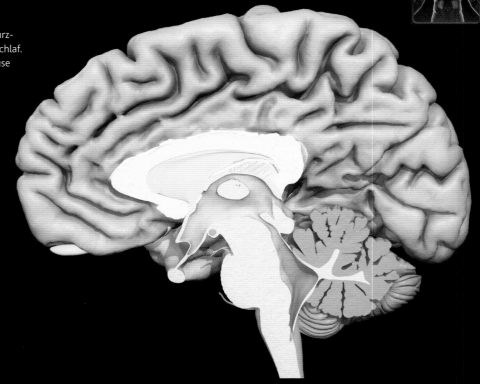

126 VERDAUUNGSTRAKT

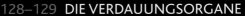

Der Magen-Darm-Trakt besteht aus einer langen Röhre, die am Mund beginnt und am Afterschließmuskel endet und in der die Nahrung verarbeitet wird. Die komplexen Nahrungsmoleküle werden mithilfe von körpereigenen chemischen Stoffen wie Hormonen und Enzymen in einfachere, lösliche Bestandteile aufgespalten. Diese werden entweder vom Körper aufgenommen und verwertet oder als Abfallprodukte ausgeschieden.

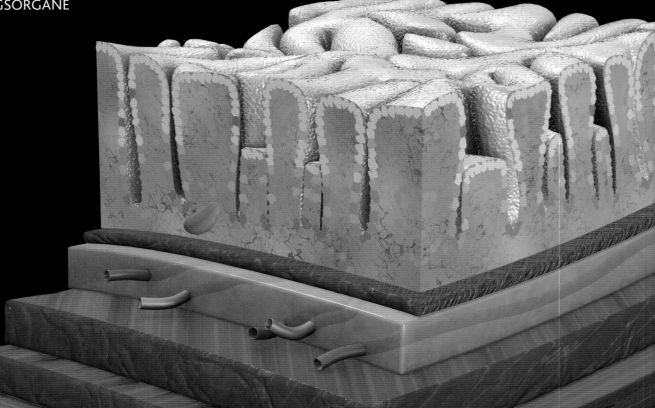

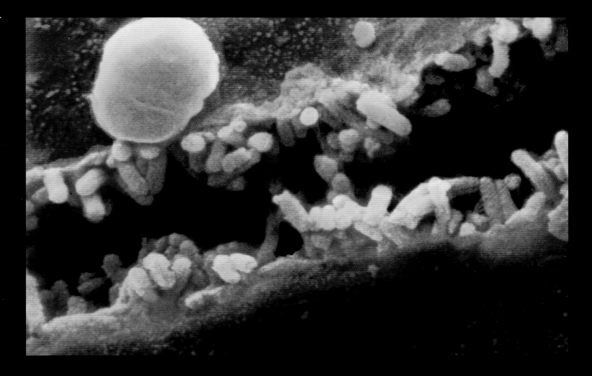

Dieses mit der Verdauung zusammenarbeitende Körpersystem umfasst Leber, Gallenblase und Bauchspeicheldrüse.
Die Organe produzieren Enzyme und helfen bei der Fett-
spaltung. Die Leber, das größte der genannten Organe,
ist an der Verdauung beteiligt und fungiert zudem als
Entgiftungsstation des Körpers, indem sie z. B. Alkohol abbaut.

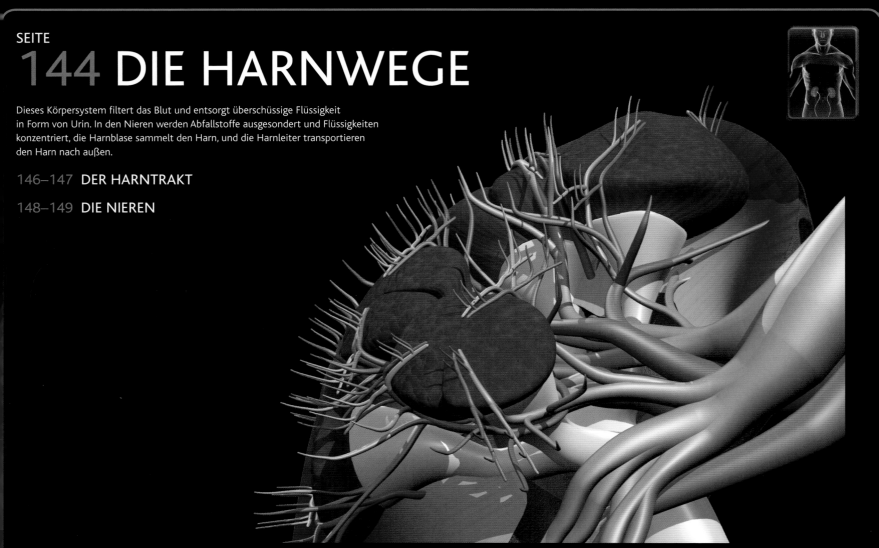

Dieses Körpersystem filtert das Blut und entsorgt überschüssige Flüssigkeit
in Form von Urin. In den Nieren werden Abfallstoffe ausgesondert und Flüssigkeiten
konzentriert, die Harnblase sammelt den Harn, und die Harnleiter transportieren
den Harn nach außen.

Das für die Fortpflanzung zuständige Körpersystem ist das einzige, das sich bei Männern und Frauen unterscheidet und nicht das ganze Leben lang funktioniert. Zudem tragen die Zellkerne der weiblichen Eizelle und des männlichen Spermiums jeweils nur 23 einzelne Chromosomen statt der üblichen 23 Chromosomenpaare.

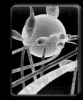

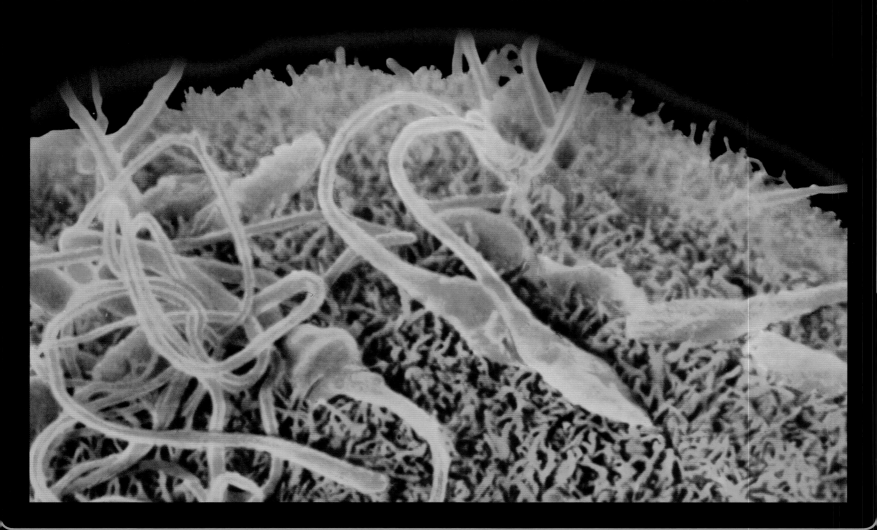

DER MENSCHLICHE KÖRPER stellt eine unglaublich große Ansammlung von Zellen dar, die zusammenarbeiten, um das Überleben der Art zu sichern. Dieses Konzept, ein Ergebnis der natürlichen Auslese und Evolution, ist so erfolgreich, dass die Weltbevölkerung momentan bei rund 6,8 Milliarden Individuen angelangt ist, Tendenz steigend. Und doch sind keine zwei dieser Individuen exakt gleich, noch nicht einmal eineiige Zwillinge, die aufgrund minimaler Aussehens- oder Verhaltensunterschiede von ihren Eltern auseinandergehalten werden können.

Trotz intensiver Forschung birgt der menschliche Körper immer noch unzählige Geheimnisse. Die Techniken, lebende Zellen sichtbar zu machen, werden immer weiter perfektioniert, täglich entdeckt man neue chemische Stoffe und ihre Rezeptoren. Und auf jeder neuen Entdeckung fußt die nächste.

DAS »GEHEIMNIS DES LEBENS« entschlüsselten 1953 die Biochemiker James Watson und Francis Crick, als sie die Struktur der Desoxyribonukleinsäure (DNA) entdeckten. Die Doppelhelix kann sich wie ein Reißverschluss aufziehen und identisch kopieren und bildet somit die genetische Blaupause, die uns als Individuum definiert. Mit anderen Worten: Unsere DNA macht uns zu dem, was wir sind.

Genau 50 Jahre später, 2003, wurde die vollständige Sequenz des menschlichen Genoms veröffentlicht; nun ist absolut klar, wo innerhalb unserer 46 Chromosomen jedes unserer 20 000 bis 25 000 Gene liegt. Es dauerte nicht lange, da hatte im Jahr 2007 der oder die Erste seine oder ihre komplette DNA-Sequenz, die immerhin aus etwa drei Milliarden Basenpaaren besteht, im Internet hochgeladen.

Obwohl Forscher vermutet hatten, dass die DNA eines Menschen mit der eines anderen zu 99,9 Prozent übereinstimmt, ergab die Analyse individueller Genome, dass mindestens 44 Prozent unserer Gene individuelle Abweichungen aufweisen. Diese Abweichungen bestimmen nicht nur die Farbe unserer Augen und unserer Haut, die Beschaffenheit unserer Haare und unseres Ohrenschmalzes; sie bestimmen auch darüber, wie gut unsere Zellen auf verschiedene Hormone reagieren, für welche Krankheiten wir anfällig sind und sogar wie wir auf bestimmte Medikamente reagieren.

Trotz all dieser Unterschiede sind wir doch alle nach derselben Schablone gefertigt, haben alle die gleichen Körpersysteme und gleich funktionierende Zellen.

DER MENSCHLICHEN ANATOMIE kann man sich auf zwei verschiedene Arten nähern. Man kann sie nach Körperregionen betrachten, sich beispielsweise nur der Hand widmen, dieser dann aber auf allen Ebenen. Oder man betrachtet die Anatomie nach den verschiedenen Körpersystemen und widmet sich beispielsweise dem Skelett, dem Nervensystem oder der Atmung. So wird deutlich, wie etwa ein Knochen mit einem anderen zusammenhängt oder was Gehirn und Rückenmark mit den peripheren Nerven zu tun haben. Dieses Buch hat letzteren Zugang gewählt, da er besser hilft, den Körper als Ganzes zu sehen und zu verstehen.

JEDES SYSTEM UNSERES KÖRPERS hat seine eigene Funktion. Die Verständigung untereinander geschieht mithilfe des Herz-Kreislauf- und des Nervensystems. Alle zusammen ermöglichen es dem Körper, sich zu bewegen, seine Umgebung zu erkunden, mit ihr Kontakt aufzunehmen und überlebenswichtige Aufgaben zu erfüllen.

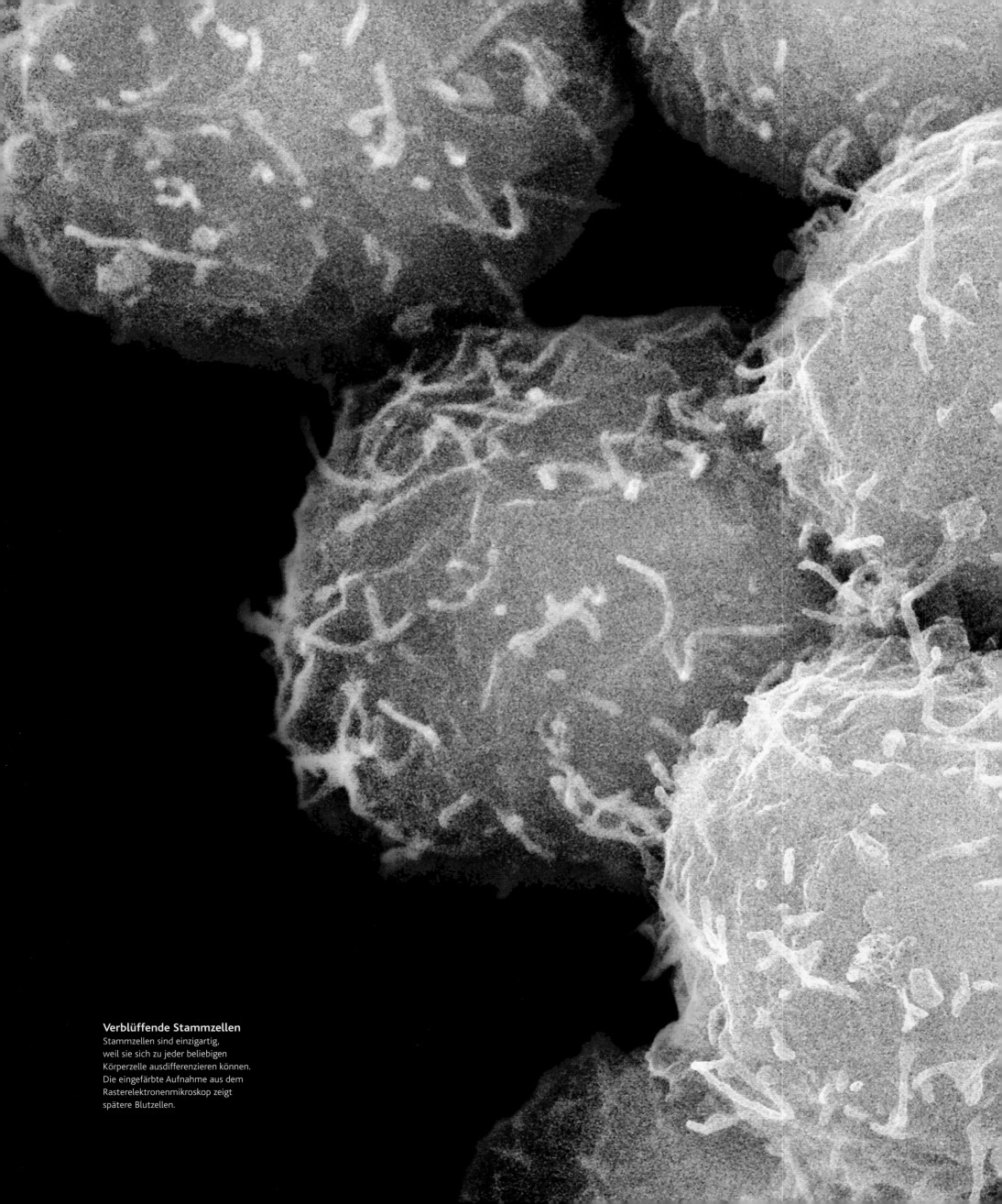

Verblüffende Stammzellen
Stammzellen sind einzigartig,
weil sie sich zu jeder beliebigen
Körperzelle ausdifferenzieren können.
Die eingefärbte Aufnahme aus dem
Rasterelektronenmikroskop zeigt
spätere Blutzellen.

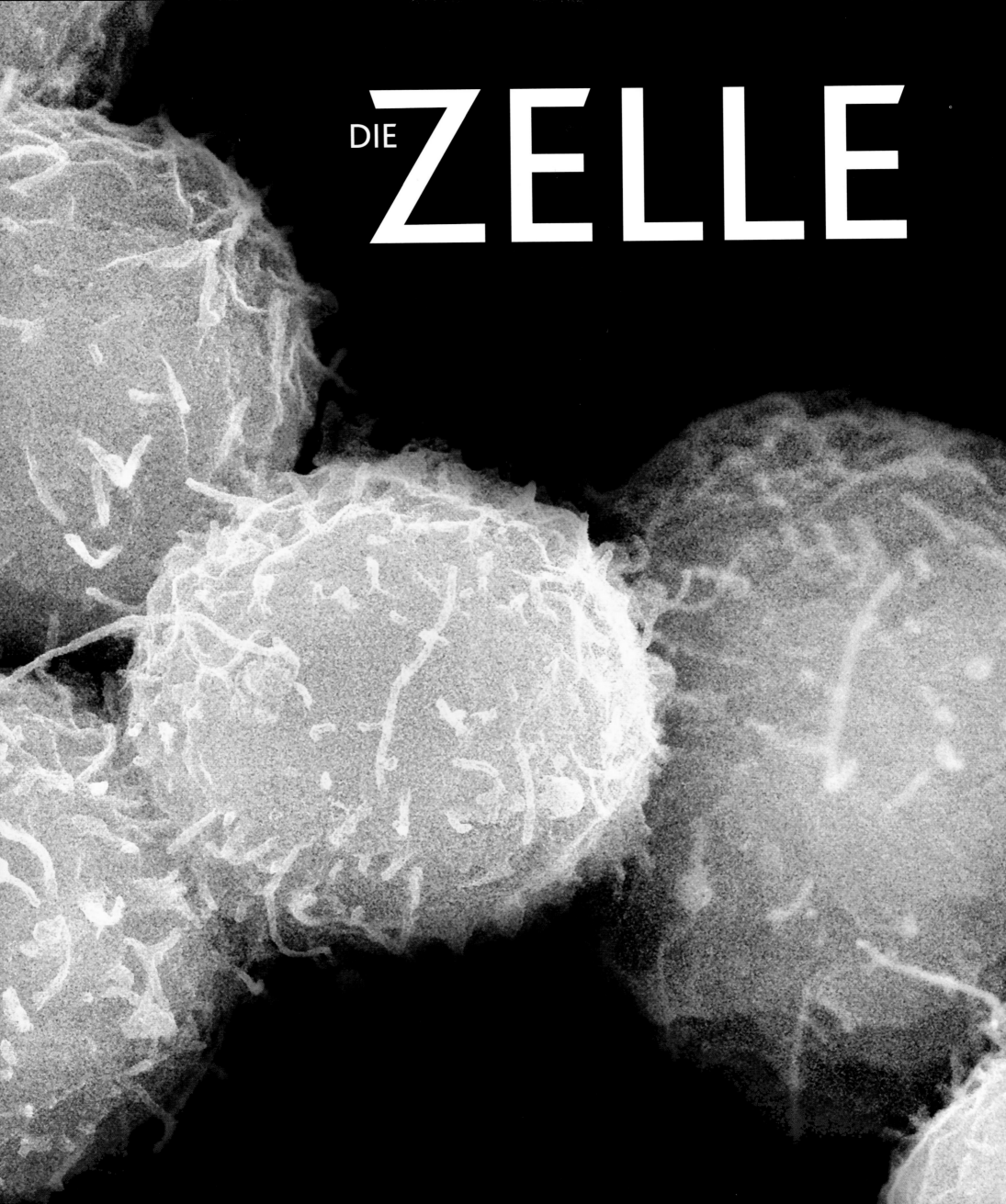

DIE ZELLE

Zellstoffwechsel

Der menschliche Körper ist zwar komplex und vielfältig, besteht aber aus ähnlich aufgebauten Grundeinheiten: den Zellen. Zellen sind die kleinsten Bausteine aller Lebewesen und können nur aus Teilung bereits existierender Zellen hervorgehen. Obwohl Körpergewebe unterschiedliche Funktionen haben und unterschiedlich aussehen, weisen alle Zellen grundlegende Ähnlichkeiten in ihrer Struktur auf.

Aufbau und Funktion der Zelle

Zellen dienen zwar verschiedenen Zwecken, funktionieren aber alle auf dieselbe Weise. Alle Zellen
• tauschen Stoffe mit ihrer Umgebung aus,
• spalten Zucker oder Fettsäuren auf, um Energie zu erzeugen,
• bauen aus einfacheren Einheiten komplexe Moleküle auf,
• spüren Signale aus der Umgebung auf und antworten darauf,
• duplizieren sich,
• enthalten in ihrem Zellkern die genetische Blaupause – DNA – des betreffenden Menschen.

Zellen können nur überleben, wenn sie genug Energie für ihre Reaktionen und die notwendigen Bausteine zu Wachstum, Regenerierung und Zellteilung haben. Einige dieser Baustoffe können die Zellen selbst herstellen, andere nehmen sie über den Blutkreislauf und die Extrazellulärflüssigkeit auf.

Zellen sind sehr klein – die meisten haben noch nicht einmal einen Durchmesser von 0,1 Millimeter. Sie sind von der Extrazellulärflüssigkeit umgeben, einer wässrigen, salzhaltigen Substanz. Ihre äußere Hülle, die Zellmembran, schützt das Innere, das Zytoplasma, dessen flüssige Bestandteile Zytosol genannt werden. Darin befinden sich die winzigen Organellen, die innerhalb der Zelle ihren jeweils eigenen Aufbau und ihre jeweils eigene Funktion haben.

Wie die Zelle Energie erzeugt

Wie alle Lebewesen brauchen auch Zellen Energie, um ihre Funktionen zu erfüllen. Dazu benötigen sie Glukose und Fettsäuren, Nebenprodukte der Fettverdauung. Die in der Zelle erzeugte Energie wird zunächst für die Reparatur und den Erhalt der Zelle verwendet, dann zur Produktion neuer Zellen via Zellteilung. In Form des Moleküls ATP (Adenosintriphosphat) wird die Energie durch den Körper transportiert.

Bereitstellung von Glukose

Glukose gelangt mithilfe spezieller Transportproteine über die Zellmembran in die Zelle. In der Skelett- und Herzmuskulatur sowie in den Fettzellen aktiviert das Insulin (siehe S. 125), ein von der Bauchspeicheldrüse produziertes Hormon, den Glukosetransport in die Zellen; in anderen Geweben, etwa in Leber, Gehirn oder Nieren, bedarf es des Insulins dazu nicht. Innerhalb der Zelle ereilt das Glukosemolekül dann eines der drei folgenden Schicksale:
• Einige Moleküle werden aufgespalten und als sofortige Energiequelle genutzt (in allen Zellen; siehe gegenüber).
• Einige Moleküle – etwa in Leber- oder Muskelzellen – werden in Stärkemoleküle (Glykogen) umgewandelt; Glykogen dient als Energiereserve für den Notfall.
• Der Rest wird in Fettsäuren umgewandelt und als längerfristiger Energievorrat in Leber- und Fettzellen gespeichert.

Energievorräte

Die großen, stark verzweigten Glykogenmoleküle setzen sich aus Glukosemolekülen zusammen, die am Ende der Kette bei Bedarf auch abgespalten werden können. Der Glykogenvorrat in der Leber beträgt beim durchschnittlichen Erwachsenen 70 Gramm; in den Muskelzellen lagern weitere 200 Gramm. Durch die Aufspaltung des Glykogens in der Leber ist die konstante Glukoseversorgung sichergestellt, die zur Aufrechterhaltung der Gehirnaktivität nötig ist, wenn das Gehirn keine Glukose über die Nahrung bekommt, also vor allem nachts, während wir schlafen.

MIKROFILAMENTE
sind sehr feine Fasern aus einem Protein namens Aktin. Sie bilden einen Teil des inneren Zellgerüsts, das es der Zelle ermöglicht, ihre Form zu verändern und sich zu bewegen.

DIE ZELLKERNHÜLLE
ist die Membran, die den Zellkern vom Rest der Zelle trennt. Durch Löcher in dieser Membran – die Kernporen – gelangen chemische Stoffe zum Zellkern und vom Zellkern ins Zytoplasma.

DER ZELLKERN
ist die größte Organelle und das Kontrollzentrum der Zelle. Er enthält die Chromosomen. Die meisten Zellen haben nur einen Zellkern; nur wenige spezialisierte Skelettmuskelzellen verfügen über mehrere, reife rote Blutkörperchen und bestimmte Zellen in der Linse des Auges haben gar keinen. Die Zellkernhülle trennt den Zellkern vom Rest der Zelle.

DAS ZYTOPLASMA
ist das durchsichtige, gelartige Innere der Zelle, das den Zellkern umgibt und die Organellen enthält.

MIKROTUBULI
sind hohle Röhrchen aus einem Protein namens Tubulin. Sie bilden einen Teil des inneren Zellgerüsts, stabilisieren die Zelle in ihrer Form und helfen bei der Zellteilung sowie bei der Bewegung der Organellen innerhalb der Zelle und beim Vesikeltransport.

ALS GLATTES ENDOPLASMATISCHES RETIKULUM
wird ein internes Netzwerk sich verzweigender Röhrchen bezeichnet, das an der Produktion von Fettsäuren und Steroiden sowie an der Lagerung und Freisetzung von Kalzium beteiligt ist.

DIE RIBOSOMEN
sind kleine Einheiten, die die Aminosäureketten zu Proteinen zusammenfügen. Einige Ribosomen bewegen sich frei im Zytoplasma; andere haften dem rauen endoplasmatischen Retikulum an, das neu gebildete Proteine an den Golgi-Apparat liefert.

DIE ZELLMEMBRAN
grenzt als schützende Hülle die Zelle gegen ihre Umgebung ab. Sie enthält spezialisierte Rezeptoren, die chemische Botschaften entschlüsseln, sowie Pumpen und Poren, die Ein- und Austritt von Substanzen in die bzw. aus der Zelle steuern. Zudem verankert die Membran die Zelle im umliegenden Gewebe.

ZAHLEN & FAKTEN

WISSENSWERTES ÜBER DIE ZELLE

• Die durchschnittliche Zelle hat einen Durchmesser von 0,02 Millimeter.

• Die größte Zelle im Körper ist die Eizelle; sie hat einen Durchmesser von 0,15 Millimeter.

• Die längsten Zellen sind die Nervenzellen, die die Beine versorgen – manche sind bis zu 1,20 Meter lang.

• Jede Sekunde sterben fünf Millionen Körperzellen; die meisten werden erneuert.

• Weiße Blutkörperchen wehren Infektionen ab und leben manchmal nur wenige Stunden.

• Die Darmwandzellen leben etwa drei Tage.

• Rote Blutkörperchen leben rund 120 Tage.

• Knochenzellen haben eine Lebensdauer von 20 Jahren.

• Gehirnzellen regenerieren sich nicht und müssen ein Leben lang halten.

ZENTRIOLEN

sind kleine, im rechten Winkel zueinander stehende Zylinder, die aus jeweils neun Sätzen miteinander verschmolzener Mikrotubuli bestehen. Sie helfen bei der Zellteilung sowie bei der Bildung und Verlängerung der Mikrotubuli.

LYSOSOMEN

sind kleine Vesikel mit wichtigen Säuren und Enzymen, die abgenutzte Organellen aufspalten und Bakterien sowie Fremdstoffe verdauen.

DER GOLGI-APPARAT

ist die Verarbeitungs- und Transportstation der Zelle. Hier werden Stoffe, die in der Zelle erzeugt werden, gelagert, gefiltert, modifiziert und zu anderen Organellen oder über Vesikel – membranumhüllte Bläschen – zur Zelloberfläche transportiert. Die meisten Zellen brauchen nur einen Golgi-Apparat, manche haben aber auch mehrere.

PEROXISOMEN

sind kleine Vesikel, die Alkohol, Wasserstoffperoxid und andere Gifte, die sich möglicherweise in der Zelle befinden, unschädlich machen.

DAS RAUE ENDOPLASMATISCHE RETIKULUM

besteht aus einem internen Netzwerk abgeflachter, mit Ribosomen übersäter Bläschen, die am Verpacken von Proteinen beteiligt sind.

Aus Glukose wird Energie

Die Zellen spalten Glukose auf, indem sie sie mit Sauerstoff zu Kohlendioxid, Wasser und energiereichen Molekülen umbauen, die andere Stoffwechselreaktionen antreiben. Ein Teil der Energie wird auch als Wärme ausgegeben. Die Zellen setzen die Energie aus der Glukose kontrolliert frei, in einer Reihe von über 20 verschiedenen chemischen Prozessen, die ihrerseits von Enzymen gesteuert werden. Viele dieser Enzyme brauchen Vitamine, Mineralien und Coenzyme, um ihre Arbeit ordnungsgemäß verrichten zu können.

• Organellen namens Mitochondrien oxidieren Glukose und Fettsäuren, um Energie zum sofortigen Gebrauch zu erzeugen (siehe unten).

• Überschüssige Glukose wird in Fettsäuren umgewandelt und gespeichert. Dieser Prozess findet im glatten endoplasmatischen Retikulum von Leber- und Fettzellen (siehe gegenüber) statt, in der Stillzeit auch in Milchdrüsenzellen. Die Aufspaltung (Oxidierung) eines Glukosemoleküls ergibt 31 Moleküle der energiereichen Substanz ATP. Die Aufspaltung einer Fettsäure kann über 100 ATP-Moleküle ergeben, was sie zu einer weit größeren Energiequelle macht.

Fettsäuren

Fettsäuren sind eine weitere wichtige Form von Zellbrennstoff. Die Fettzellen speichern Fett als Triglyzeride; diese bestehen aus einem Glyzerolmolekül und drei Fettsäureketten und erinnern in ihrer Form an den Großbuchstaben E.

Wenn die Zellen Energie brauchen, der Glukosespiegel jedoch niedrig ist, hört die Bauchspeicheldrüse mit der Insulinproduktion auf und produziert stattdessen das Hormon Glukagon. Es regt die Aufspaltung der Triglyzeridvorräte an: Freie Fettsäureketten werden ausgeschüttet und als Brennstoff genutzt.

Beim Sport bekommen die Muskel- und Leberzellen den Großteil ihrer Energie durch die Oxidation freier Fettsäuren.

Proteinbausteine

Protein – Eiweiß – brauchen die Zellen zum Wachstum und zur Regenerierung des Körpers. Unser Körper stellt mehr als 30 000 verschiedene Proteine selbst her; sie alle bestehen aus kleineren Bausteinen namens Aminosäuren.

Funktion und Gestalt des Proteins hängen in erster Linie von der genauen Sequenz seiner Aminosäuren, der Primärstruktur, ab; diese Sequenz wiederum wird vom genetischen Code in der DNA im Zellkern (siehe S. 16) bestimmt. Gebildet werden die Proteinketten mithilfe der Ribosomen im Zytoplasma.

Mitochondrien

Die Mitochondrien könnte man auch als Kraftwerke der Zellen bezeichnen. Aus Sauerstoff, Glukose und Fettsäuren erzeugen sie Energie und das Abfallprodukt Kohlendioxid. In Zellen, die viel Energie verbrauchen, finden sich rund 1000 Mitochondrien. Die Mitochondrien enthalten ihr eigenes genetisches Material und sollen zu Beginn der Erdgeschichte aus Bakterien hervorgegangen sein, die eine Symbiose mit einzelligen Organismen eingingen.

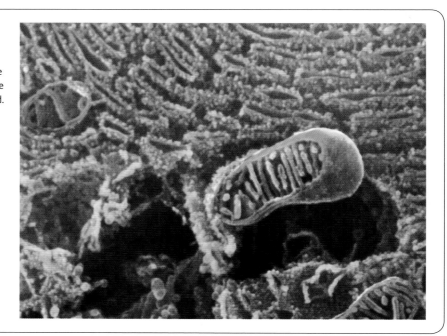

DNA

Jeder Zellkern enthält unseren vollständigen genetischen Code, hineingepackt in 46 hochkomplexe DNA-Moleküle, auch bekannt als Chromosomen. Dabei besteht jedes Molekül aus zwei Ketten von Einheiten, den Nukleotiden, die sich umeinanderwinden und eine lange, spiralförmige Doppelhelix bilden.

Aufbau der Nukleotide

Jedes Nukleotid setzt sich aus einer Phosphatgruppe, der Desoxyribose – einem Zucker – und einer der folgenden vier Basen zusammen: Adenin (A), Thymin (T), Cytosin (C) oder Guanin (G). Die Basen weisen zueinander und schließen sich zu einem Paar zusammen; so bilden sie die Stufen der leiterartigen Doppelhelix. Dabei bilden immer nur A und T sowie C und G ein Paar.

Die DNA enthält den Code, den die Zellen brauchen, um aus einer Kette von Aminosäuren Proteine herzustellen. Der Code hängt von der Anordnung der Basen auf einem DNA-Einzelstrang, dem codogenen Strang, ab. Je drei Basen, ein sogenanntes Triplett, stellen den Code für eine bestimmte Aminosäure zur Verfügung. Und dieser Code verrät der Zelle, wie sie die Aminosäuren in der Proteinkette anordnen muss.

Gene

Der Abschnitt der DNA, der die zur Herstellung eines einzelnen Proteins nötige Codierung enthält, heißt Gen. Wissenschaftler aus aller Welt haben im Rahmen des Humangenomprojekts die Gensequenz des Menschen entschlüsselt. Ihnen zufolge verfügen wir nur über etwa 40 000 Gene – eine überraschend kleine Zahl.

Die Gene in jeder Zelle eines Individuums sind identisch, doch werden sie je nach Zellart gewissermaßen an- und ausgeknipst, damit die Zelle die Proteine herstellen kann, die sie benötigt. Das ist auch der Grund, warum sich Leber-, Muskel-, Haut- und Fettzellen so enorm voneinander unterscheiden.

Jedes Gen existiert je nach Anordnung der A-T- bzw. C-G-Untereinheiten in vielen verschiedenen Formen. Jeder Mensch erbt von jedem Elternteil 23 Chromosomen. Und obwohl jeder dieselbe Anzahl und Art von Genen erbt, machen die feinen Unterschiede innerhalb der Gene jeden der 6,5 Milliarden Menschen auf der Erde einzigartig.

Einige der Gene bestimmen das Äußere wie die Farbe von Haut, Haaren und Augen. Andere bestimmen, wie der Stoffwechsel funktioniert und wie hoch das Risiko ist, z.B. an Bluthochdruck, Diabetes oder Krebs zu erkranken.

Die Proteinproduktion

Braucht eine Körperzelle ein Protein, öffnet sich der Abschnitt der DNA-Doppelhelix, auf dem das entsprechende Gen liegt, vorübergehend wie ein Reißverschluss und kopiert sich selbst, stellt also einen Matrizenstrang oder ein »Template« her. Die Kopie, die sogenannte Boten-RNA, unterscheidet sich von der DNA insofern, als dass sie statt zwei nur einen Nukleotidenstrang ausbildet.

Die neu entstandene Boten-RNA verlässt den Zellkern und gelangt ins Zytoplasma, wo sie mit Ribosomen interagiert, speziellen Zelluntereinheiten, die die Aminosäureketten zu Proteinen zusammenfügen. Mindestens zehn

solcher Aminosäureketten bilden sogenannte Polypeptide, die sich ihrerseits wiederum zu Sekundärstrukturen zusammenschließen. Längere Aminosäureketten bilden komplexe dreidimensionale Formen, die sogenannte Tertiärstruktur. Diese Gebilde ermöglichen es den Proteinen, sowohl physisch als auch chemisch miteinander zu reagieren – die Grundlage der Zellerkennung und unentbehrlich für viele Immunprozesse.

Ribosomenketten

Der Blick durchs Transmissionselektronenmikroskop (siehe eingefärbte Aufnahme rechts) zeigt Polyribosomen in einer menschlichen Hirnzelle in 240 000-facher Vergrößerung. Die Ribosomen»kette« (grün) wird während der Proteinsynthese innerhalb der Zelle von einem Boten-RNA-Strang – auch als Messenger-RNA oder kurz: mRNA bezeichnet – zusammengehalten.

Proteinsynthese

Bei der Proteinsynthese öffnet sich der Abschnitt der DNA-Doppelhelix im Zellkern, auf dem sich das entsprechende Gen befindet, vorübergehend wie ein Reißverschluss und fertigt eine Kopie des codogenen Strangs innerhalb des Gens an, einen sogenannten Matrizenstrang. Die Kopie, die Boten- oder Messenger-RNA (mRNA), besteht aus einem einzelnen Nukleotidenstrang, der statt der Desoxyribose den Zucker Ribose enthält und statt der Base Thymin die Base Uracil (U).

Die neu entstandene mRNA verlässt den Zellkern über die Kernporen und interagiert im Zytoplasma mit den dort treibenden Ribosomen. Eine andere Art von Ribonukleinsäure, die Transfer-RNA (tRNA), liefert den Ribosomen Aminosäuren. Wie die mRNA wird auch die tRNA aus bestimmten Bereichen des DNA-Moleküls kopiert. Die Aminosäureketten werden zu Proteinen zusammengefügt – in welcher Art und Weise bestimmen die Basentriplette.

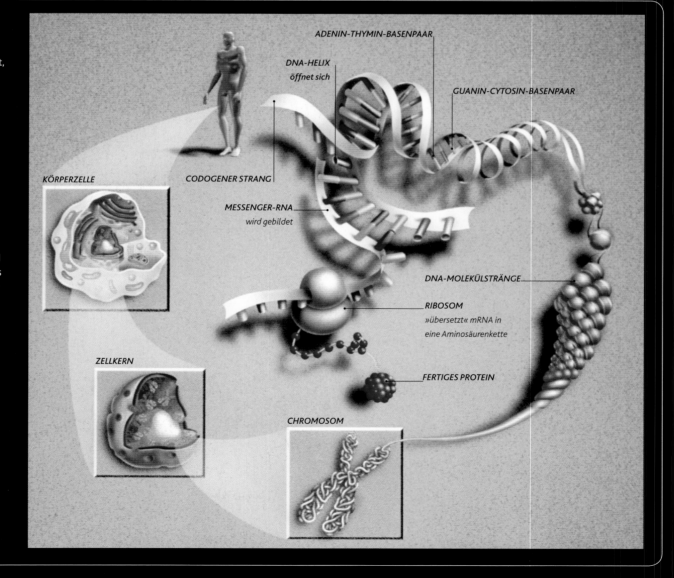

KÖRPERZELLE

CODOGENER STRANG

MESSENGER-RNA
wird gebildet

ZELLKERN

CHROMOSOM

ADENIN-THYMIN-BASENPAAR

DNA-HELIX
öffnet sich

GUANIN-CYTOSIN-BASENPAAR

DNA-MOLEKÜLSTRÄNGE

RIBOSOM
»übersetzt« mRNA in
eine Aminosäurenkette

FERTIGES PROTEIN

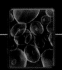

Zellteilung

Am Anfang ist der Körper nichts als eine befruchtete Eizelle mit vollständiger DNA.
Die Zelle teilt sich: Aus einer werden zwei, aus zwei vier, aus vier acht und so weiter.
Embryo und Fötus wachsen sehr schnell – in nur neun Monaten hat sich die befruchtete
Eizelle zu einem etwa drei Kilogramm schweren Baby entwickelt (zu Schwangerschaft
und Wachstum des Kindes siehe S. 156–167). Der Prozess der Zellteilung findet auch bei
Erwachsenen statt, doch wie schnell und oft sich die Zelle teilt, ist von Zelle zu Zelle
unterschiedlich; sehr schnell wachsende Zellen teilen sich sogar alle 24 Stunden.

Die DNA wird kopiert

Bei der Zellteilung bekommt jede Tochterzelle eine vollständige Kopie der originalen DNA. Diese Kopie muss
angefertigt werden, bevor sich die Zelle teilt. Zunächst öffnet sich die Doppelhelix jedes Chromosoms wie ein
Reißverschluss. Die beiden Stränge fungieren als Vorlage, an die sich neue Nukleotide anhaften. Das Enzym
DNA-Polymerase stellt sicher, dass sich jedes neue Nukleotid mit einer neuen Base paart: Adenin (A) mit Thymin
(T) und Cytosin (C) mit Guanin (G). Das Ergebnis: zwei identische DNA-Stränge, von denen jeder einen originalen
DNA-Strang und einen frisch synthetisierten DNA-Strang enthält.

DIE DNA-REPLIKATION
beginnt, sobald sich die Helix öffnet. Das Enzym
DNA-Polymerase arbeitet sehr rasch: Es verbindet
50 Nukleotide pro Sekunde. Zudem liest es die Kopien
Korrektur und ändert bei Bedarf die Richtung, um
Fehler auszumerzen.

ZAHLEN & FAKTEN

DIE DNA-KOPIERMASCHINERIE

- Jedes Mal, wenn sich eine Zelle teilt, werden die Chromosomen etwas kürzer, da das Ende der Chromosomen, das Telomer, nicht mitkopiert wird. Es enthält die »Kopiermaschinerie« und produziert das Enzym Telomerase.

- Das Telomer besteht aus den wiederkehrenden Sequenzen von sechs Basen: TTAGGG auf dem einen DNA-Strang und AATCCC auf dem anderen.

- Durch die Telomere kann sich das DNA-Molekül ohne Genverlust verkürzen.

- Bei jeder Zellteilung verkürzt sich das Telomer jedes Chromosoms um 30 bis 200 Basenpaare.

- Die Telomere eines Neugeborenen enthalten rund 8000 Basenpaare.

- Die Telomere eines älteren Menschen enthalten nur noch rund 1500 Basenpaare.

- Sind die Telomere zu kurz, kann sich die Zelle nicht mehr teilen; sie wird inaktiv oder stirbt ab.

- Durch die Verkürzung der Telomere können sich die meisten Zellen nur 50- bis 70-mal teilen.

- Man nimmt an, dass die Verkürzung auch eine Rolle beim Alterungsprozess spielt.

- Die Telomerase kann die Telomere verlängern, kommt in größeren Mengen aber nur in Zellen vor, die sich unendlich oft teilen können, also z.B. in embryonischen Stammzellen und in Krebszellen.

- In der Telomerase sehen Gentechniker eine Chance, das menschliche Leben zu verlängern.

Der Prozess der Zellteilung

Ist die DNA kopiert, teilt sich die Zelle, wobei jede der beiden Tochterzellen ein vollständiges Set von 46 Chromosomen erhält, die mit denen in der Elternzelle identisch sind.

Während die duplizierten Chromosomen immer mehr werden, baut sich die Membran um den Zellkern herum ab. Die beiden Zentriolen im Zytoplasma produzieren Spindelfasern, die sich an das Centromer jedes duplizierten Chromosoms heften.

Die Zentriolen teilen sich, und je ein Paar bewegt sich an die beiden Ende der Zelle, wobei es eines der beiden Chromatiden (Längshälften) jedes Chromosoms mit sich zieht. Dann teilt sich auch das Zytoplasma.

Der Prozess noch einmal aus einer anderen Warte: Im Zellkern verdichtet sich Chromatin und bildet duplizierte Chromosomen. Die beiden Zentriolen werden ebenfalls dupliziert und bewegen sich an die gegenüberliegenden Enden der Zelle. Die Spindelfasern reihen die duplizierten Chromosomen am Zelläquator auf. Die Chromosomen teilen sich, die Spindelfasern reißen die beiden Chromatiden auseinander. Proteine veranlassen die Teilung des Zytoplasmas. Die Spindelfasern lösen sich auf, die Chromosomen bilden wieder Chromatin, und die Zellkernmembran baut sich erneut auf.

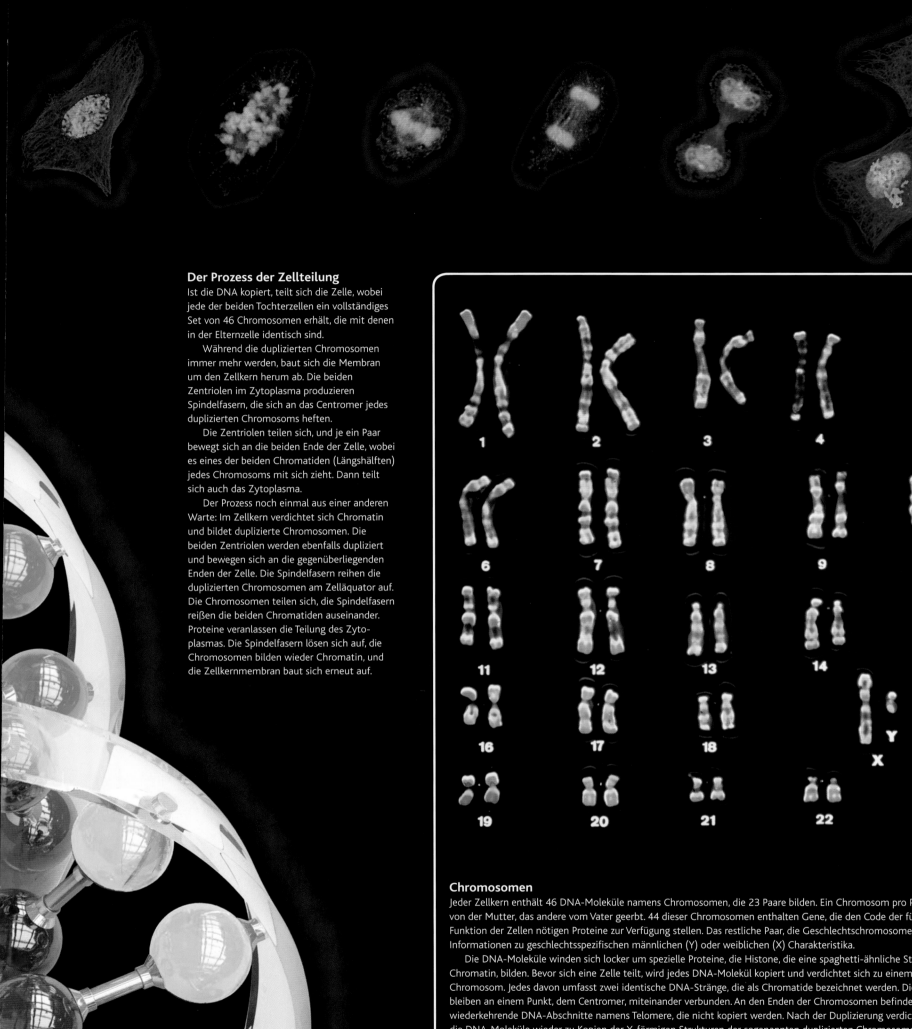

Chromosomen

Jeder Zellkern enthält 46 DNA-Moleküle namens Chromosomen, die 23 Paare bilden. Ein Chromosom pro Paar wurde von der Mutter, das andere vom Vater geerbt. 44 dieser Chromosomen enthalten Gene, die den Code der für Aufbau und Funktion der Zellen nötigen Proteine zur Verfügung stellen. Das restliche Paar, die Geschlechtschromosomen, liefert Informationen zu geschlechtsspezifischen männlichen (Y) oder weiblichen (X) Charakteristika.

Die DNA-Moleküle winden sich locker um spezielle Proteine, die Histone, die eine spaghetti-ähnliche Struktur, das Chromatin, bilden. Bevor sich eine Zelle teilt, wird jedes DNA-Molekül kopiert und verdichtet sich zu einem duplizierten Chromosom. Jedes davon umfasst zwei identische DNA-Stränge, die als Chromatide bezeichnet werden. Die Chromatide bleiben an einem Punkt, dem Centromer, miteinander verbunden. An den Enden der Chromosomen befinden sich wiederkehrende DNA-Abschnitte namens Telomere, die nicht kopiert werden. Nach der Duplizierung verdichten sich die DNA-Moleküle wieder zu Kopien der X-förmigen Strukturen der sogenannten duplizierten Chromosomen.

Das hier abgebildete Karyogramm zeigt ein vollständiges Set geordneter Chromosomenpaare. Es stammt von einem Mann, wie man an den letzten beiden Chromosomen – einem X und einem Y – sieht. Frauen haben zwei X-Chromosome.

Gewebe und Organe

Wir alle haben einmal als einzelne Zelle, nämlich als befruchtete Eizelle, angefangen, die sich immer und immer wieder geteilt hat, bis aus ihr schließlich 50 Billionen Zellen geworden sind.

Im Laufe unserer Entwicklung spezialisieren sich die Zellen auf bestimmte Funktionen wie z.B. Bewegung (Muskelzellen), Halt (Knochenzellen), Erzeugung elektrischer Impulse (Nervenzellen) oder Sauerstofftransport (rote Blutkörperchen). Dieser Prozess der Spezialisierung – die Zelldifferenzierung – hängt davon ab, welches Gen in der Zelle gerade »angeknipst« und welches »ausgeknipst« ist.

Insgesamt verfügt der Körper über mehr als 200 verschiedene Arten von Zellen. Allerdings sind die chemischen Signale, die über die Programmierung der Zelle entscheiden, noch weitgehend unerforscht.

Gewebearten

Während sie sich differenzieren und teilen, bewegen sich die Zellen an neue Orte, wo sie sich mit anderen spezialisierten Zellen, die ähnliche Eigenschaften haben, zu Gewebe verbinden. Die 200 verschiedenen Zellarten in unserem Körper können in vier Kategorien eingeteilt werden, die vier unterschiedliche Gewebearten hervorbringen. Die Gewebe können je nach Funktion wiederum unterteilt werden. Die meisten Zellen teilen sich regelmäßig, um zu wachsen und sich zu erneuern. Reife Gehirnzellen z.B. können sich jedoch nicht regenerieren.

Zellmembranen

Innerhalb eines Gewebes sind alle Zellen miteinander verbunden und kommunizieren über die Zellmembran. Die Membranen enthalten eine doppelte Schicht von Phospholipidmolekülen, deren vorderes Ende wasserliebend – hydrophil – und deren hinteres Ende wasserabweisend – hydrophob – ist. Dadurch ist die Doppelschicht der Phospholipide eher flüssig als fest. Proteine mit verschiedenen Funktionen heften sich beidseits an die Membran an oder passieren sie und bilden Poren. An die Rezeptoren an der Zelloberfläche docken Hormone und Immunsubstanzen an, die der Zelle z.B. signalisieren, sich zu teilen.

ZAHLEN & FAKTEN

KÖRPERFLÜSSIGKEITEN

- Unser Körperzellen sind von Gewebsflüssigkeit umgeben, die durch Austritt von Blutplasma aus den feinsten Blutgefäßen (Kapillaren, siehe S. 102) in das Gewebe entsteht. Die Gewebsflüssigkeit versorgt die Zellen mit Sauerstoff und Nährstoffen; sie transportiert Substanzen, die in der Zelle gebildet werden – etwa Hormone oder Wachstumsfaktoren – an ihren Bestimmungsort; sie entsorgt Abfallprodukte wie Kohlendioxid und erhält eine konstante Zellumgebung aufrecht.
- Insgesamt verfügt der Körper über rund elf Liter Gewebsflüssigkeit.
- Gemeinsam werden die Gewebsflüssigkeit und die drei Liter Blutplasma – der flüssige Anteil des Blutes – als Extrazellulärflüssigkeit bezeichnet.
- Die Flüssigkeit innerhalb der Zellen – die Intrazellulärflüssigkeit – umfasst rund 28 Liter.

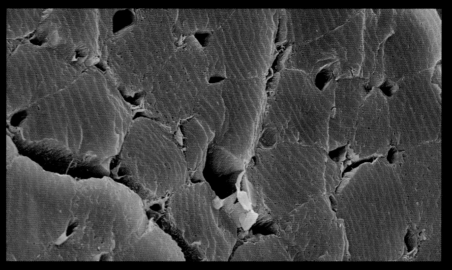

Muskelgewebe

Die Zellen des Muskelgewebes sind darauf spezialisiert, eine mechanische Kraft zu erzeugen. Es gibt drei Hauptarten von Muskelgewebe: Skelettmuskeln, die Herzmuskulatur und die glatte Muskulatur. Die Abbildung zeigt Skelettmuskelfasern.

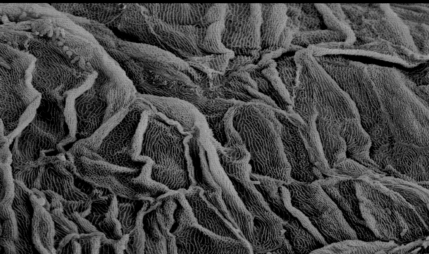

Epithelgewebe

Dieses Gewebe bedeckt alle inneren und äußeren Körperoberflächen. Seine Zellen sind darauf spezialisiert, bestimmte chemische Substanzen abzusondern oder aufzunehmen. Es gibt drei Hauptarten von Epithelzellen: Plattenepithelzellen, kubische Epithelzellen und Zylinderepithelzellen. Jede Art kann ein- oder mehrschichtig vorkommen. Das abgebildete Gewebe kleidet die Speiseröhre aus.

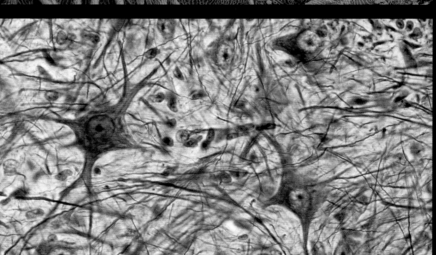

Nervenzellen

Neuronen sind darauf spezialisiert, elektrische Ladungen zu erzeugen und weiterzuleiten. Es gibt vier Hauptarten von Nervenzellen: Gehirnzellen, sensorische Neuronen – sie leiten Impulse von den Sinnesorganen an das Gehirn weiter –, motorische Neuronen – sie übermitteln Impulse vom Gehirn – und Interneuronen – sie verschalten Letztere miteinander. Die Abbildung zeigt verschiedene Gehirnzellen.

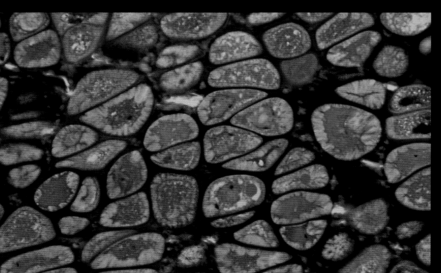

Bindegewebe

Die Zellen des Bindegewebes sind darauf spezialisiert, Körperstrukturen zu stützen. Arten von Bindegewebszellen gibt es viele, etwa Knorpelgewebszellen, Knochenzellen, Blutzellen und Fettzellen. Die Abbildung zeigt einen Querschnitt durch Knorpelgewebszellen.

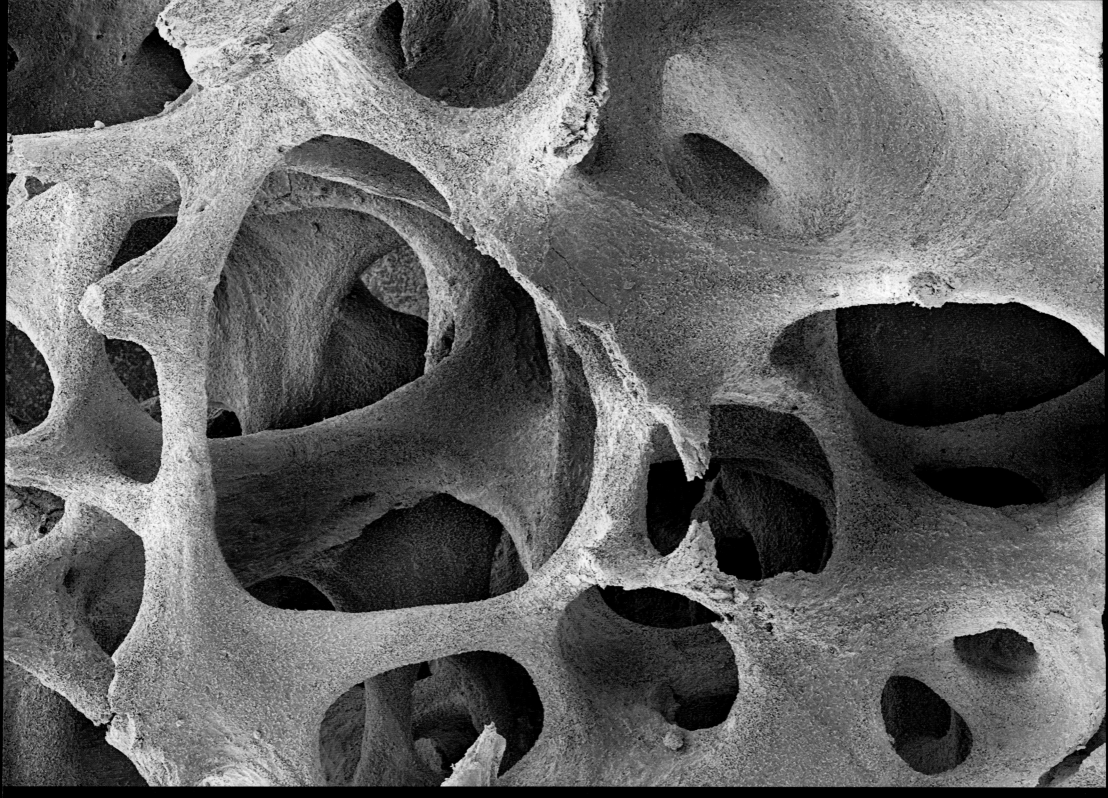

Knochengewebe

Das Knochengewebe besteht aus Zellen, die vom Bindegewebe gebildet werden. Es gibt zwei Arten von Knochengewebe: die Substantia compacta – die stabile Knochensubstanz im Rindenbereich des Knochens – und die
Substantia spongiosa (siehe Abbildung), die schwammartigen
Bälkchenknochen im Inneren des Knochens. Letztere erkennt
man gut an ihrer Wabenstruktur; die Bälkchenknochen
verleihen diesem Gewebe seine Festigkeit. In den Zwischen-
räumen wird Knochenmark produziert, das u.a. der Bildung
von Blutzellen dient (siehe S. 30). Darüber hinaus ist das
Knochenmark der Sitz der Stammzellen.

ORGANE

Die Organe unseres Körpers bestehen aus verschiedenen Geweben – aus
zwei oder mehr der vier Hauptgewebearten – und nehmen innerhalb der
Körpersysteme eine Schlüsselstellung ein. In den Organen bilden die Gewebe
Platten, Röhren und Schichten – die einzelnen Teile des jeweiligen Organs.

Jedes Organ, sei es die Haut, die Lunge, der Magen, die Leber, das Herz, das
Gehirn, seien es die Nieren oder die Augen, erfüllt eine spezifische Funktion,
die für den Körper überlebenswichtig ist. Jedes Organ ist Teil eines größeren
Systems, zu dem möglicherweise auch noch andere Organe gehören. So ist die
Lunge beispielsweise Teil des Atmungssystems (siehe S. 90), das Herz Teil des
Herz-Kreislauf-Systems (siehe S. 96) und das Gehirn Teil des Nervensystems
(siehe S. 56).

DIE
KÖRPERHÜLLE

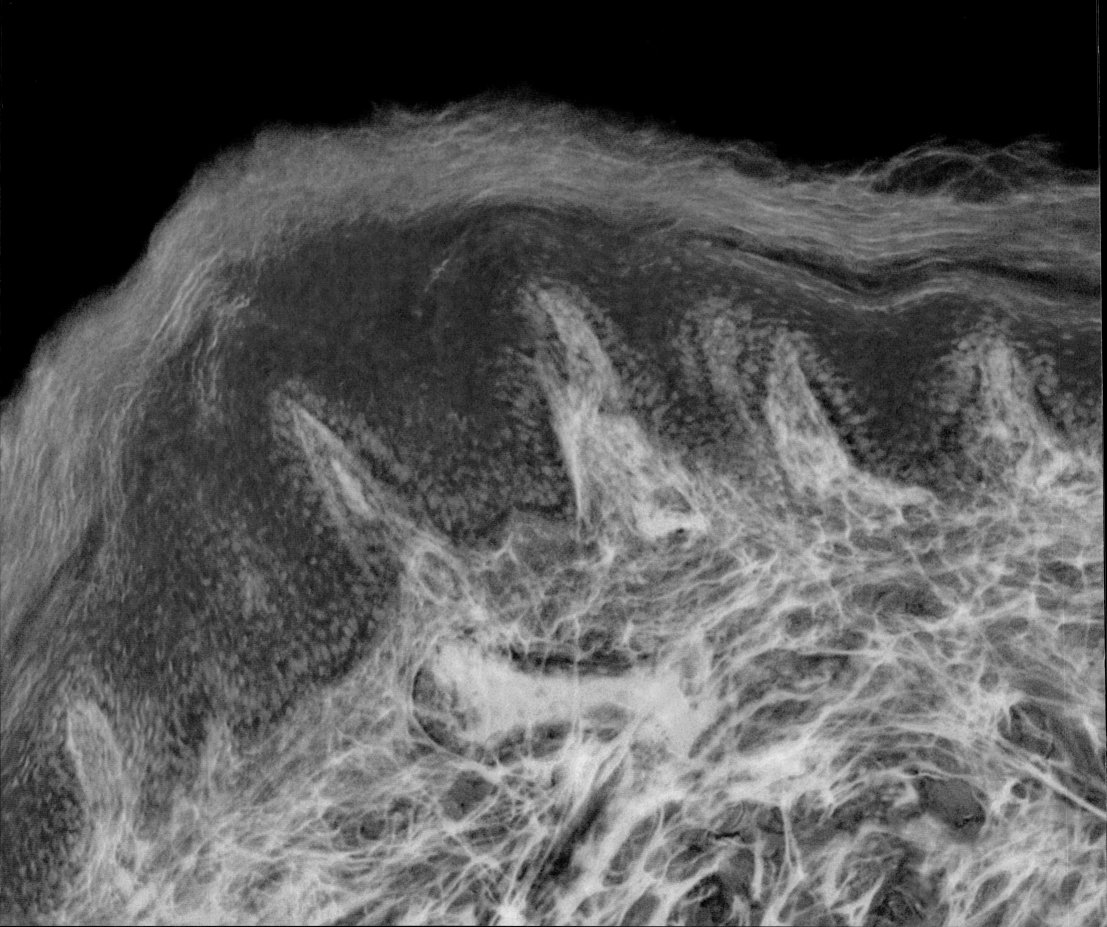

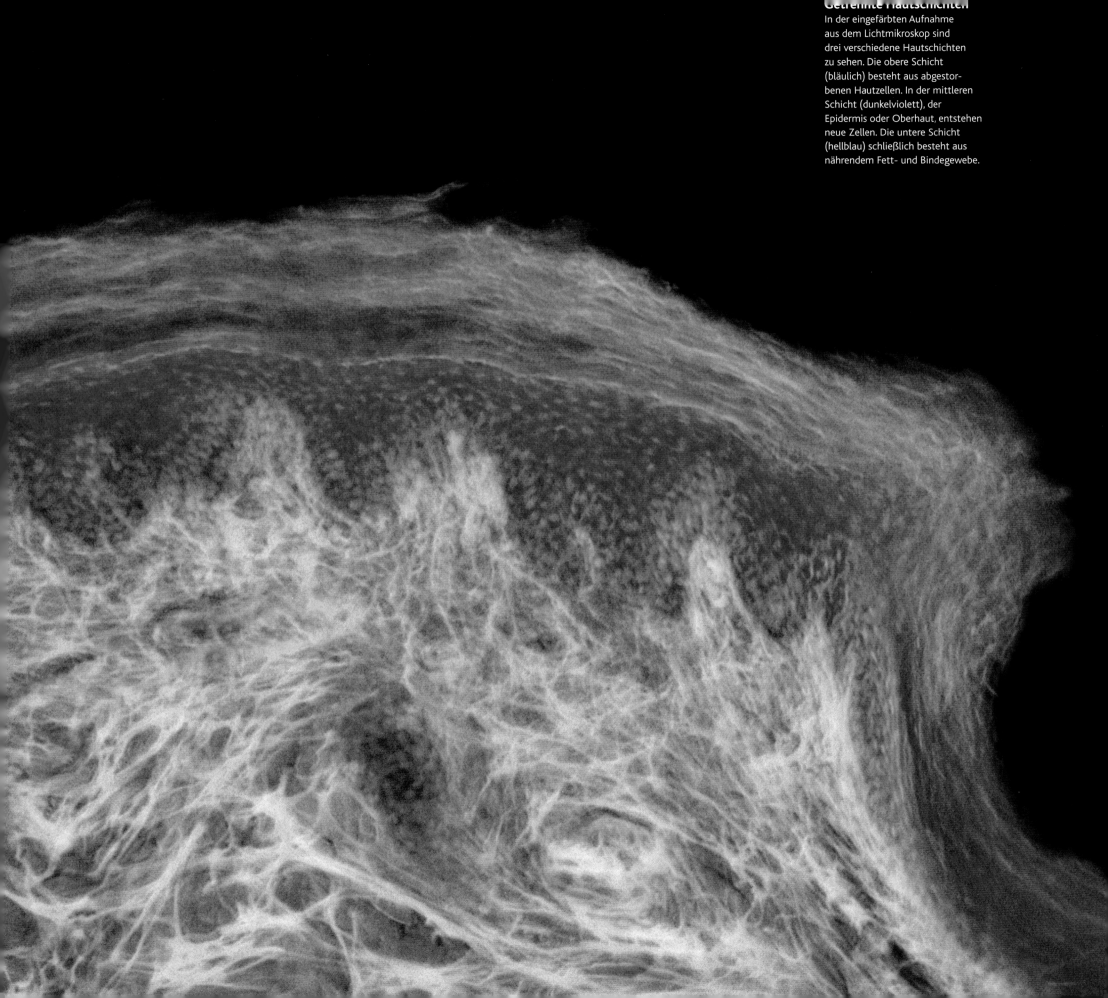

Getrennte Hautschichten

In der eingefärbten Aufnahme aus dem Lichtmikroskop sind drei verschiedene Hautschichten zu sehen. Die obere Schicht (bläulich) besteht aus abgestorbenen Hautzellen. In der mittleren Schicht (dunkelviolett), der Epidermis oder Oberhaut, entstehen neue Zellen. Die untere Schicht (hellblau) schließlich besteht aus nährendem Fett- und Bindegewebe.

Haut, Haare und Nägel

Die Haut besteht aus der Oberhaut (Epidermis) und der Lederhaut (Dermis), die beide mehrere Zellschichten dick sind. Unter Ober- und Lederhaut befindet sich eine Fettschicht. Nervenenden in der Lederhaut reagieren auf Schmerz, Druck und Temperatur.

Die Lederhaut (Dermis)

Die Lederhaut ist für gewöhnlich dicker als die Oberhaut und besteht ausschließlich aus lebenden Zellen. Das Kollagen und das Elastin in diesem dichten Bindegewebe verleihen der Haut Elastizität und Festigkeit. Die Hautschicht wird von einem Netzwerk an kleinen Blutgefäßen, Schweißdrüsen, Haarfollikeln, Talgdrüsen und Nervenenden durchzogen.

Die Oberhaut (Epidermis)

Die äußere Hautschicht wird beständig erneuert. Die tiefste Schicht der Oberhaut, die Basalzellschicht (Stratum basale), besteht aus einer einzelnen Reihe von Zellen, die sich unaufhörlich teilen, wobei ständig neue Zellen an die Körperoberfläche gedrückt werden. Wandern sie nach außen, verlieren die Zellen allmählich ihren Zellkern und füllen sich mit dem Protein Keratin. Die Zellen verflachen, erhärten sich, sterben ab und bilden so eine verhornte äußere Schutzschicht. Diese Oberflächenzellen, die Keratinozyten, werden immer wieder abgetragen und erneuert. Zwischen den Basalzellen befinden sich die Melanozyten. Sie produzieren Melanin, das der Haut ihre Farbe verleiht.

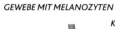

GEWEBE MIT MELANOZYTEN

KÖRNERZELLSCHICHT (STRATUM GRANULOSUM)

HORNHAUT

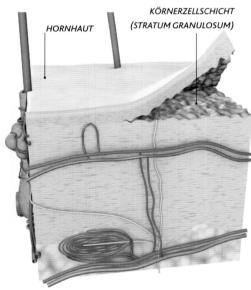

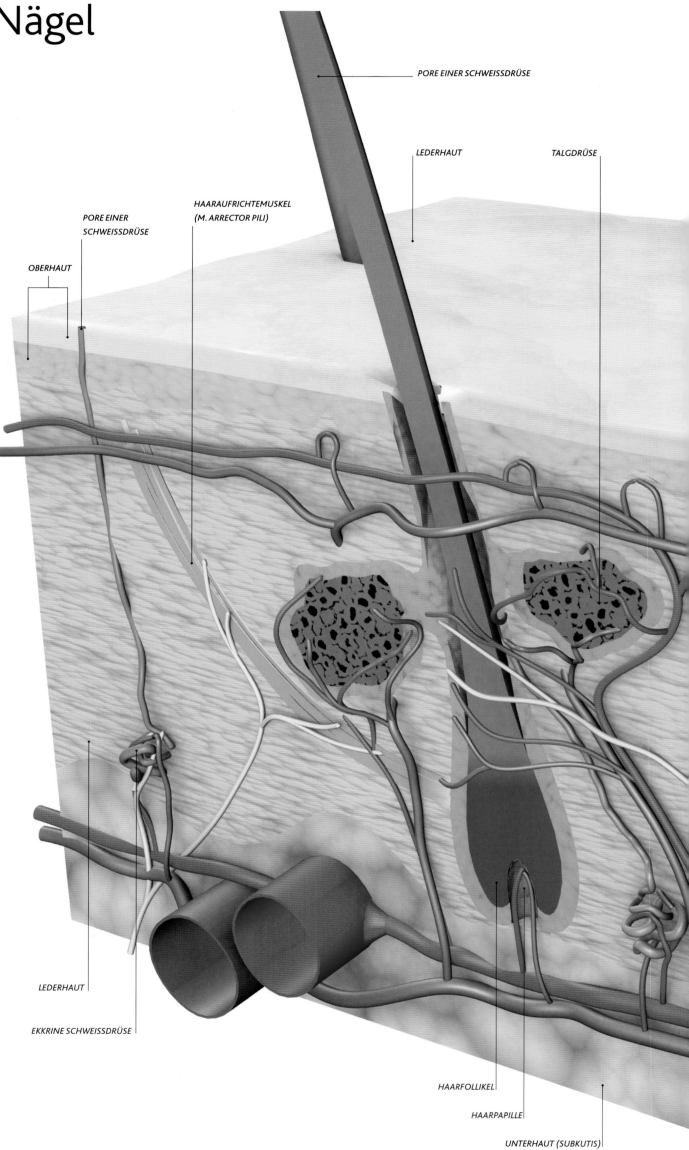

PORE EINER SCHWEISSDRÜSE

LEDERHAUT

TALGDRÜSE

HAARAUFRICHTEMUSKEL (M. ARRECTOR PILI)

PORE EINER SCHWEISSDRÜSE

OBERHAUT

LEDERHAUT

EKKRINE SCHWEISSDRÜSE

HAARFOLLIKEL

HAARPAPILLE

UNTERHAUT (SUBKUTIS)

Haare

Haare sind Proteinfilamente, die in den Haarfollikeln in der Lederhaut gebildet werden. Jeder Haarfollikel enthält eine Haarwurzel, die über ihr eigenes Netzwerk an winzigen Blutgefäßen und Nerven verfügt. An jedem Follikel sitzt eine Talgdrüse, die das Haar geschmeidig hält. Während des aktiven Wachstums ist die Wurzel fest von lebendem Gewebe, dem Haarbulbus, umgeben, das eine Schicht sich teilender Zellen enthält. Bilden sich neue Zellen, sterben die älteren ab und werden nach außen gedrückt, wo sie Haarwurzel und Haarschaft formen. Der Haaraufrichtemuskel (M. arrector pili), sorgt dafür, dass uns bei Gänsehaut die Haare zu Berge stehen.

Beschaffenheit, Farbe, Lockigkeit, Dicke und Länge der Haare sind genetisch fixiert. Die melaninproduzierenden Zellen ganz unten im Haarfollikel schicken Pigmente zur Haarwurzel. Rotes Melanin bringt blondes, kastanienbraunes oder rotes Haar hervor, schwarzes Melanin je nach Konzentration andere Brauntöne sowie schwarzes Haar. Bei blondem Haar ist das Melaninpigment blass und nur in der mittleren Schicht des Haarschafts enthalten. Bei dunklem Haar befinden sich die Pigmente auch in der innersten Schicht des Haarschafts.

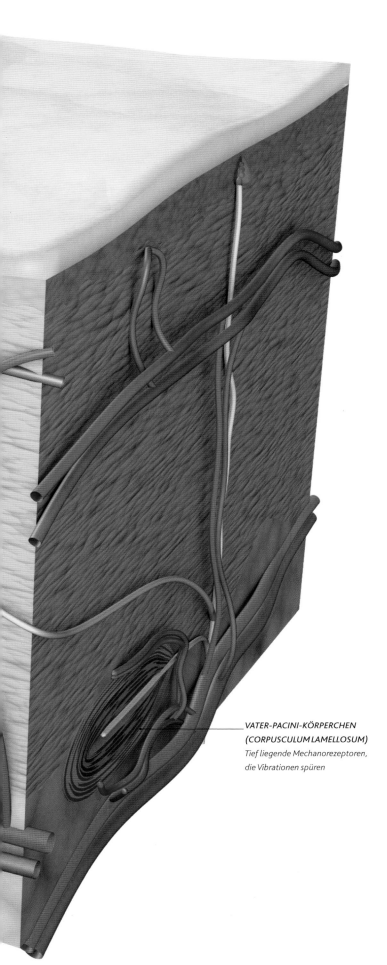

VATER-PACINI-KÖRPERCHEN
(CORPUSCULUM LAMELLOSUM)
Tief liegende Mechanorezeptoren, die Vibrationen spüren

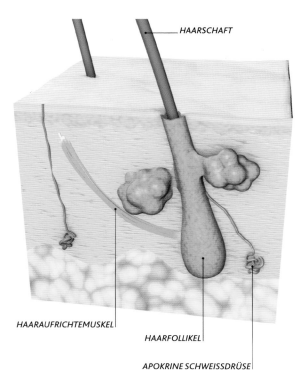

HAARSCHAFT

HAARAUFRICHTEMUSKEL

HAARFOLLIKEL

APOKRINE SCHWEISSDRÜSE

Schweißdrüsen

Schweißdrüsen ähneln langen Röhrchen, an deren Ende sich ein Knäuel befindet. In diesem Knäuel tief in der Lederhaut wird der Schweiß produziert und dann über die Röhrchen an die Hautoberfläche transportiert. Ekkrine Schweißdrüsen sind fast über den ganzen Körper verteilt, am dichtesten an Handflächen und Fußsohlen. Sie sondern Wasser, Salz und andere Abfallprodukte ab. Apokrine Schweißdrüsen befinden sich an behaarter Haut wie den Achseln, der Leiste und der Kopfhaut. Sie werden in der Pubertät aktiv und sondern aus Eiweiß, Fett und Zucker bestehenden Schweiß in die Haarfollikel ab. Diese Art von Schweiß wird von Hautbakterien zersetzt, wobei der typische unangenehme Geruch entsteht.

Talgdrüsen

Talgdrüsen finden sich an der ganzen Haut – außer an den Augenlidern –, besonders dicht ist die Konzentration an Handflächen und Fußsohlen. Sie sondern Talg ab, eine ölige Substanz, die es der Haut ermöglicht, Wasser zu speichern.

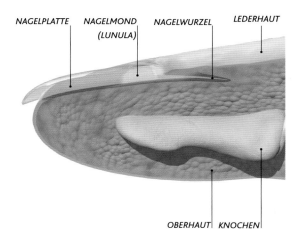

NAGELPLATTE   NAGELMOND (LUNULA)   NAGELWURZEL   LEDERHAUT

OBERHAUT   KNOCHEN

Finger- und Fußnägel

Auch Nägel gehören zur Haut. Sie bestehen aus dem Protein Keratin, verstärken unsere Fingerspitzen und Zehen, schützen sie und verbessern unseren Griff, insbesondere bei kleineren Gegenständen.

Der Nagel umfasst drei Teile: Nagelwurzel, Nagelplatte und das nicht mit der Haut verwachsene Stück am Ende des Fingers. Als Nagelmond (Lunula) wird der hellere, sichelförmige Teil der Nagelwurzel bezeichnet, von dem aus der Nagel wächst. Am deutlichsten sichtbar ist der Nagelmond am Daumen. Die Nagelhaut schützt den Nagel, seine Nährstoffe erhält er über das Nagelbett.

ZAHLEN & FAKTEN

HAARE UND SCHWEISS

- Die Kopfhaut enthält 100 000 bis 150 000 Haarfollikel.
- Wir verlieren täglich 80 bis 100 Kopfhaare.
- Jeder Haarfollikel durchwandert in seinem Leben etwa 25 Haarwachstumszyklen.
- Unsere Haare wachsen unterschiedlich schnell: je nach Körperregion 2 bis 25 Millimeter pro Monat.
- Mithilfe eines Muskels kann sich das Haar aufrichten, wenn uns kalt ist, damit wärmende Luft zwischen den Haaren verbleibt.
- Der Körper verfügt über rund drei Millionen Schweißdrüsen.
- Wir produzieren rund einen Liter Schweiß pro Tag.
- Ohrenschmalz (Cerumen) ist – ebenso wie Muttermilch – auch eine Form von Schweiß.

DAS SKELETT

Unsere Mitte – das Becken

Die eingefärbte Röntgenaufnahme zeigt das Becken, den größten Teil des Skeletts. Der Beckengürtel ist fest mit dem unteren Teil der Wirbelsäule verbunden, damit der Körper Stabilität besitzt und das Körpergewicht gleichmäßig auf beide Beine verteilt werden kann. Das weibliche Becken ist etwas tiefer und breiter als das männliche, um den Fötus während der Schwangerchaft zu stützen.

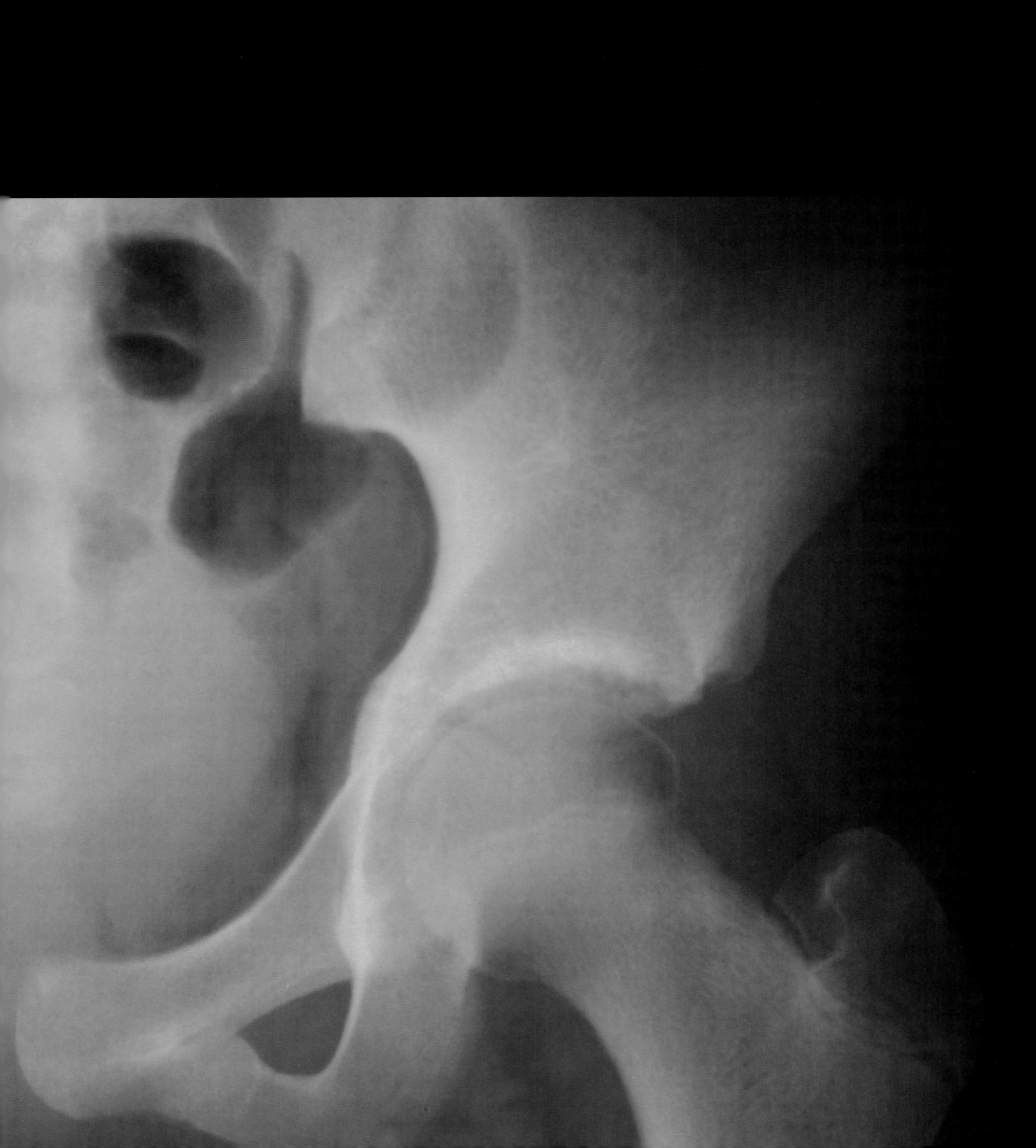

Überblick: Knochen

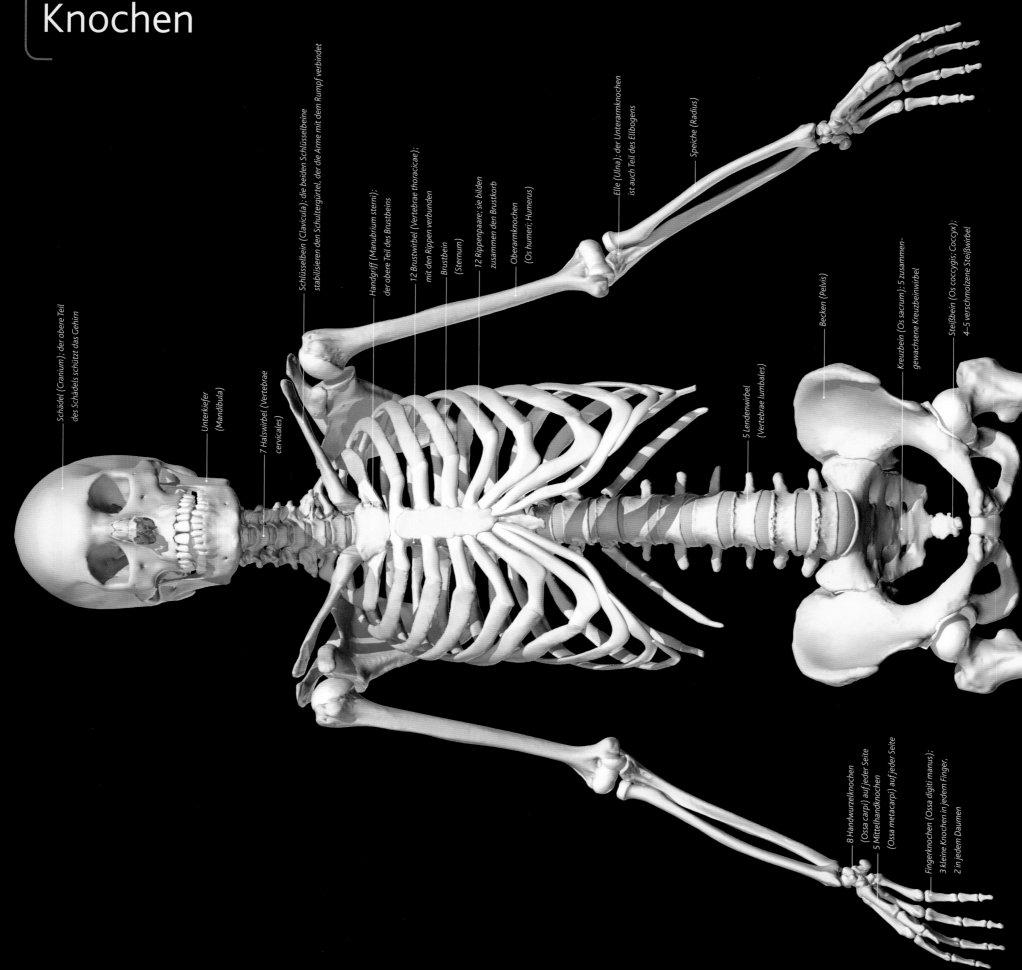

Schädel (Cranium); der obere Teil des Schädels schützt das Gehirn

Unterkiefer (Mandibula)

7 Halswirbel (Vertebrae cervicales)

Schlüsselbein (Clavicula); die beiden Schlüsselbeine stabilisieren den Schultergürtel, der die Arme mit dem Rumpf verbindet

Handgriff (Manubrium sterni); der obere Teil des Brustbeins

12 Brustwirbel (Vertebrae thoracicae); mit den Rippen verbunden

Brustbein (Sternum)

12 Rippenpaare; sie bilden zusammen den Brustkorb

Oberarmknochen (Os humeri; Humerus)

Elle (Ulna); der Unterarmknochen ist auch Teil des Ellbogens

Speiche (Radius)

5 Lendenwirbel (Vertebrae lumbales)

Becken (Pelvis)

Kreuzbein (Os sacrum); 5 zusammen- gewachsene Kreuzbeinwirbel

Steißbein (Os coccygis; Coccyx); 4–5 verschmolzene Steißwirbel

8 Handwurzelknochen (Ossa carpi) auf jeder Seite

5 Mittelhandknochen (Ossa metacarpi) auf jeder Seite

Fingerknochen (Ossa digiti manus); 3 kleine Knochen in jedem Finger, 2 in jedem Daumen

Oberschenkelknochen (Femur)

Kniescheibe (Patella)

Schienbein (Tibia)

Wadenbein (Fibula)

7 Fußwurzelknochen (Ossa tarsi)
auf jeder Seite

5 Mittelfußknochen (Ossa metatarsalia)
an jedem Fuß

Zehenknochen (Ossa digitorum pedis): 3 kleine
Knochen in jedem Zeh außer dem großen (2 Knochen)

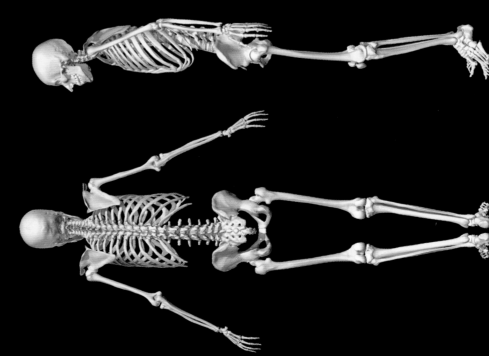

ZAHLEN & FAKTEN

DIE KNOCHEN

• Die Oberschenkelknochen sind unsere längsten Knochen; sie messen beim erwachsenen Mann rund 46 Zentimeter (ein Viertel der Körpergröße).

• Der Steigbügel im Mittelohr ist unser kleinster Knochen; er ist nur etwa drei Millimeter lang.

• Manche Menschen haben ein 13. Rippenpaar.

• Manche Menschen haben zusätzliche Sesambeine in den Sehnen, die für Abstand zum Knochen sorgen und so die Hebelwirkung vergrößern.

• Unser härtester Knochen ist der Kiefer.

Aufbau der Knochen

Knochen sind lebendes Gewebe, dessen Netzwerk an Kollagenfasern mit dem Mineral Kalziumphosphat gefüllt ist. Die harte äußere Schicht wird als Substantia compacta bezeichnet und besteht aus winzigen knöchernen Röhrchen namens Osteonen. Innen besteht der Knochen aus der Substantia spongiosa, deren wabenförmig angeordnete Knochenbälkchen (Trabekel) dem Knochen trotz seiner relativen Leichtigkeit Festigkeit verleihen.

Röhrenknochen

Röhrenknochen bestehen aus einem Schaft, der Diaphyse, und zwei Enden, den Epiphysen. Die dicke äußere Schicht des Schafts, die Substantia compacta, umschließt die Substantia spongiosa, deren zentraler Hohlraum das Knochenmark enthält. Die Enden bestehen aus Substantia spongiosa und einer sehr dünnen Schicht Substantia compacta. In der Epiphysenfuge längt sich der Knochen während des Wachstums. Schließt sich die Fuge, ist das Wachstum beendet.

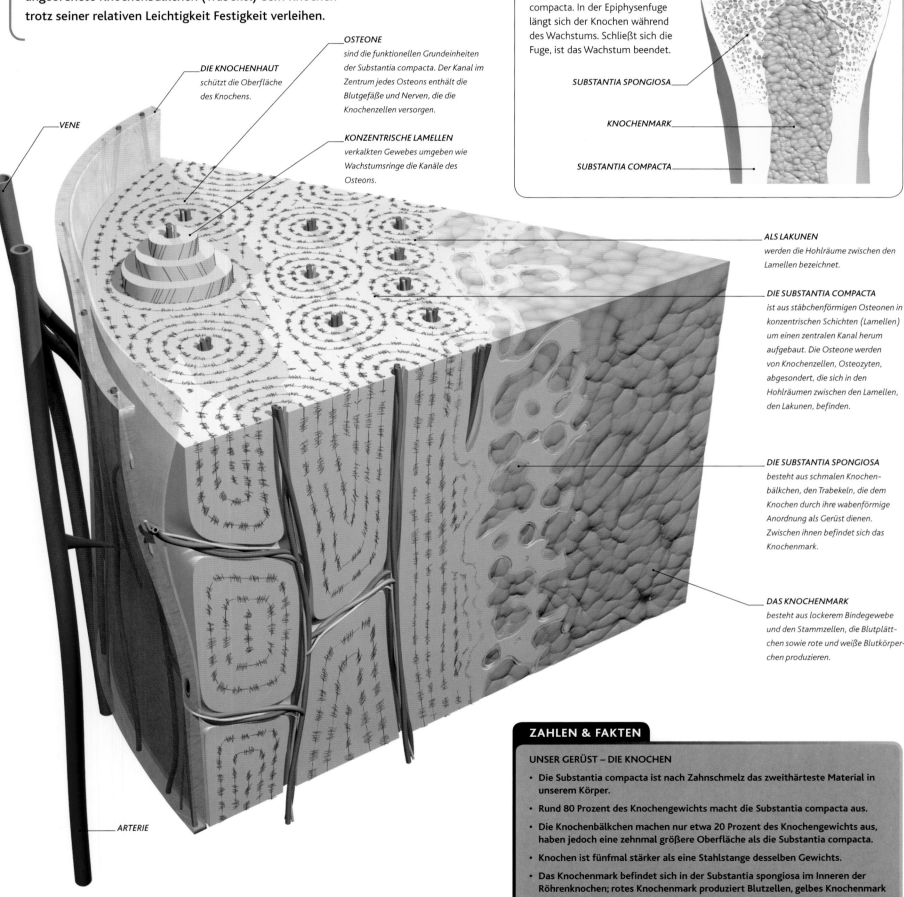

SUBSTANTIA SPONGIOSA

KNOCHENMARK

SUBSTANTIA COMPACTA

OSTEONE
sind die funktionellen Grundeinheiten der Substantia compacta. Der Kanal im Zentrum jedes Osteons enthält die Blutgefäße und Nerven, die die Knochenzellen versorgen.

DIE KNOCHENHAUT
schützt die Oberfläche des Knochens.

VENE

KONZENTRISCHE LAMELLEN
verkalkten Gewebes umgeben wie Wachstumsringe die Kanäle des Osteons.

ALS LAKUNEN
werden die Hohlräume zwischen den Lamellen bezeichnet.

DIE SUBSTANTIA COMPACTA
ist aus stäbchenförmigen Osteonen in konzentrischen Schichten (Lamellen) um einen zentralen Kanal herum aufgebaut. Die Osteone werden von Knochenzellen, Osteozyten, abgesondert, die sich in den Hohlräumen zwischen den Lamellen, den Lakunen, befinden.

DIE SUBSTANTIA SPONGIOSA
besteht aus schmalen Knochen-bälkchen, den Trabekeln, die dem Knochen durch ihre wabenförmige Anordnung als Gerüst dienen. Zwischen ihnen befindet sich das Knochenmark.

DAS KNOCHENMARK
besteht aus lockerem Bindegewebe und den Stammzellen, die Blutplätt-chen sowie rote und weiße Blutkörper-chen produzieren.

ARTERIE

ZAHLEN & FAKTEN

UNSER GERÜST – DIE KNOCHEN

- Die Substantia compacta ist nach Zahnschmelz das zweithärteste Material in unserem Körper.
- Rund 80 Prozent des Knochengewichts macht die Substantia compacta aus.
- Die Knochenbälkchen machen nur etwa 20 Prozent des Knochengewichts aus, haben jedoch eine zehnmal größere Oberfläche als die Substantia compacta.
- Knochen ist fünfmal stärker als eine Stahlstange desselben Gewichts.
- Das Knochenmark befindet sich in der Substantia spongiosa im Inneren der Röhrenknochen; rotes Knochenmark produziert Blutzellen, gelbes Knochenmark speichert Fett.
- Sehr »gelenkige« Menschen haben eigentlich nur lockerere Bänder als andere.

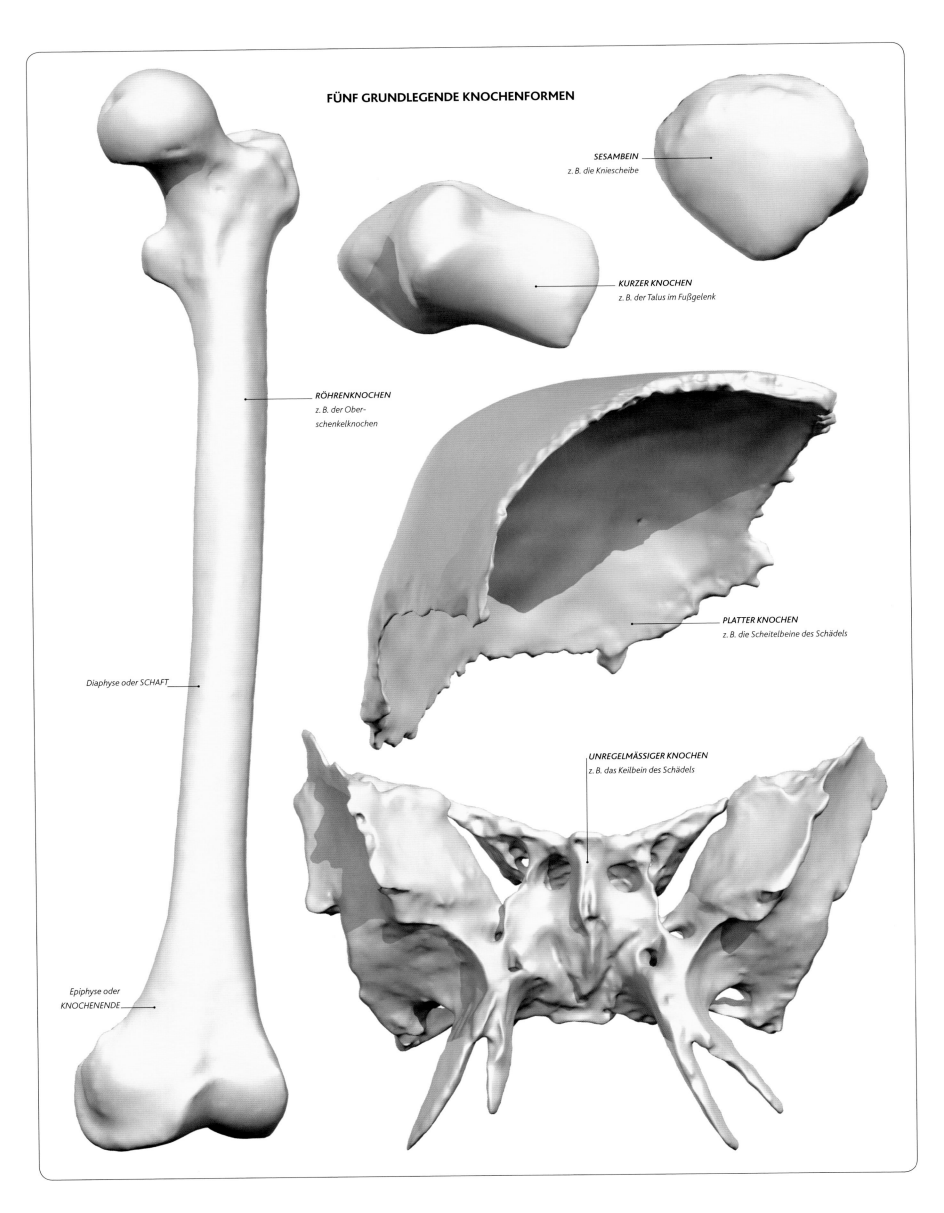

FÜNF GRUNDLEGENDE KNOCHENFORMEN

SESAMBEIN
z. B. die Kniescheibe

KURZER KNOCHEN
z. B. der Talus im Fußgelenk

RÖHRENKNOCHEN
z. B. der Oberschenkelknochen

PLATTER KNOCHEN
z. B. die Scheitelbeine des Schädels

Diaphyse oder SCHAFT

UNREGELMÄSSIGER KNOCHEN
z. B. das Keilbein des Schädels

Epiphyse oder
KNOCHENENDE

Gelenke

Gelenke bilden sich dort, wo Knochen auf Knochen trifft. Einige Gelenke sind unbeweglich, hier sind die Knochen miteinander verschmolzen. Die meisten Gelenke sind jedoch echte Gelenke, d.h., sie können sich bewegen. Bis zu welchem Grad hängt auch von der Form der beteiligten Knochen ab.

Echte Gelenke

Die Knochenoberfläche in echten Gelenken ist von Gelenkknorpel überzogen und wird durch die Gelenkflüssigkeit geschmiert. Zusammengehalten werden die Gelenke durch Bänder. Einige Gelenke, etwa das Kniegelenk, verfügen auch im Inneren über Bänder, die verhindern, dass sich der Knochen beim Beugen vor-, rück- oder seitwärts bewegt.

KUGELGELENKE

wie das Schultergelenk oder das Hüftgelenk sind dort zu finden, wo die runde Oberfläche eines Knochens in die kugelförmige Aussparung eines anderen Knochens passt. Diese Gelenke erlauben die größte Bewegungsfreiheit, nämlich um die drei Raumachsen. Das beweglichste Kugelgelenk ist das Schultergelenk: Damit kann der Arm nach oben und unten sowie nach vorn und hinten bewegt werden; zudem erlaubt es die Innen- und Außenrotation.

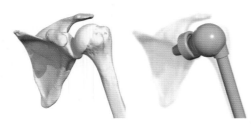

SATTELGELENKE

wie das Daumengelenk verbinden zwei U-förmige Knochen im rechten Winkel miteinander; dies erlaubt die Bewegung nach vorn, hinten und zur Seite. Auch ein geringes Maß an Rotation ist bei Sattelgelenken möglich.

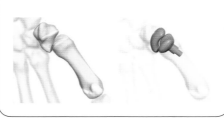

EBENE GELENKE

entstehen, wenn zwei fast flache Oberflächen übereinandergleiten. Man findet diese Art von Gelenken in Füßen und Händen sowie in der Wirbelsäule; durch starke Bänder ist ihr Bewegungsradius eingeschränkt.

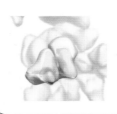

SCHARNIERGELENKE

wie das zwischen Elle und Speiche im Ellbogen ermöglichen es dem einen Knochen, sich in dem anderen zu drehen. Durch das Ellbogengelenk können wir die Handflächen nach oben und unten drehen, durch das Gelenk zwischen den beiden obersten Halswirbeln können wir den Kopf von einer Seite auf die andere drehen.

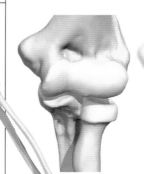 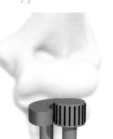

ELLIPSOID- ODER EIGELENKE

finden sich dort, wo ein ovaler Knochen in die ovale Aussparung eines anderen Knochens passt. Ein Beispiel dafür ist das Handgelenk, das sich vorwärts, rückwärts und seitwärts bewegen kann, dessen Rotationsfähigkeit jedoch eingeschränkt ist.

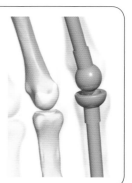

ZAPFENGELENKE

wie das Fußgelenk entstehen, wenn die zylindrische Oberfläche eines Knochens in der entsprechenden Aussparung eines anderen Knochens sitzt. Bewegung ist in diesen Gelenken nur einachsig möglich.

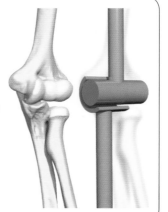

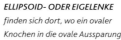

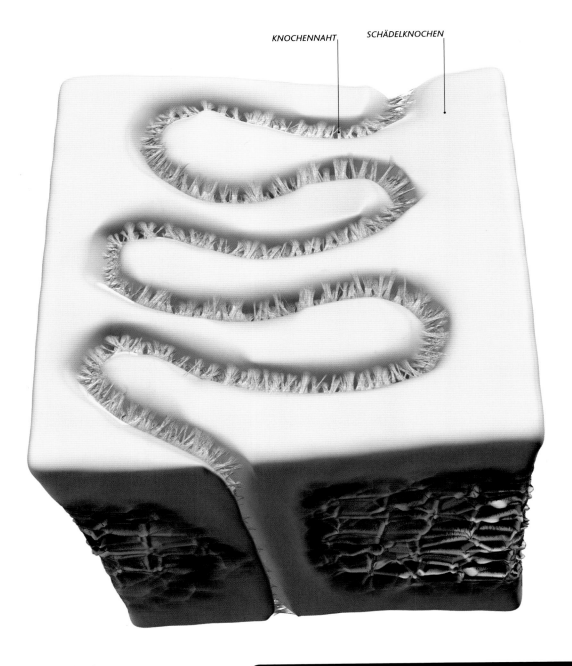

KNOCHENNAHT   SCHÄDELKNOCHEN

Syndesmose (Bandhaft)

Einige Gelenke, etwa das zwischen unterer Elle und Speiche am Handgelenk, haben nur eine eingeschränkte Bewegungsfreiheit, da die Knochen durch ein starkes Band zusammengehalten werden. Diese Gelenkart nennt man Syndesmose oder Bandhaft.

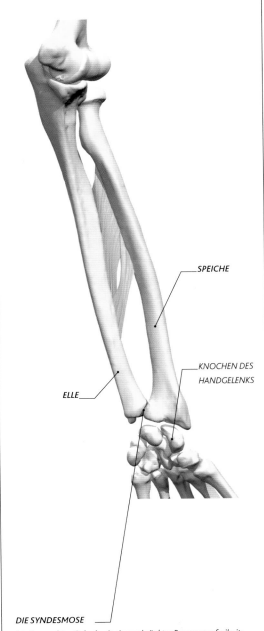

SPEICHE

KNOCHEN DES HANDGELENKS

ELLE

DIE SYNDESMOSE
ist ein unechtes Gelenk mit eingeschränkter Bewegungsfreiheit; sie befindet sich z. B. zwischen den Knochen des Unterarms und des Handgelenks. Bei der Syndesmose werden die Knochen durch ein Band zusammengehalten.

Unechte Gelenke

Bei unechten Gelenken wie Knochennähten (siehe oben) werden z. B. Schädelknochen durch eine bindegewebige Nahtstelle miteinander verbunden. Sie fangen Druck ab und mindern das Verletzungsrisiko. Es gibt noch andere unechte Gelenke, etwa knöcherne Verschmelzungen wie das Steißbein.

FONTANELLEN

Die acht Knochen des Schädels umschließen das Gehirn. Vor und bei der Geburt sind sie durch Fasergewebsstreifen miteinander verbunden, die so dehnbar sind, dass der Schädel bei der Geburt etwas zusammengedrückt werden kann. Die größten dieser Gewebestrukturen heißen Fontanellen; sie schließen sich erst Jahre nach der Geburt.

Das Kiefergelenk

Die Kombination aus Zapfen- und ebenem Gelenk befindet sich an der Stelle seitlich am Schädel, an der sich Kieferknochen und Schläfenbein treffen. Das Gelenk enthält eine Knorpelscheibe, die es den Knochen ermöglicht, seitwärts zu gleiten und sich beim Kauen und Zermahlen vor und zurück zu bewegen.

UNTERKIEFERGELENKGRUBE

GELENKKAPSEL

GRIFFELFORTSATZ

GRIFFELUNTERKIEFERBAND

UNTERKIEFER (MANDIBULA)

ZAHLEN & FAKTEN

GELENKE – NAHTSTELLEN IM KÖRPER

- Die Hand kann zupacken oder feinste Arbeiten verrichten – je nach Koordination der 29 Handknochen und ihrer Vielzahl an Gelenken.

- Gelenke bewegen sich, wenn Skelettmuskeln auf sie einwirken.

- Gelenke können ausgerenkt – luxiert – werden.

- Bei sehr »gelenkigen« Menschen sind die Gelenke instabil und können leicht ausgerenkt werden.

- Unser Schultergelenk hat die größte Bewegungsfreiheit. Insbesondere bei Kontaktsportarten wie Fußball ist es deshalb auch sehr anfällig für Verletzungen.

Der Schädel

Alle Knochen des Schädels – mit Ausnahme des Unterkiefers – sind durch unechte Gelenke, die Knochennähte, fest miteinander verbunden. Der Hirnschädel stützt und schützt das Gehirn, an den Knochen des Gesichtsschädels setzen die Muskeln an, die wir für Mimik sowie zum Sprechen und Kauen brauchen.

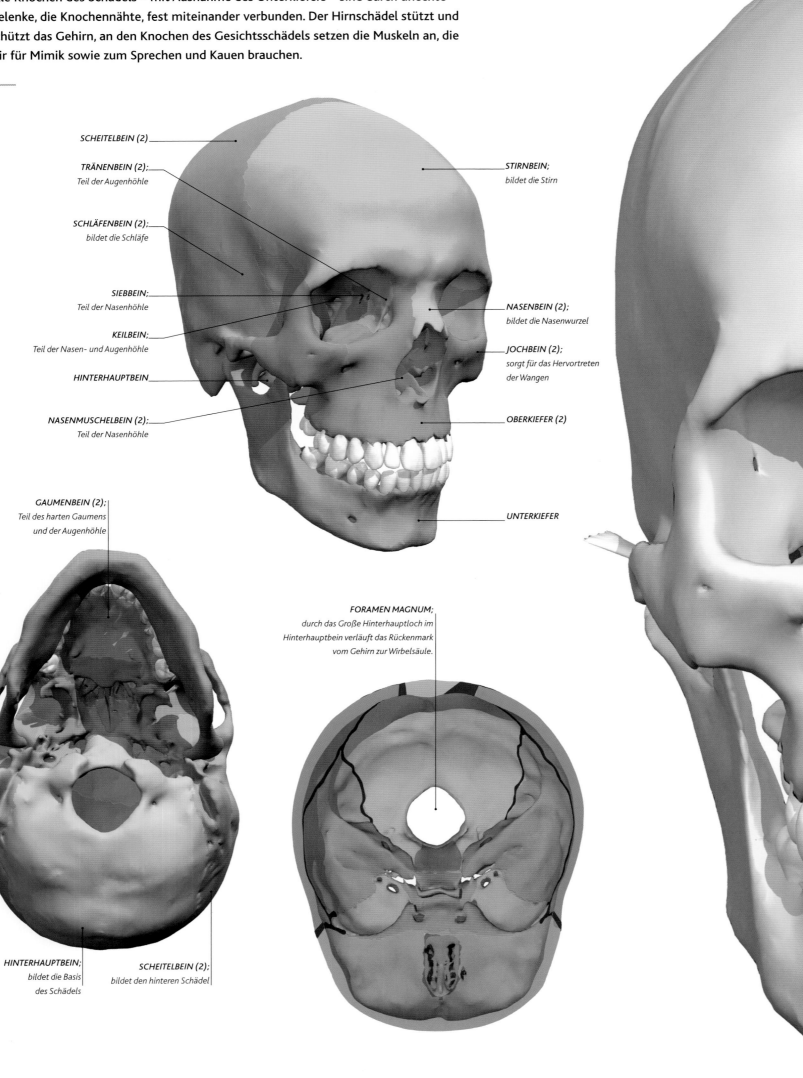

SCHEITELBEIN (2)

TRÄNENBEIN (2);
Teil der Augenhöhle

SCHLÄFENBEIN (2);
bildet die Schläfe

SIEBBEIN;
Teil der Nasenhöhle

KEILBEIN;
Teil der Nasen- und Augenhöhle

HINTERHAUPTBEIN

NASENMUSCHELBEIN (2);
Teil der Nasenhöhle

STIRNBEIN;
bildet die Stirn

NASENBEIN (2);
bildet die Nasenwurzel

JOCHBEIN (2);
sorgt für das Hervortreten
der Wangen

OBERKIEFER (2)

UNTERKIEFER

GAUMENBEIN (2);
Teil des harten Gaumens
und der Augenhöhle

FORAMEN MAGNUM;
durch das Große Hinterhauptloch im
Hinterhauptbein verläuft das Rückenmark
vom Gehirn zur Wirbelsäule.

HINTERHAUPTBEIN;
bildet die Basis
des Schädels

SCHEITELBEIN (2);
bildet den hinteren Schädel

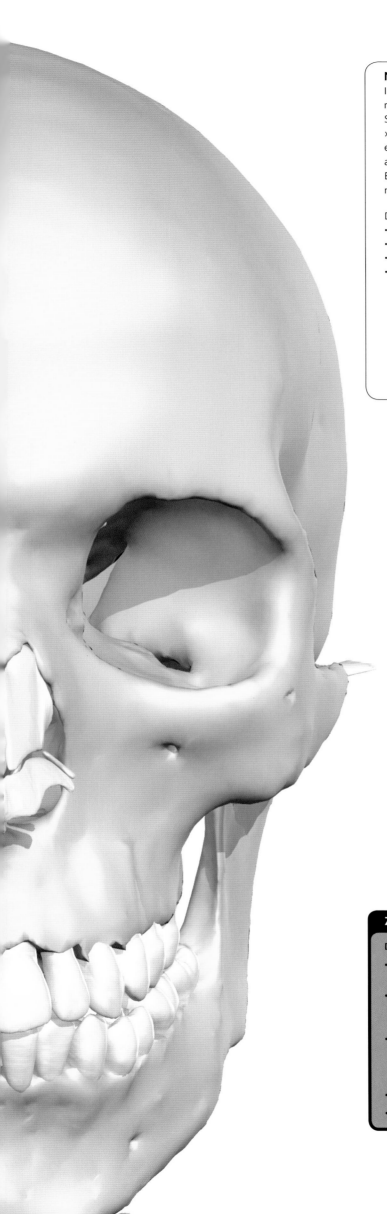

Nasennebenhöhlen

In den Knochen, die die Nase umgeben, gibt es acht Hohlräume, die den Schädel leichter machen, die Resonanz der Stimme verbessern und bei Schlägen ins Gesicht als schützende »Knautschzonen« dienen. Die Nasennebenhöhlen sind mit einer Membran ausgekleidet, die dünnen, wässrigen Schleim absondert. Dieser Schleim bindet Partikel aus der Luft – etwa Blütenpollen oder Staub – und entsorgt sie über in die Nase mündende schmale Kanäle.

Die Nasennebenhöhlen umfassen:
· zwei Stirnhöhlen,
· zwei Kieferhöhlen,
· zwei Siebbeinhöhlen zwischen den Augenhöhlen und
· zwei Keilbeinhöhlen hinter der Nase im Dach der Nasenhöhle (nicht sichtbar).

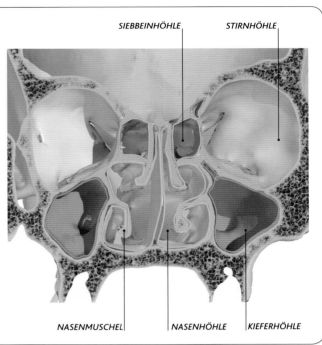

SIEBBEINHÖHLE   *STIRNHÖHLE*

NASENMUSCHEL   *NASENHÖHLE*   *KIEFERHÖHLE*

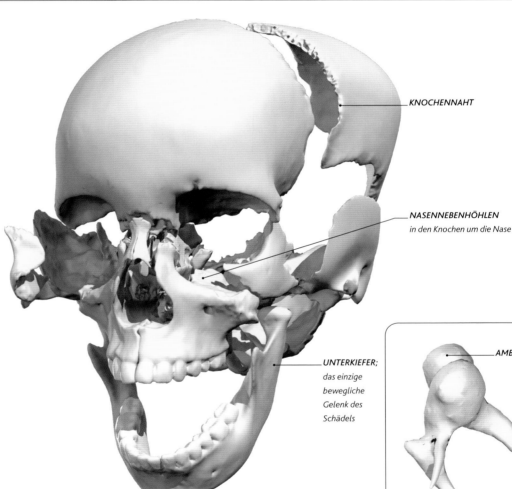

KNOCHENNAHT

NASENNEBENHÖHLEN
in den Knochen um die Nase

UNTERKIEFER;
das einzige
bewegliche
Gelenk des
Schädels

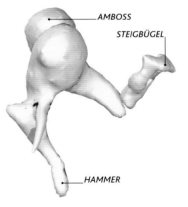

AMBOSS
STEIGBÜGEL

HAMMER

Gehörknöchelchen

Im Mittelohr befinden sich die drei Gehörknöchelchen Hammer (Malleus), Amboss (Incus) und Steigbügel (Stapes), die nach ihrer Form benannt sind. Das Innenohr ist mit Flüssigkeit gefüllt, die uns dabei hilft, das Gleichgewicht zu halten; die Gehörknöchelchen verstärken die Schallschwingungen, die durch das mit einer Membran bedeckte ovale Fenster weitergeleitet werden.

ZAHLEN & FAKTEN

DIE KNOCHEN DES SCHÄDELS

· **Der Schädel umfasst 22 Knochen, die – abgesehen vom Unterkiefer – alle durch Knochennähte miteinander verbunden sind.**

· **Der Hirnschädel besteht aus acht Knochen, die das Gehirn schützen: dem Stirnbein, dem paarigen Scheitelbein, dem Hinterhauptbein, dem Keilbein, dem paarigen Schläfenbein und dem Siebbein.**

· **Der Gesichtsschädel umfasst 15 Knochen: das paarige Nasenbein, das paarige Tränenbein, das paarige Jochbein, den paarigen Oberkiefer, den Unterkiefer, das paarige Gaumenbein, das paarige Nasenmuschelbein, das Pflugscharbein und das Zungenbein (siehe S. 88f.).**

· **Zudem beherbergt der Schädel im Mittelohr die Gehörknöchelchen.**

· **Beim Naseputzen kommt das meiste Sekret aus den acht Nasennebenhöhlen.**

Die Wirbelsäule

Die aus Wirbeln, kleinen Knochen, bestehende Wirbelsäule stützt Kopf und Oberkörper. Darüber hinaus umgeben und schützen die 33 Wirbel das Rückenmark (siehe S. 72). Die spezifische Form der Wirbel ermöglicht es uns, den Rücken zu beugen und zu drehen. Für Bewegungen nach vorn sind die Gelenke zwischen den Wirbeln zuständig; die kleinen Fortsätze an der Rückseite des Knochens verhindern, dass wir uns zu weit nach hinten beugen.

Aufbau der Wirbelsäule

Die Wirbel sind durch kleine Gelenke miteinander verbunden, was der Wirbelsäule ihre Biegsamkeit verleiht. Von der Seite gesehen bildet sie ein S mit vier Krümmungen, die den Abschnitten der verschiedenen Wirbel – Hals-, Brust-, Lenden- und Sakralwirbel – entsprechen. Die S-Form verleiht der Wirbelsäule Stabilität. Jeder Wirbel verfügt über einen Bereich, der das Gewicht trägt – den Wirbelkörper –, und eine ringförmige Knochenstruktur, den Wirbelbogen. Dieser umschließt das Wirbelloch, das mit den anderen Wirbellöchern den Wirbelkanal bildet. Durch den Wirbelkanal verläuft das Rückenmark. Der Wirbelbogen ist mit kleinen knöchernen Vorsprüngen – zwei Querfortsätzen und einem Dornfortsatz – ausgestattet, die als Aufhängung für Bänder und Muskeln dienen. Die knorpeligen Bandscheiben zwischen den Wirbeln federn Stöße ab.

Halswirbelsäule

Dieser Abschnitt der Wirbelsäule besteht aus sieben Zervikal- oder Halswirbeln: C1 bis C7. C1 wird auch als Atlas bezeichnet, C2 als Axis (siehe gegenüber).

Brustwirbelsäule

Die Brustwirbel sind über Bänder und Muskeln mit den Rippen verbunden und bilden mit ihnen den schützenden Brustkorb. Die Enden der Rippen passen in Aussparungen an den Seiten der Wirbel. Es gibt zwölf Thorax- oder Brustwirbel: T1 bis T12.

Lendenwirbelsäule

Die Lendenwirbel sind unsere größten und kräftigsten Wirbel, da sie das Gewicht des gesamten Körpers tragen müssen. Es gibt fünf Lumbal- oder Lendenwirbel: L1 bis L5.

Kreuzbein/Steißbein

Dieser Abschnitt der Wirbelsäule besteht aus zwei Gruppen miteinander verschmolzener Knochen, die kaum Bewegung zulassen. Die Nerven am Ende des Rückenmarks verlassen den Wirbelkanal durch Löcher im Kreuzbein.

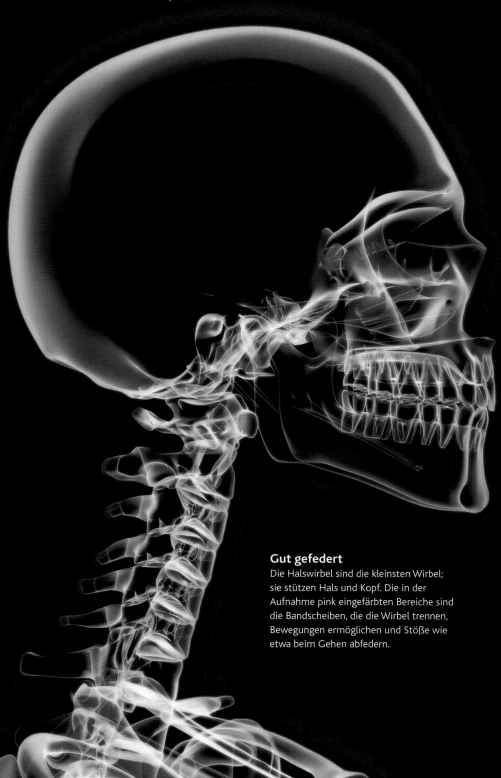

Gut gefedert

Die Halswirbel sind die kleinsten Wirbel; sie stützen Hals und Kopf. Die in der Aufnahme pink eingefärbten Bereiche sind die Bandscheiben, die die Wirbel trennen, Bewegungen ermöglichen und Stöße wie etwa beim Gehen abfedern.

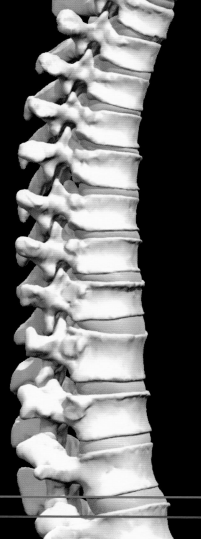

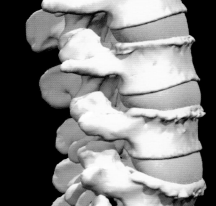

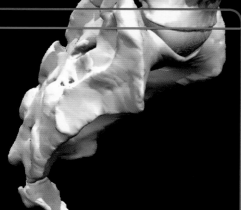

Halswirbel

Sie sind die kleinsten und leichtesten Knochen der Wirbelsäule. Die oberen beiden Halswirbel, Atlas und Axis, sind speziell an den Beginn des Rückenmarks angepasst (siehe rechts). Die ersten sechs Halswirbel verfügen jeweils über ein Loch in den Querfortsätzen (Foramen transversarium), durch das die zervikalen Arterien und Venen verlaufen. Hier abgebildet ist C6, ein typischer Halswirbel.

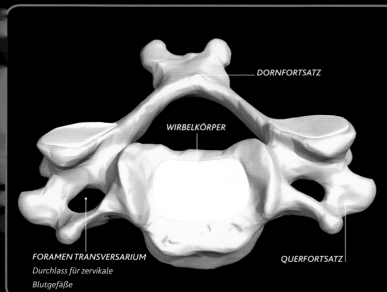

DORNFORTSATZ

WIRBELKÖRPER

FORAMEN TRANSVERSARIUM
Durchlass für zervikale
Blutgefäße

QUERFORTSATZ

Brustwirbel

Diese Wirbel sind seitlich des Wirbelkörpers und an den Querfortsätzen mit kleinen Aussparungen für die Rippen versehen. Hier abgebildet ist T6, ein typischer Brustwirbel.

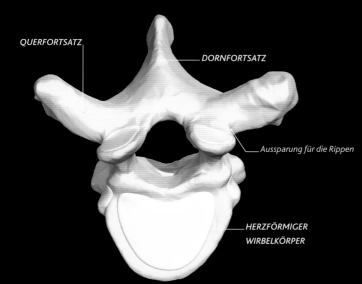

QUERFORTSATZ

DORNFORTSATZ

Aussparung für die Rippen

HERZFÖRMIGER
WIRBELKÖRPER

Lendenwirbel

Dies ist L5, ein typischer Lendenwirbel. Sein Wirbelkörper ist größer und kräftiger als der der Hals- und Brustwirbel, da er auch mehr Gewicht aushalten muss.

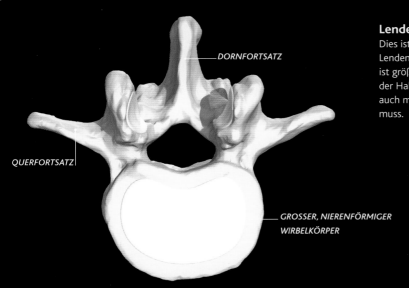

DORNFORTSATZ

QUERFORTSATZ

GROSSER, NIERENFÖRMIGER
WIRBELKÖRPER

Kreuzbein und Steißbein

Das Kreuzbein (Os sacrum) besteht aus fünf Wirbeln, die bei der Geburt noch getrennt sind, später jedoch zu einem starken und starren Anker für die Beckenknochen verschmelzen. Weiter unten besteht das Steißbein (Os coccygis) aus vier Wirbeln, die in den ersten Lebensjahren zu einem Knochen zusammenwachsen. Am Steißbein setzen Muskeln des Gesäßes und des Beckenbodens an.

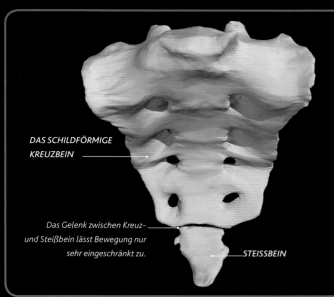

DAS SCHILDFÖRMIGE
KREUZBEIN

Das Gelenk zwischen Kreuz-
und Steißbein lässt Bewegung nur
sehr eingeschränkt zu.

STEISSBEIN

Kopfbewegungen

Die ersten beiden Halswirbel, Atlas und Axis, sitzen direkt unterhalb des Schädels und sind fest miteinander verbunden, damit wir den Kopf seitwärts bewegen und nicken können. In ihrer Form unterscheiden sie sich von den restlichen Halswirbeln; zudem werden sie von der Halsmuskulatur und Bändern gestützt. Sie besitzen ein größeres Wirbelloch, weil der Strang des Rückenmarks an dieser Stelle am dicksten ist.

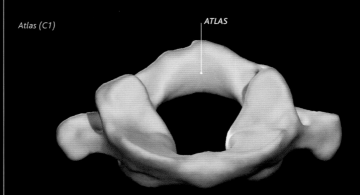

Atlas (C1)

ATLAS

Der erste Halswirbel (C1) wird auch als Atlas bezeichnet. Er hat keinen Wirbelkörper, sondern stützt als knöcherner Ring den Schädel. Der Atlas ermöglicht uns die Nickbewegung.

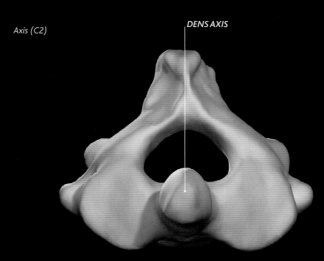

Axis (C2)

DENS AXIS

Der zweite Halswirbel (C2) wird auch als Axis bezeichnet. Er besitzt einen kleinen breiten Wirbelkörper mit einem kleinen Dorn (Dens axis), der genau an der Stelle liegt, an der dem Atlas der Wirbelkörper fehlt. So bildet er einen Drehpunkt, der die Seitwärtsbewegung des Kopfes ermöglicht. Das Gelenk wird von einem sehr kräftigen Band, dem Ligamentum transversum atlantis, gehalten.

ZAHLEN & FAKTEN

STÜTZE UNSERES KÖPRPERS

- Die Wirbelsäule besteht aus 33 Wirbeln. Sie bilden 26 bewegliche Gelenke; der Rest ist unbeweglich.
- Die Halswirbelsäule besteht aus sieben Halswirbeln.
- Die Brustwirbelsäule besteht aus zwölf Brustwirbeln.
- Die Lendenwirbelsäule besteht aus fünf Lendenwirbeln.
- Das Kreuzbein umfasst fünf miteinander verschmolzene Wirbel.
- Das Steißbein umfasst in der Regel vier miteinander verschmolzene Wirbel; bei manchen Menschen sind es aber auch nur drei Wirbel und bei anderen wiederum fünf.

Der Brustkorb

Der Brustkorb ist Teil des sogenannten Achsenskeletts. Er stützt den Oberkörper und umschließt die Brusthöhle zum Schutz der dort liegenden, lebenswichtigen inneren Organe wie des Herzens und der Lunge sowie großer Blutgefäße. Zudem spielt er eine wichtige Rolle bei der Atmung (siehe S. 90–95). Die unteren Rippen schützen die Organe im oberen Teil der Bauchhöhle (Leber, Milz und Magen). Getrennt werden Brust- und Bauchhöhle voneinander durch die Muskel-Sehnen-Platte des Zwerchfells (siehe S. 95).

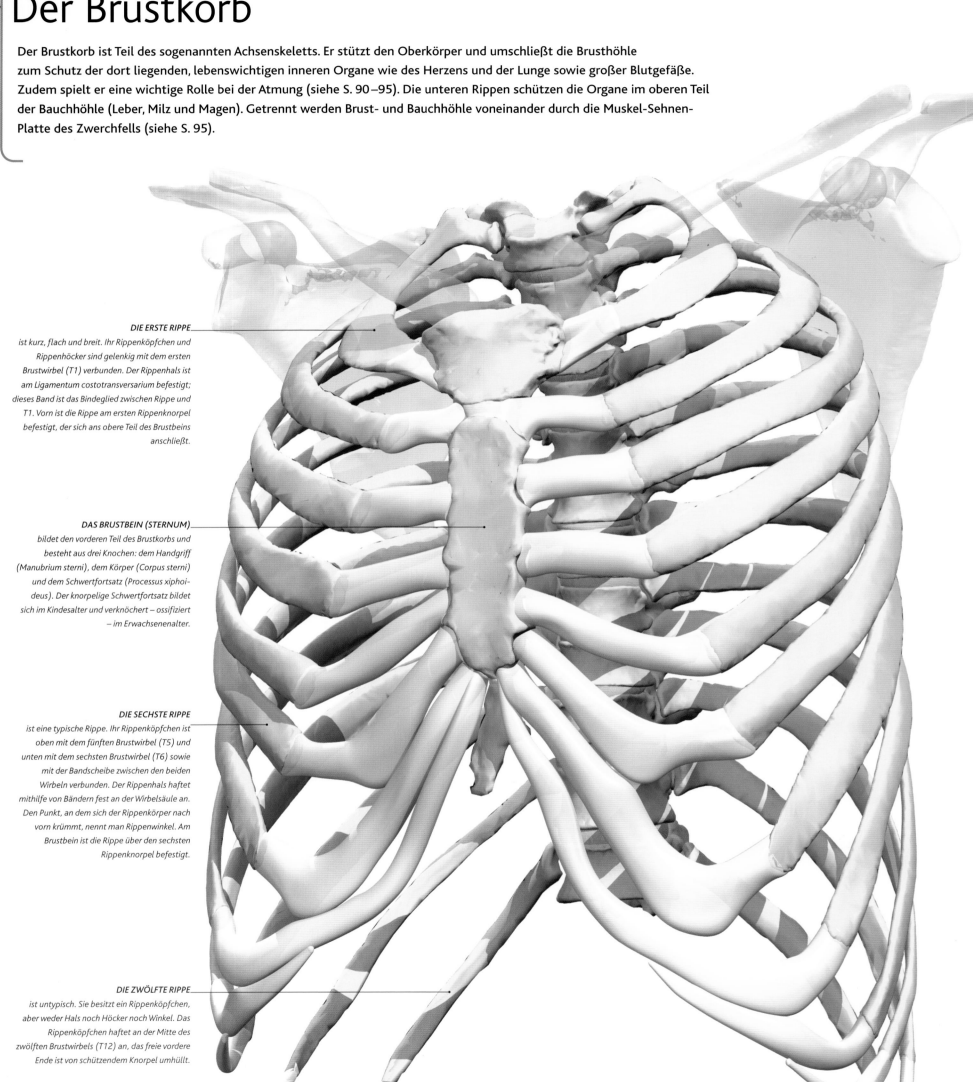

DIE ERSTE RIPPE
ist kurz, flach und breit. Ihr Rippenköpfchen und Rippenhöcker sind gelenkig mit dem ersten Brustwirbel (T1) verbunden. Der Rippenhals ist am Ligamentum costotransversarium befestigt; dieses Band ist das Bindeglied zwischen Rippe und T1. Vorn ist die Rippe am ersten Rippenknorpel befestigt, der sich ans obere Teil des Brustbeins anschließt.

DAS BRUSTBEIN (STERNUM)
bildet den vorderen Teil des Brustkorbs und besteht aus drei Knochen: dem Handgriff (Manubrium sterni), dem Körper (Corpus sterni) und dem Schwertfortsatz (Processus xiphoideus). Der knorpelige Schwertfortsatz bildet sich im Kindesalter und verknöchert – ossifiziert – im Erwachsenenalter.

DIE SECHSTE RIPPE
ist eine typische Rippe. Ihr Rippenköpfchen ist oben mit dem fünften Brustwirbel (T5) und unten mit dem sechsten Brustwirbel (T6) sowie mit der Bandscheibe zwischen den beiden Wirbeln verbunden. Der Rippenhals haftet mithilfe von Bändern fest an der Wirbelsäule an. Den Punkt, an dem sich der Rippenkörper nach vorn krümmt, nennt man Rippenwinkel. Am Brustbein ist die Rippe über den sechsten Rippenknorpel befestigt.

DIE ZWÖLFTE RIPPE
ist untypisch. Sie besitzt ein Rippenköpfchen, aber weder Hals noch Höcker noch Winkel. Das Rippenköpfchen haftet an der Mitte des zwölften Brustwirbels (T12) an, das freie vordere Ende ist von schützendem Knorpel umhüllt.

Rippen

Die oberen sieben Rippenpaare sind alle
direkt mit einem Brustwirbel und durch
Knorpelgewebe auch mit dem Brustbein
verbunden. Sie werden auch als echte
Rippen bezeichnet. Das erste Rippenpaar
schließt sich an den Handgriff an, das
zweite an die Kerbe zwischen Handgriff
und Brustbeinkörper; die Rippenpaare drei
bis sechs sind direkt mit dem Brustbeinkörper verbunden und das siebte Paar mit der
Kerbe zwischen Brustbeinkörper und
Schwertfortsatz.

Die Rippenpaare acht, neun und zehn
sind auch durch Knorpelgewebe vereint,
das jedoch in die Rippe darüber mündet.
Diese Rippen werden auch als falsche
Rippen bezeichnet.

Das elfte und zwölfte Rippenpaar – die
freien Rippen – haben vorn keine
Verbindung zu einem Knochen.

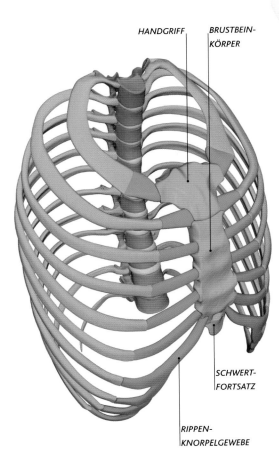

HANDGRIFF   BRUSTBEIN-
              KÖRPER

SCHWERT-
FORTSATZ

RIPPEN-
KNORPELGEWEBE

ZAHLEN & FAKTEN

DIE RIPPEN

- Die meisten Menschen haben
  zwölf Rippenpaare.

- Jeder 20. von uns hat ein
  zusätzliches 13. Rippenpaar oder
  nur elf Rippenpaare.

- Bei manchen Menschen ist der
  Schwertfortsatz gegabelt, bei
  manchen hat er ein Loch. Dies
  ist genetisch bedingt und hat
  keinerlei Konsequenzen.

- Die früher üblichen Korsetts
  erzeugten durch Zusammen-
  pressen der freien Rippen eine
  schmale Taille. Heute werden
  diese Rippen im Zuge des
  Schönheitswahns gelegentlich
  operativ entfernt.

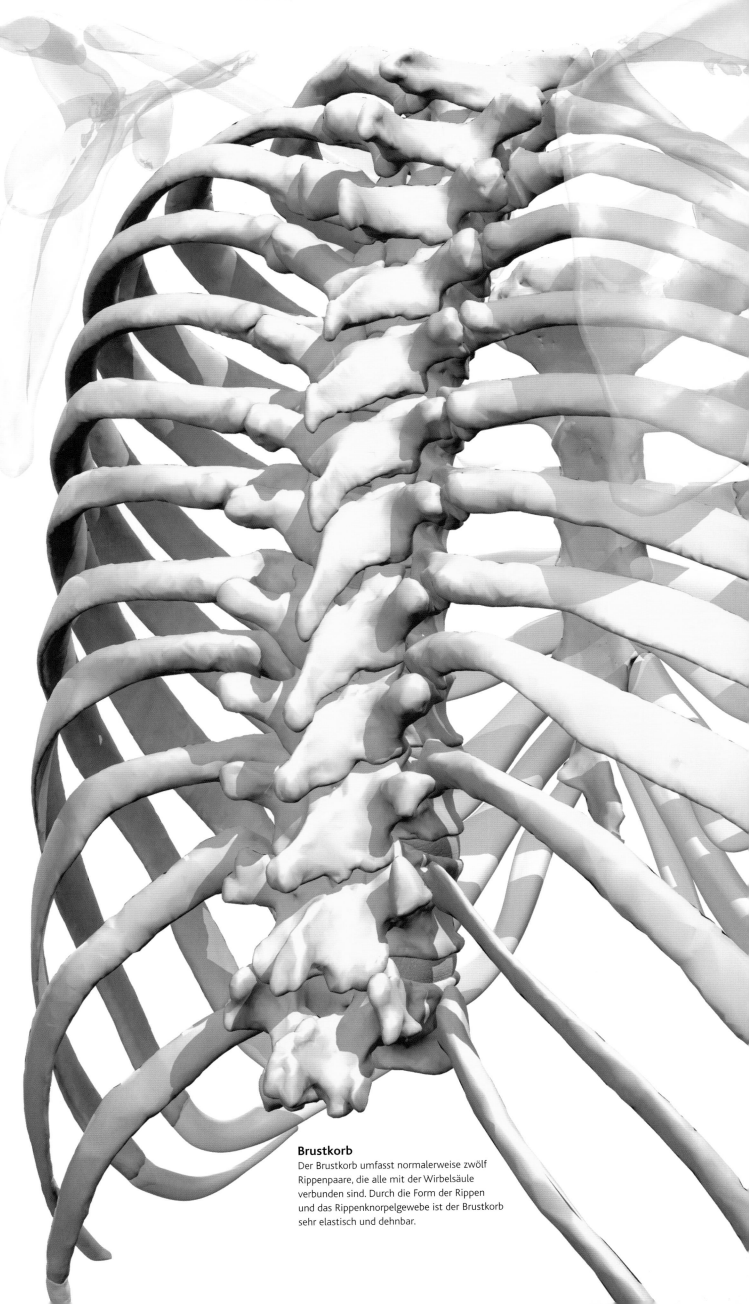

Brustkorb

Der Brustkorb umfasst normalerweise zwölf
Rippenpaare, die alle mit der Wirbelsäule
verbunden sind. Durch die Form der Rippen
und das Rippenknorpelgewebe ist der Brustkorb
sehr elastisch und dehnbar.

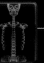

Schultern und Arme

Die oberen Extremitäten gehören zum sogenannten Extremitätenskelett. Sie sind durch den Schultergürtel mit dem Achsenskelett verbunden; zum Schultergürtel gehören die Schlüsselbeine und die Schulterblätter mit dem fortsatzartigen Rabenbein.

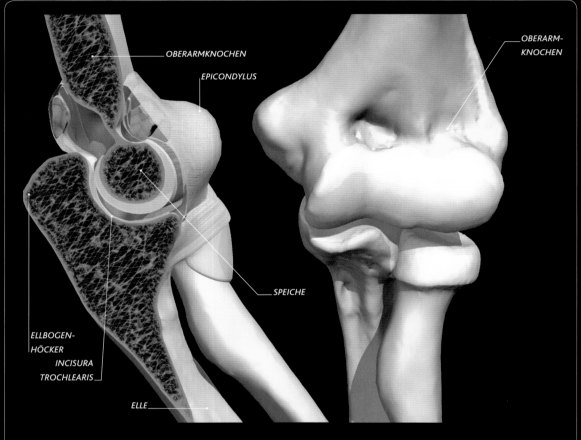

OBERARMKNOCHEN

EPICONDYLUS

OBERARM-
KNOCHEN

SPEICHE

ELLBOGEN-
HÖCKER

INCISURA
TROCHLEARIS

ELLE

Ellbogengelenk

Der Ellbogen ist ein Scharniergelenk zwischen Oberarmknochen, Elle und Speiche. Es ermöglicht zwei Bewegungs-arten: das Beugen (Flexion) und Strecken (Extension) sowie die Ein- (Pronation) und Auswärtsdrehung (Supination).

DIE SPEICHE
erstreckt sich auf der Daumenseite (lateral) vom Ellbogen zum Handgelenk. Die runde Scheibe des Speichenkopfs bildet mit dem Oberarmknochen oben und der Elle innen ein Gelenk. Am Handgelenk wiederum bildet die Speiche mit Kahnbein und Mondbein ein Gelenk.

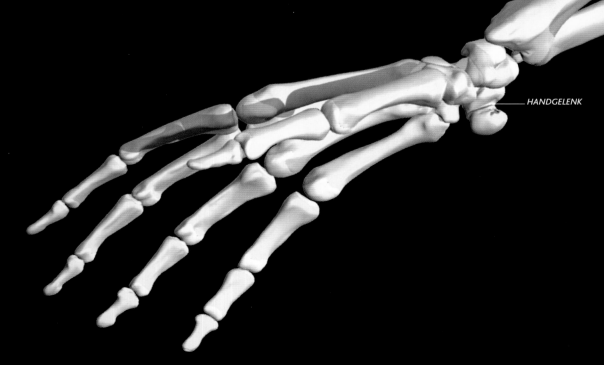

HANDGELENK

DIE ELLE
erstreckt sich kleinfingerseitig (medial) vom Ellbogen zum Handgelenk. An ihrem oberen Ende befindet sich eine Einkerbung, die Incisura trochlearis, die mit dem Oberarmknochen ein Scharnier-gelenk bildet. Die Rückseite dieser Einkerbung ist die Spitze des Ellbogens. Daneben bildet die Incisura radialis mit dem Speichen-köpfchen ebenfalls ein Scharniergelenk. Die Lücke zwischen Elle und Handgelenk wird durch eine dreieckige Knorpelscheibe geschlossen.

ZAHLEN & FAKTEN

BEWEGUNG

- Das Schultergelenk ist das beweglichste im ganzen Körper.

- Das Schultergelenk wird auch als multiaxiales Gelenk bezeichnet, da sich der Arm in mehr als zwei Achsen bewegen kann: nach oben und unten, zur Seite, nach vorn und hinten und im Kreis.

- Die Spannweite der Arme entspricht normaler-weise ungefähr der Körpergröße.

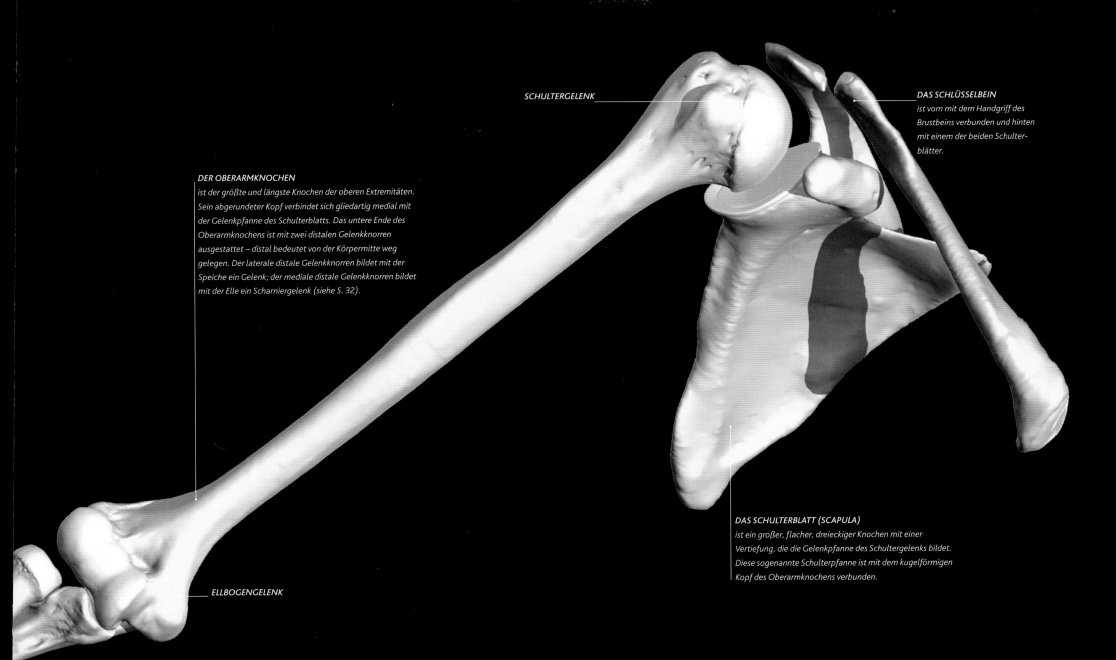

SCHULTERGELENK

DAS SCHLÜSSELBEIN
ist vorn mit dem Handgriff des
Brustbeins verbunden und hinten
mit einem der beiden Schulterblätter.

DER OBERARMKNOCHEN
ist der größte und längste Knochen der oberen Extremitäten.
Sein abgerundeter Kopf verbindet sich gliedartig medial mit
der Gelenkpfanne des Schulterblatts. Das untere Ende des
Oberarmknochens ist mit zwei distalen Gelenkknorren
ausgestattet – distal bedeutet von der Körpermitte weg
gelegen. Der laterale distale Gelenkknorren bildet mit der
Speiche ein Gelenk; der mediale distale Gelenkknorren bildet
mit der Elle ein Scharniergelenk (siehe S. 32).

DAS SCHULTERBLATT (SCAPULA)
ist ein großer, flacher, dreieckiger Knochen mit einer
Vertiefung, die die Gelenkpfanne des Schultergelenks bildet.
Diese sogenannte Schulterpfanne ist mit dem kugelförmigen
Kopf des Oberarmknochens verbunden.

ELLBOGENGELENK

Vielseitiges Schultergelenk

Das Schultergelenk (Articulatio glenohumeralis) ist
ein Kugelgelenk, in dem sich der Kopf des Oberarmknochens gelenkig mit der Gelenkpfanne des Schulterblatts
verbindet.

Wie andere bewegliche Gelenke wird auch das
Schultergelenk durch starke Bänder zusammengehalten; darüber hinaus ist es mit einer Membran, der
Membrana synovialis, ausgekleidet, die Gelenkflüssigkeit absondert und damit die Reibung vermindert.

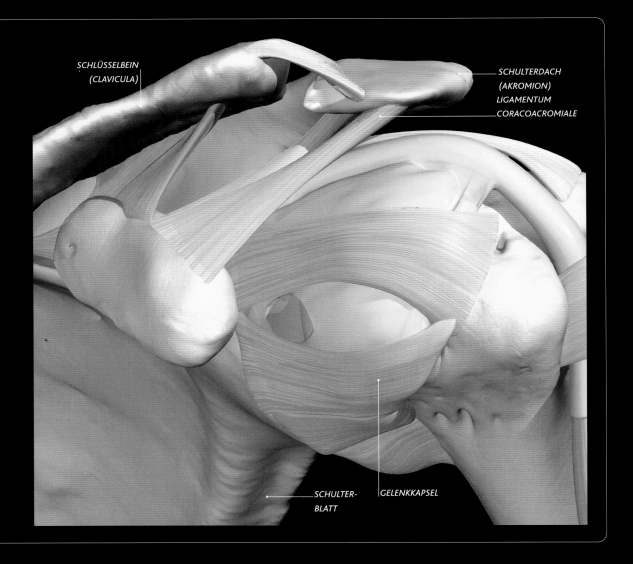

SCHLÜSSELBEIN
(CLAVICULA)

SCHULTERDACH
(AKROMION)
LIGAMENTUM
CORACOACROMIALE

SCHULTER-
BLATT

GELENKKAPSEL

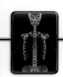

Becken und Beine

Die unteren Extremitäten gehören ebenfalls zum Extremitätenskelett.
Sie sind durch den Beckengürtel mit dem Achsenskelett verbunden.
Zum Beckengürtel gehören hinten Kreuzbein und Steißbein sowie
seitlich die Hüftknochen.

Hüftgelenk

Dieses Kugelgelenk verbindet den
Kopf des Oberschenkelknochens
(Femur) mit der Gelenkpfanne des
Beckenknochens (Acetabulum). Seine
große Gelenkkapsel verleiht ihm
extreme Stabilität; die Kapsel
umschließt Kopf und Hals des
Oberschenkelknochens und hält die
Kugel so in der Beckenpfanne. Der
Rand der Beckenpfanne wird durch
einen Knorpelsaum, die Pfannenlippe,
erhöht; die Gelenkkapsel verdickt sich
zu drei Bändern.
    Die Hüfte ist zu vielen Bewe-
gungsformen fähig: Flexion, Extension,
Adduktion, Abduktion und Rotation.

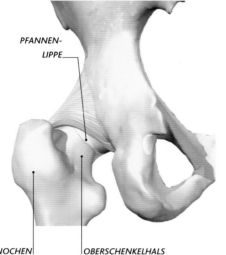

PFANNEN-
LIPPE

OBERSCHENKELKNOCHEN   OBERSCHENKELHALS

Kniegelenk

Das Kniegelenk verbindet das obere
Ende des Schienbeins (Tibia), das
untere Ende des Oberschenkelknochens (Femur) und die Kniescheibe
(Patella) miteinander.
    Zusammengehalten wird das
Gelenk von starken Bändern wie
den Kollateralbändern an den Seiten
und zwei Kreuzbändern im Gelenk
selbst. Sie sorgen für Stabilität und
ermöglichen es dem Knie, sich zu
beugen, während sie gleichzeitig eine
übermäßige Bewegung der Knochen
verhindern.
    Das Kniegelenk ist mit einer
Membran, der Membrana synovialis,
ausgekleidet, die eine dickflüssige,
schützende Gelenkflüssigkeit
absondert.

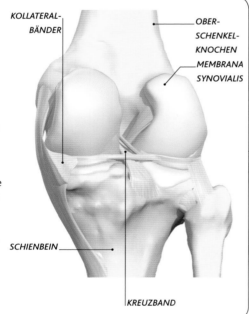

KOLLATERAL-
BÄNDER

OBER-
SCHENKEL-
KNOCHEN

MEMBRANA
SYNOVIALIS

SCHIENBEIN

KREUZBAND

Oberes Sprunggelenk

Das obere Sprunggelenk (Articulatio
talocruralis) befindet sich an der
Stelle, an der Schienbein, Wadenbein
und Sprungbein (Talus) aufeinander-
treffen. Das primär gewichttragende
Gelenk ist das zwischen dem distalen
Schienbein und der Sprungbeinrolle
(Trochlea tali).
    Das Fußgelenk erlaubt eine
begrenzte Dorsal- und Plantarflexion,
d.h. eine Beugung des Fußes zum
Fußrücken und zur Fußsohle.
    Vorder- und Rückseite der
Sprunggelenkkapsel sind sehr dünn,
die medial und lateral gelegenen
Anteile jedoch sehr dick und durch
kräftige Bänder verstärkt. Die
Knöchelbänder verhindern die
Seitwärtsbewegung des Knöchels.

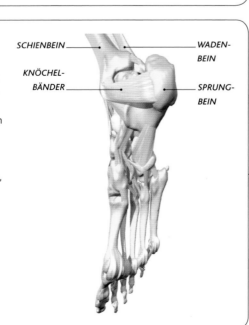

SCHIENBEIN

KNÖCHEL-
BÄNDER

WADEN-
BEIN

SPRUNG-
BEIN

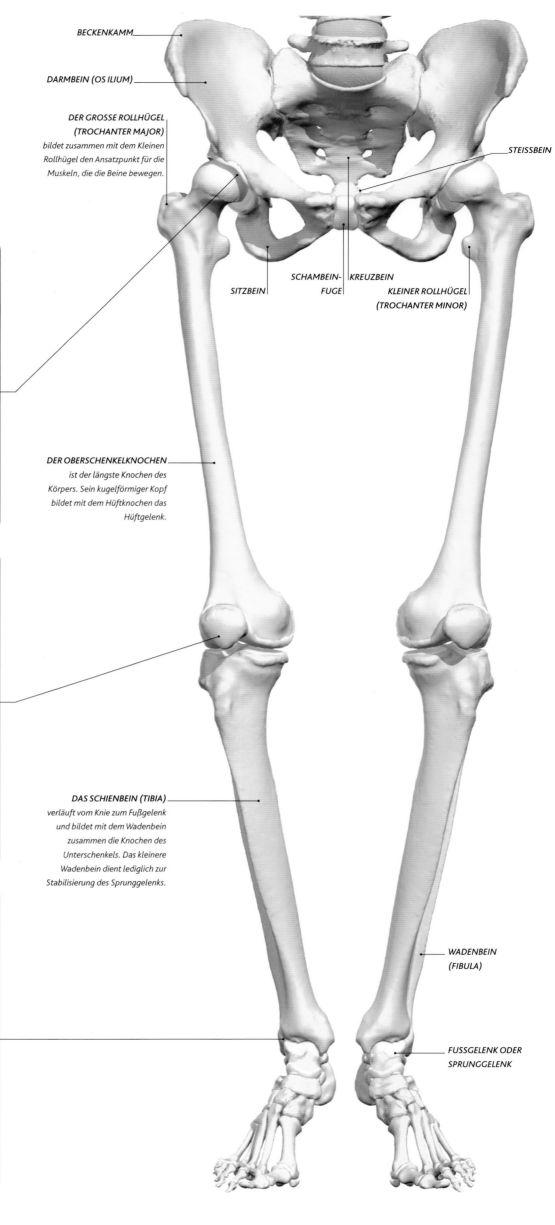

BECKENKAMM

DARMBEIN (OS ILIUM)

DER GROSSE ROLLHÜGEL
(TROCHANTER MAJOR)
bildet zusammen mit dem Kleinen
Rollhügel den Ansatzpunkt für die
Muskeln, die die Beine bewegen.

STEISSBEIN

SITZBEIN

SCHAMBEIN-
FUGE

KREUZBEIN

KLEINER ROLLHÜGEL
(TROCHANTER MINOR)

DER OBERSCHENKELKNOCHEN
ist der längste Knochen des
Körpers. Sein kugelförmiger Kopf
bildet mit dem Hüftknochen das
Hüftgelenk.

DAS SCHIENBEIN (TIBIA)
verläuft vom Knie zum Fußgelenk
und bildet mit dem Wadenbein
zusammen die Knochen des
Unterschenkels. Das kleinere
Wadenbein dient lediglich zur
Stabilisierung des Sprunggelenks.

WADENBEIN
(FIBULA)

FUSSGELENK ODER
SPRUNGGELENK

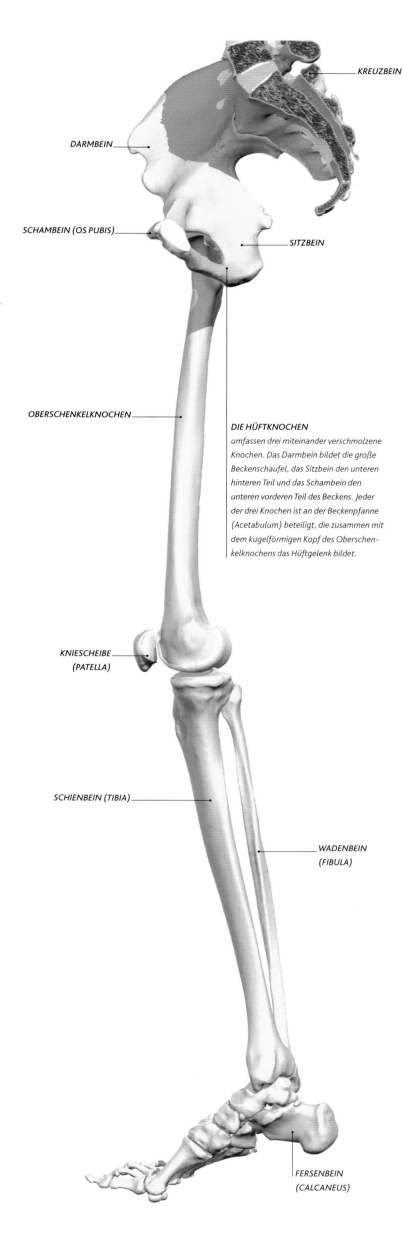

KREUZBEIN

DARMBEIN

SCHAMBEIN (OS PUBIS)

SITZBEIN

OBERSCHENKELKNOCHEN

DIE HÜFTKNOCHEN

umfassen drei miteinander verschmolzene Knochen. Das Darmbein bildet die große Beckenschaufel, das Sitzbein den unteren hinteren Teil und das Schambein den unteren vorderen Teil des Beckens. Jeder der drei Knochen ist an der Beckenpfanne (Acetabulum) beteiligt, die zusammen mit dem kugelförmigen Kopf des Oberschenkelknochens das Hüftgelenk bildet.

KNIESCHEIBE (PATELLA)

SCHIENBEIN (TIBIA)

WADENBEIN (FIBULA)

FERSENBEIN (CALCANEUS)

Das weibliche Becken

Das Becken besteht aus den Hüftknochen, dem Kreuzbein und dem Steißbein und verbindet die unteren Extremitäten mit dem Achsenskelett. Die knorpelige Schambeinfuge trennt links und rechtes Schambein voneinander. Das Gelenk zwischen Kreuzbein und Darmbein erlaubt nur eingeschränkte Bewegungen. Das Becken schützt die Harnblase, einen Teil der Geschlechtsorgane und einen Teil des Dickdarms. Bei Frauen bildet es außerdem die festgelegte Achse des Geburtskanals; männliche (siehe gegenüber) und weibliche Becken (siehe unten) weisen in ihrer Form eine Reihe von Unterschieden auf.

Das weibliche Becken ist leichter, breiter und flacher, die Ein- und Ausgänge sind größer und runder. So kann das Baby leichter den Geburtskanal passieren.

Darüber hinaus ist das Darmbein bei Frauen weniger steil geneigt, sodass die knöchernen Vorsprünge, die man vorn am Körper ertasten kann – die vorderen oberen Darmbeinstachel –, weiter auseinander liegen.

Das weibliche Kreuzbein ist kürzer, breiter und weniger gekrümmt, das Steißbein ist flexibler. Und schließlich ist der Schambeinwinkel bei Frauen größer als bei Männern.

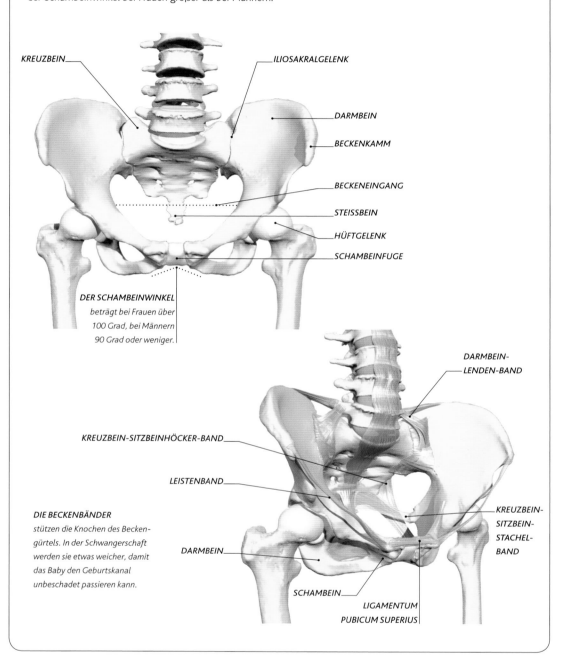

KREUZBEIN

ILIOSAKRALGELENK

DARMBEIN

BECKENKAMM

BECKENEINGANG

STEISSBEIN

HÜFTGELENK

SCHAMBEINFUGE

DER SCHAMBEINWINKEL

beträgt bei Frauen über 100 Grad, bei Männern 90 Grad oder weniger.

DARMBEIN-LENDEN-BAND

KREUZBEIN-SITZBEINHÖCKER-BAND

LEISTENBAND

DARMBEIN

KREUZBEIN-SITZBEIN-STACHEL-BAND

SCHAMBEIN

LIGAMENTUM PUBICUM SUPERIUS

DIE BECKENBÄNDER

stützen die Knochen des Beckengürtels. In der Schwangerschaft werden sie etwas weicher, damit das Baby den Geburtskanal unbeschadet passieren kann.

ZAHLEN & FAKTEN

EMPFINDLICHES GEFÜGE

- Frauen leiden häufiger an Kniebandverletzungen, da das breitere Becken einen größeren Winkel zwischen Schienbein und Oberschenkelknochen zur Folge hat, was die Knie stärker belastet.

- Die Kniescheibe schützt das Kniegelenk bei frontalen Verletzungen und fängt durch die breitere Angriffsfläche die Wucht des Stoßes ab.

- Das Kugelgelenk der Hüfte ermöglicht einen großen Bewegungsradius, der allerdings nur von trainierten Sportlern und Tänzern voll ausgenutzt werden kann.

- Zu einem verstauchten Knöchel kommt es, wenn der Fuß sich weiter bewegt, als die Bänder es zulassen, was meist bei einer plötzlichen Änderung der Geschwindigkeit oder Richtung der Fall ist. Am häufigsten kommt es zu Zerrungen der seitlichen Bänder.

- Bei einer Gehgeschwindigkeit von einem Stundenkilometer erhöht sich die Last auf jedes Hüftgelenk auf 280 Prozent des Körpergewichts. Bei vier Stundenkilometern sind es schon 480 Prozent, beim Joggen 550 Prozent – und beim Stolpern satte 870 Prozent.

Hände und Füße

Die vielen Knochen in Händen und Füßen gehören drei Hauptgruppen an: die Knochen der Hand- oder Fußwurzel, die Knochen der Handflächen und Fußsohlen und die Knochen der Finger und Zehen.

Hände

Jede Hand besteht aus 27 Knochen: acht Knochen in der Handwurzel (Ossa carpi), fünf Mittelhandknochen (Ossa metacarpi) und 14 Fingerknochen (Ossa digitorum).

Opponierbarer Daumen

Der opponierbare Daumen wird durch das Karpometakarpalgelenk ermöglicht; durch ihn können wir Gegenstände greifen, er spielt eine wichtige Rolle bei der Evolution.

VORDERANSICHT DER LINKEN HAND

DAS ERSTE KARPOMETAKARPALGELENK
ist das einzige Sattelgelenk im ganzen Körper. Es wird von dem ersten Mittelhandknochen und dem ersten Glied des Daumens gebildet. Dadurch ist der Daumen opponierbar.

DIE HANDWURZEL-KNOCHEN
verleihen dem Handgelenk große Bewegungsfreiheit. Die acht Handwurzelknochen sind in zwei Reihen angeordnet.

SPEICHE

ELLE

ERBSENBEIN
(OS PISIFORME)
(hier hinter dem Dreiecksbein)

DREIECKSBEIN
(OS TRIQUETRUM)

HAKENBEIN
(OS HAMATUM)

KOPFBEIN
(OS CAPITATUM)

MONDBEIN (OS LUNATUM)

KAHNBEIN (OS SCAPHOIDEUM)

KLEINES VIELECKBEIN (OS TRAPEZOIDEUM)

GROSSES VIELECKBEIN (OS TRAPEZIUM)

MITTELHAND

GRUNDGLIED
(PHALANX PROXIMALIS)

MITTELGLIED
(PHALANX MEDIA)

ENDGLIED
(PHALANX DISTALIS)

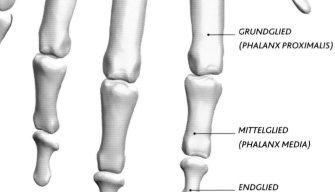

ZAHLEN & FAKTEN

KLEINE UND GRÖSSERE WUNDERWERKE

- In Händen und Füßen finden sich über die Hälfte aller Knochen im Körper: 106 von 206 Knochen.

- In den Sehnen von Händen und Füßen können sich zum Schutz von Druckpunkten zusätzliche Knochen, sogenannte Sesambeine, bilden. Sie finden sich für gewöhnlich unterhalb des Kopfes des ersten Mittelfußknochens sowie im Daumen.

- Daumen und Großzehen haben nur zwei Zehenglieder, die anderen Finger und Zehen jeweils drei.

- Jede Hand besitzt 14 Knöchel: Metakarpophalangealgelenke zwischen Mittelhandknochen und Grundgliedern sowie Interphalangealgelenke zwischen den Fingergliedern selbst. Sie verleihen der Hand ihre enorme Beweglichkeit.

- Die Füße gehören zu den am stärksten belasteten Teilen des Körpers. Sie tragen das Körpergewicht durchschnittlich 5000 Schritte am Tag oder rund 130 000 Kilometer in einem ganzen Leben.

- Der erste Mittelfußknochen ist am kürzesten und dicksten, da auf ihm das meiste Gewicht ruht.

- Babys kommen mit einer Fettschicht im Längsgewölbe des Fußes auf die Welt, und alle Kinder haben bis zum Alter von drei Jahren von Natur aus Plattfüße (Pes planus).

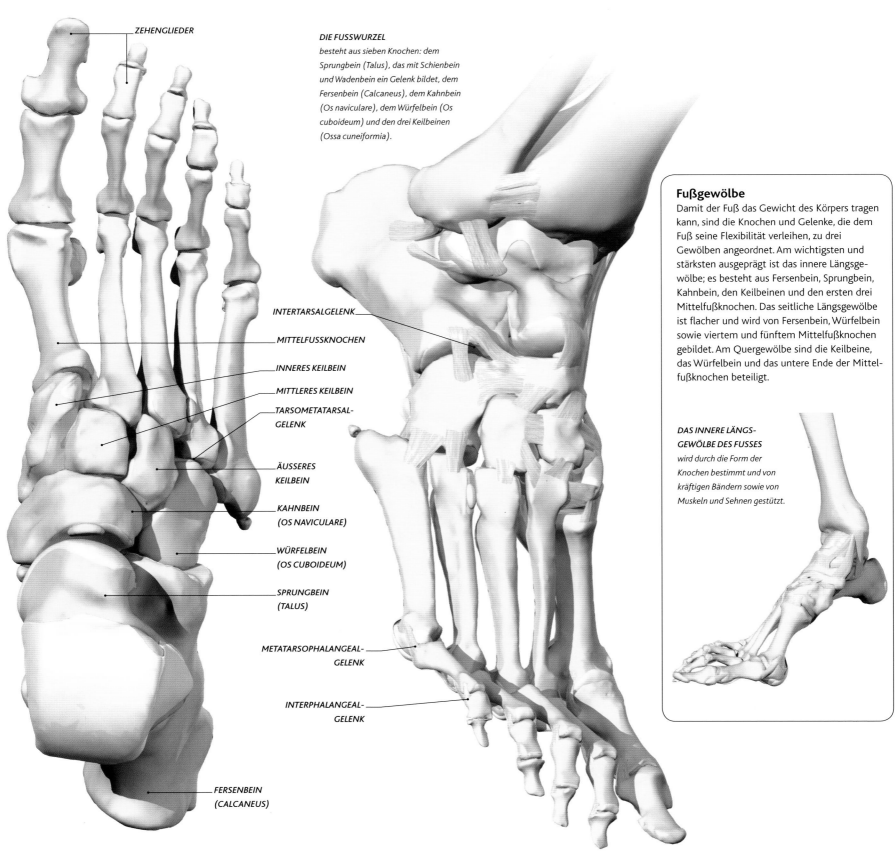

ZEHENGLIEDER

DIE FUSSWURZEL
besteht aus sieben Knochen: dem Sprungbein (Talus), das mit Schienbein und Wadenbein ein Gelenk bildet, dem Fersenbein (Calcaneus), dem Kahnbein (Os naviculare), dem Würfelbein (Os cuboideum) und den drei Keilbeinen (Ossa cuneiformia).

INTERTARSALGELENK

MITTELFUSSKNOCHEN

INNERES KEILBEIN

MITTLERES KEILBEIN

TARSOMETATARSAL-
GELENK

ÄUSSERES
KEILBEIN

KAHNBEIN
(OS NAVICULARE)

WÜRFELBEIN
(OS CUBOIDEUM)

SPRUNGBEIN
(TALUS)

METATARSOPHALANGEAL-
GELENK

INTERPHALANGEAL-
GELENK

FERSENBEIN
(CALCANEUS)

Fußgewölbe
Damit der Fuß das Gewicht des Körpers tragen kann, sind die Knochen und Gelenke, die dem Fuß seine Flexibilität verleihen, zu drei Gewölben angeordnet. Am wichtigsten und stärksten ausgeprägt ist das innere Längsgewölbe; es besteht aus Fersenbein, Sprungbein, Kahnbein, den Keilbeinen und den ersten drei Mittelfußknochen. Das seitliche Längsgewölbe ist flacher und wird von Fersenbein, Würfelbein sowie viertem und fünftem Mittelfußknochen gebildet. Am Quergewölbe sind die Keilbeine, das Würfelbein und das untere Ende der Mittelfußknochen beteiligt.

**DAS INNERE LÄNGS-
GEWÖLBE DES FUSSES**
wird durch die Form der Knochen bestimmt und von kräftigen Bändern sowie von Muskeln und Sehnen gestützt.

Füße
Jeder Fuß besteht aus 26 Knochen: sieben Fußwurzelknochen (Ossa tarsi), fünf Mittelfußknochen (Ossa metatarsi) und 14 Zehenknochen (Ossa digiti pedis).

Gelenke im Fuß
Es gibt vier Gruppen von Fußgelenken. Die ersten beiden – die Intertarsalgelenke und die Tarsometatarsalgelenke – gehören zu den ebenen Gelenken, die eingeschränkte Drehbewegungen erlauben. Die anderen beiden Gruppen – die Metatarsophalangeal- und die Interphalangealgelenke – gehören zu den Ellipsoidalgelenken; sie erlauben Beugung und Streckung.

DIE MUSKUL

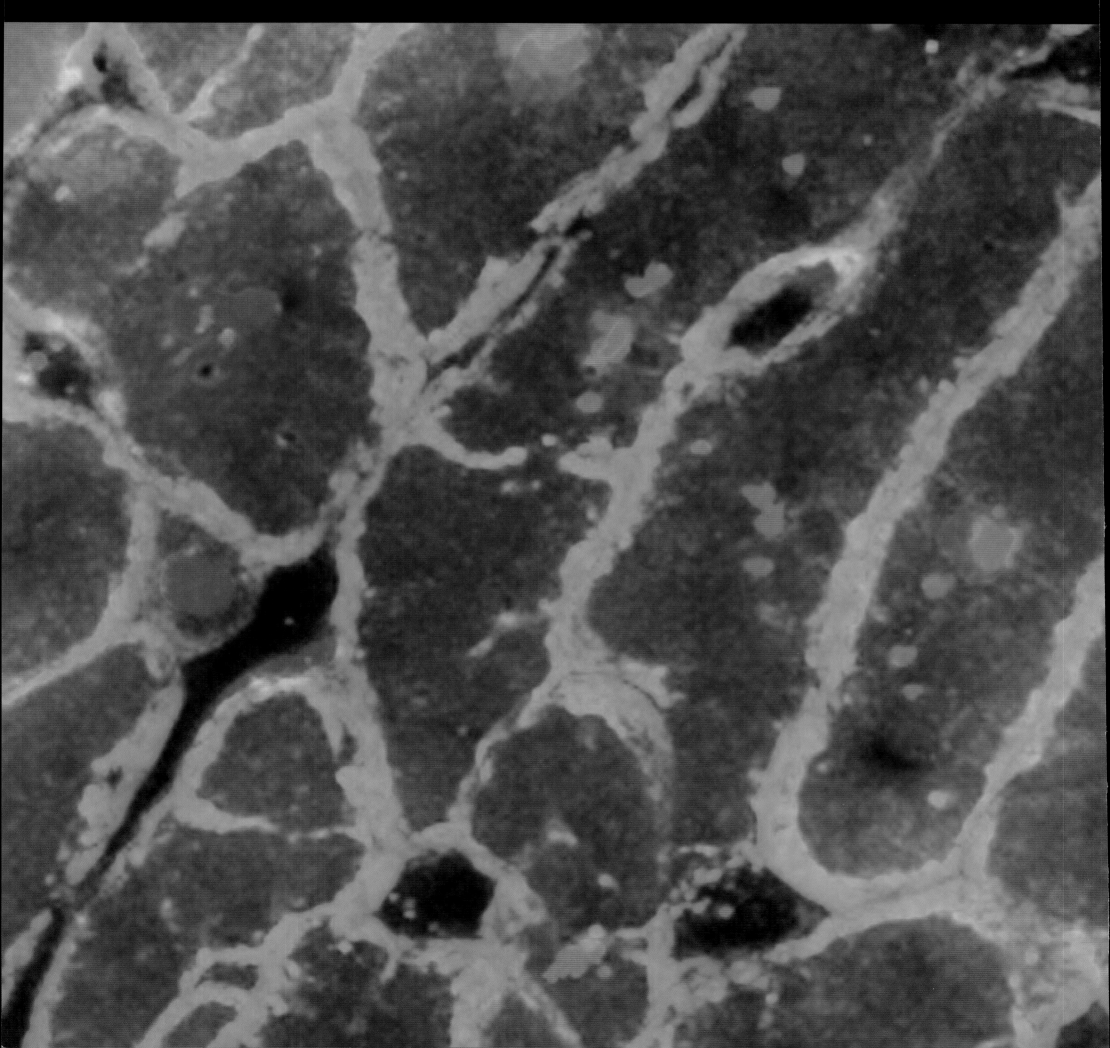

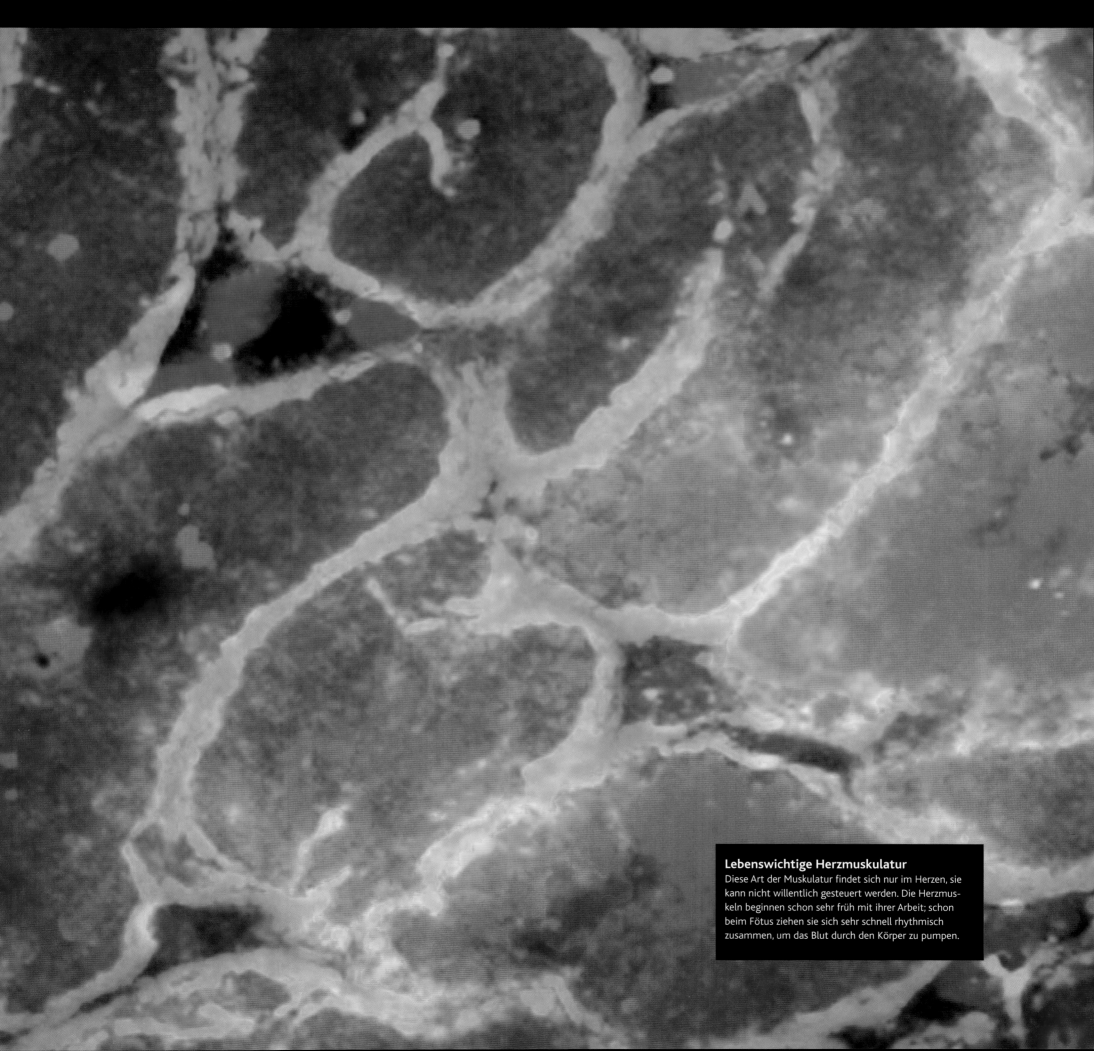

Lebenswichtige Herzmuskulatur
Diese Art der Muskulatur findet sich nur im Herzen, sie
kann nicht willentlich gesteuert werden. Die Herzmuskeln beginnen schon sehr früh mit ihrer Arbeit; schon
beim Fötus ziehen sie sich sehr schnell rhythmisch
zusammen, um das Blut durch den Körper zu pumpen.

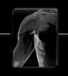

Überblick: Muskeln

Der menschliche Körper besitzt rund 650 Skelettmuskeln, die wir willkürlich bewegen können. Viele davon liegen tief im Körper verborgen, andere nur knapp unter der Oberfläche.

OBERFLÄCHLICHE MUSKULATUR DER KÖRPERVORDERSEITE

DELTAMUSKEL (M. DELTOIDEUS)

GROSSER BRUSTMUSKEL (M. PECTORALIS MAJOR)

ZWEIKÖPFIGER OBERARMMUSKEL (M. BICEPS BRACHII)

OBERARMMUSKEL (M. BRACHIALIS)

ÄUSSERER SCHRÄGER BAUCHMUSKEL
BREITESTER RÜCKENMUSKEL (M. LATISSIMUS DORSI)

OBERARM-SPEICHEN-MUSKEL (M. BRACHIORADIALIS)
LANGER HOHLHANDMUSKEL (M. PALMARIS LONGUS)
RUNDER EINWÄRTSDREHER (M. PRONATOR TERES)

ÄUSSERER SCHRÄGER BAUCHMUSKEL (M. OBLIQUUS EXTERNUS ABDOMINIS)

OBERFLÄCHLICHER FINGERBEUGER (M. FLEXOR DIGITORUM SUPERFICIALIS)
ULNARER HANDBEUGER (M. FLEXOR CARPI ULNARIS)

REKTUSSCHEIDE

SEHNENPLATTE DES M. OBLIQUUS EXTERNUS ABDOMINIS
M. GLUTEUS MEDIUS
GROSSER LENDENMUSKEL (M. PSOAS MAJOR)
M. TENSOR FASCIAE LATAE

ÄUSSERER LEISTENRING (ANULUS INGUINALIS SUPERFICIALIS)

M. ILIOPSOAS

SCHNEIDERMUSKEL (M. SARTORIUS)

KAMMMUSKEL (M. PECTINEUS)
M. ADDUCTOR LONGUS
SCHLANKER MUSKEL (M. GRACILIS)

GERADER MUSKEL DES OBERSCHENKELS (M. RECTUS FEMORIS)

SCHNEIDERMUSKEL (M. SARTORIUS)

ÄUSSERER BREITER MUSKEL (M. VASTUS LATERALIS)

ZUR MITTE GELEGENER BREITER MUSKEL (M. VASTUS MEDIALIS)

TRACTUS ILIOTIBIALIS

LANGER WADENBEINMUSKEL (M. FIBULARIS LONGUS)

ZWEIKÖPFIGER WADENMUSKEL (M. GASTROCNEMIUS)
SCHOLLENMUSKEL (M. SOLEUS)

VORDERER SCHIENBEINMUSKEL (M. TIBIALIS ANTERIOR)

LANGER ZEHENSTRECKER (M. EXTENSOR DIGITORUM LONGUS)

RETINACULUM MUSCULORUM EXTENSORUM SUPERIUS PEDIS

WADENBEINKNÖCHEL (MALLEOLUS LATERALIS)

RETINACULUM MUSCULORUM EXTENSORUM INFERIUS PEDIS

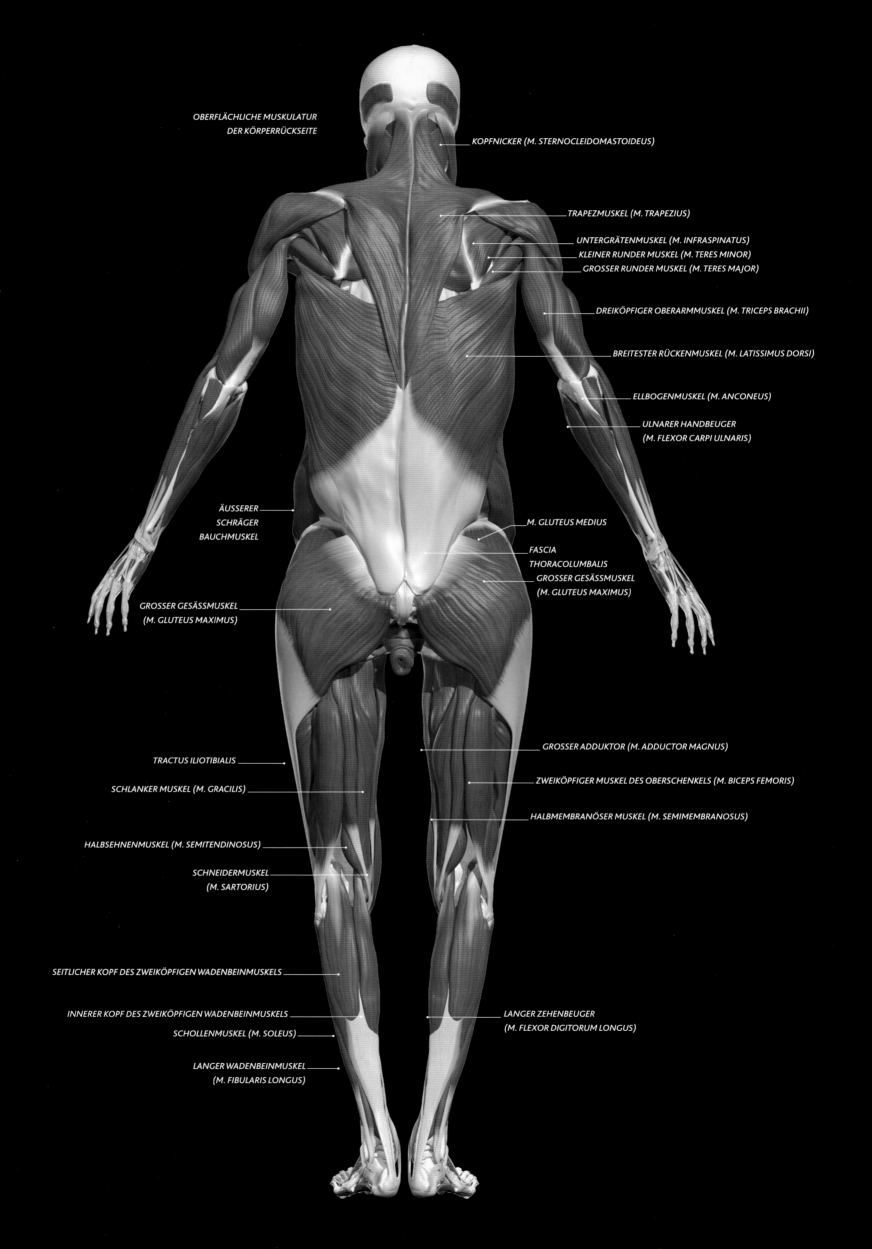

OBERFLÄCHLICHE MUSKULATUR
DER KÖRPERRÜCKSEITE

KOPFNICKER (M. STERNOCLEIDOMASTOIDEUS)

TRAPEZMUSKEL (M. TRAPEZIUS)

UNTERGRÄTENMUSKEL (M. INFRASPINATUS)

KLEINER RUNDER MUSKEL (M. TERES MINOR)

GROSSER RUNDER MUSKEL (M. TERES MAJOR)

DREIKÖPFIGER OBERARMMUSKEL (M. TRICEPS BRACHII)

BREITESTER RÜCKENMUSKEL (M. LATISSIMUS DORSI)

ELLBOGENMUSKEL (M. ANCONEUS)

ULNARER HANDBEUGER
(M. FLEXOR CARPI ULNARIS)

ÄUSSERER
SCHRÄGER
BAUCHMUSKEL

M. GLUTEUS MEDIUS

FASCIA
THORACOLUMBALIS

GROSSER GESÄSSMUSKEL
(M. GLUTEUS MAXIMUS)

GROSSER GESÄSSMUSKEL
(M. GLUTEUS MAXIMUS)

GROSSER ADDUKTOR (M. ADDUCTOR MAGNUS)

TRACTUS ILIOTIBIALIS

SCHLANKER MUSKEL (M. GRACILIS)

ZWEIKÖPFIGER MUSKEL DES OBERSCHENKELS (M. BICEPS FEMORIS)

HALBMEMBRANÖSER MUSKEL (M. SEMIMEMBRANOSUS)

HALBSEHNENMUSKEL (M. SEMITENDINOSUS)

SCHNEIDERMUSKEL
(M. SARTORIUS)

SEITLICHER KOPF DES ZWEIKÖPFIGEN WADENBEINMUSKELS

INNERER KOPF DES ZWEIKÖPFIGEN WADENBEINMUSKELS

SCHOLLENMUSKEL (M. SOLEUS)

LANGER ZEHENBEUGER
(M. FLEXOR DIGITORUM LONGUS)

LANGER WADENBEINMUSKEL
(M. FIBULARIS LONGUS)

Muskelgewebe

Ohne Muskeln könnten wir uns nicht bewegen. Die Muskelzellen sind so konzipiert, dass sie sich zusammenziehen und Teile des Körpers bewegen können. Es gibt drei Hauptarten von Muskeln.

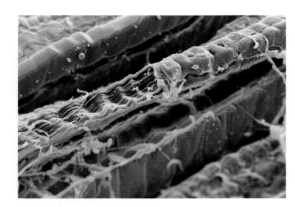

Skelettmuskeln

Skelettmuskelzellen wirken unter dem Mikroskop gestreift. Sie besitzen multiple Zellkerne, die eher am Rand der Zelle liegen. Die Muskeln sind an einer oder mehreren Stellen mit dem Skelett verbunden und unterliegen überwiegend dem Willen. Es gibt aber auch Skelettmuskeln, etwa in der Brustwand, die sich automatisch dehnen und zusammenziehen, z. B. beim Atmen.

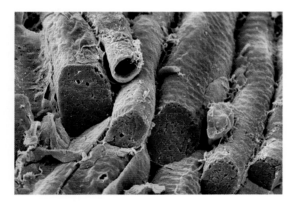

Glatte Muskulatur

Diese Art der Muskulatur unterliegt nicht dem Willen; sie verrichtet automatische Aufgaben und wird vom Nervensystem gesteuert. Die glatte Muskulatur erweitert und verengt beispielsweise die Gefäße. Die spindelförmigen Muskelzellen besitzen nur einen Zellkern im Zentrum.

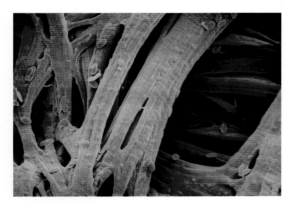

Herzmuskulatur

Die Herzmuskulatur kann ebenfalls nicht willentlich gesteuert werden; ihre verzweigten Fasern sind so konstruiert, dass sie elektrische Impulse schnell und effizient weiterleiten können. Damit wird sichergestellt, dass das Herz gleichmäßig schlägt. Herzmuskelzellen verfügen jeweils über einen oder zwei Zellkerne im Zentrum der Zelle.

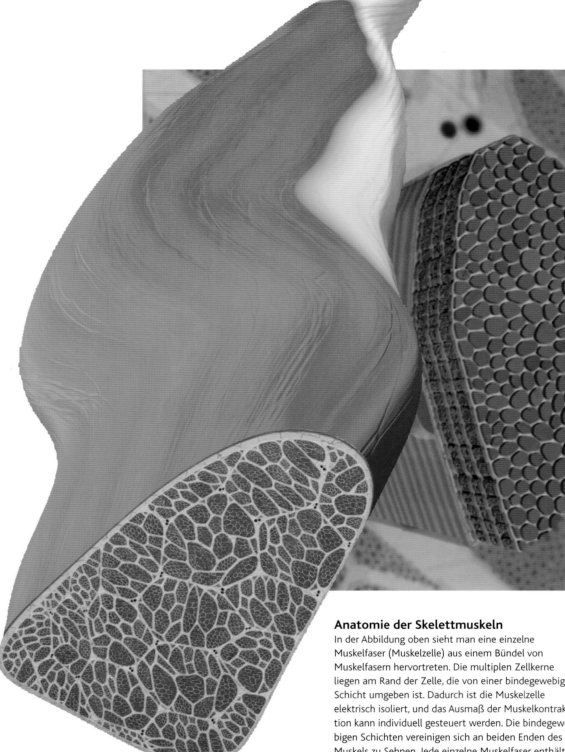

Anatomie der Skelettmuskeln

In der Abbildung oben sieht man eine einzelne Muskelfaser (Muskelzelle) aus einem Bündel von Muskelfasern hervortreten. Die multiplen Zellkerne liegen am Rand der Zelle, die von einer bindegewebigen Schicht umgeben ist. Dadurch ist die Muskelzelle elektrisch isoliert, und das Ausmaß der Muskelkontraktion kann individuell gesteuert werden. Die bindegewebigen Schichten vereinigen sich an beiden Enden des Muskels zu Sehnen. Jede einzelne Muskelfaser enthält eine Vielzahl von Myofibrillen – zylinderförmige Bündel kontraktiler Proteine. Jede Myofibrille enthält zwei verschiedene dieser Proteine, der sogenannten Myofilamente, die einander überlappen. Die dickeren Myofilamente enthalten ein Protein namens Myosin, die dünneren eines namens Aktin. Diese beiden miteinander verzahnten Myofilamente verleihen den Myofibrillen ihr streifenartiges Aussehen.

Muskelanspannung und -entspannung

Verbrennt eine Muskelzelle Glukose oder Fettsäuren, setzt sie Wärme und Energie frei. Mit der Energie wird die Bewegung der Aktin- und Myosinfilamente angeheizt. Die Filamente gleiten übereinander, die Zelle verkürzt sich. Initiiert wird dieser Prozess vom Nervensystem: Durch einen Impuls von einem motorischen Neuron wird Kalzium in die Muskelzellen ausgeschüttet, wo es die Kontraktion – das Zusammenziehen – der Myofibrillen auslöst. Der verkürzte Muskel bewegt den Teil des Körpers, an dem der Muskel ansetzt. Gleiten die Aktin- und Myosinfilamente wieder auseinander, entspannt sich der Muskel.

ZAHLEN & FAKTEN

ERSTAUNLICHE MUSKELN

- Der Körper verfügt über mindestens 650 Skelettmuskeln – die genaue Anzahl hängt davon ab, ob man bestimmte Muskeln als einzelne Muskeln klassifiziert oder als Teil eines komplexeren Muskels.

- Die meisten Muskeln haben einen identischen »Zwilling« auf der anderen Seite des Körpers.

- Unsere Muskeln machen – je nach körperlicher Fitness und Umfang der Fettreserven – zwischen 30 und 50 Prozent unseres Körpergewichts aus.

- Die glatte Muskulatur wirkt unter dem Mikroskop nicht gestreift, da die Aktin- und Myosinfilamente anders angeordnet sind als in den Skelettmuskelzellen.

- Zieht sich die Skelettmuskulatur unwillkürlich zusammen, kann es zu einem Krampf kommen.

- Unsere Muskeln können sich so schnell zusammenziehen und entspannen, dass wir mehrere Male pro Sekunde mit dem Finger auf dem Tisch trommeln können.

- Unsere Muskeln sind immer leicht kontrahiert, um die Wirkungen der Schwerkraft auszugleichen.

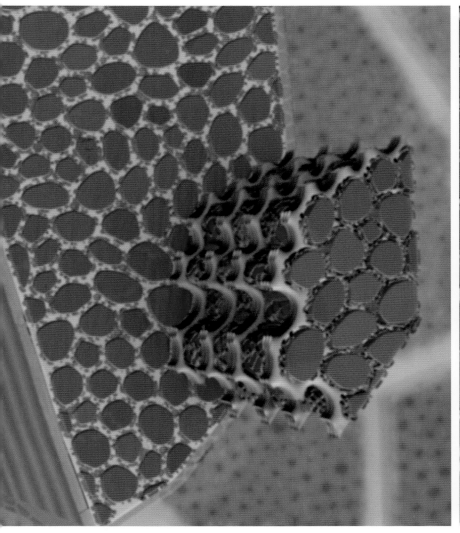

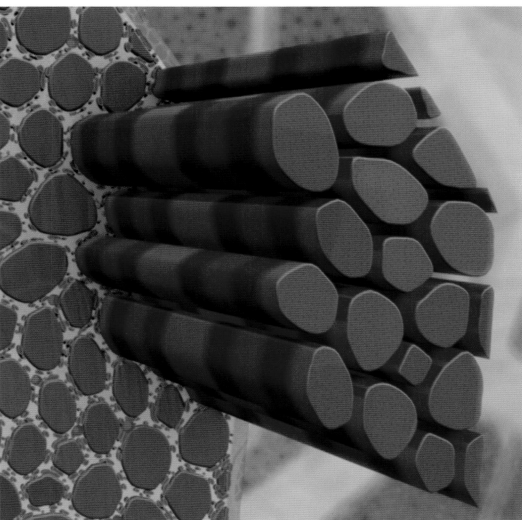

Nicht ohne meinen Gegenspieler

Ziehen sich Muskeln zusammen, können sie nur ziehen, nicht schieben. Deshalb brauchen sie einen Gegenspieler, einen Antagonisten: Die Kontraktion eines Muskels bewegt das Gelenk in eine Richtung, die Kontraktion des Antagonisten bewegt es in die entgegengesetzte Richtung. Die Kontraktion des Bizeps etwa beugt den Ellbogen, die Kontraktion des Trizeps streckt ihn wieder, während sich der Bizeps entspannt.

Bei der isotonischen Kontraktion – z. B. beim Heben eines Gewichts – erzeugt der Muskel einen stetigen Zug, während er sich verkürzt. Beim bloßen Halten eines Gewichts, der isometrischen Kontraktion, ändert der Muskel seine Länge nicht.

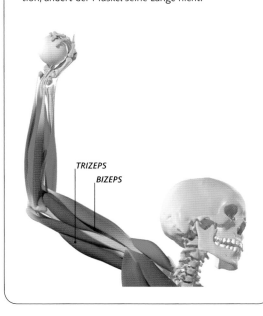

TRIZEPS
BIZEPS

Bänder und Sehnen

Während die Bänder Knochen miteinander verbinden, verbinden die Sehnen die Skelettmuskeln mit den Knochen.

Sehnen bestehen aus Bindegewebe, das von den Kollagenfasern um die einzelnen Muskelzellen (siehe S. 20) gebildet wird. Die Kollagenfasern der Sehnen passieren die Knochenhaut, das Periost, und werden dann fest in die Knochenrinde eingebettet. Dadurch werden die Knochen an Ort und Stelle gehalten. Die elastischen Sehnen federn die Kräfte ab, die während der Bewegung entstehen.

Die dickste und kräftigste Sehne im Körper ist die Achillessehne; sie verbindet die Wadenmuskeln mit der Ferse. Während eines Sprints hält die Achillessehne mehr als das Zehnfache des Körpergewichts aus.

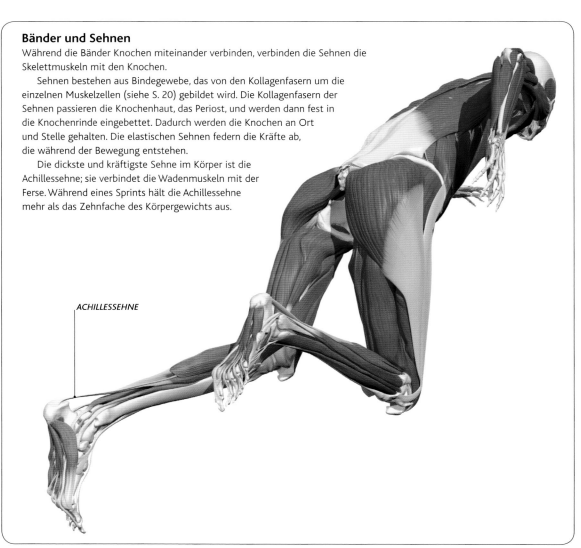

ACHILLESSEHNE

Skelettmuskelarten

Der Großteil unserer Muskeln sind Skelettmuskeln. Sie verbinden die Knochen miteinander und ermöglichen es dem Körper durch Kontraktion, Verkürzung und Verdickung, sich zu bewegen. Je nach Form gehören sie verschiedenen Kategorien an. Dabei besteht jeder Muskel aus drei Hauptbereichen: dem Muskelbauch in der Mitte sowie zwei sehnigen Ansätzen. Am Ansatz haftet der Muskel auch an Bändern oder ähnlichem Gewebe an, etwa an der Linea alba, einer Bindegewebsnaht in der Mitte des Bauchs (siehe gegenüber).

RINGFÖRMIGE MUSKELN

funktionieren wie Schließmuskeln: Sie öffnen oder verschließen einen bestimmten Bereich. Ein gutes Beispiel ist der Augenringmuskel (M. orbicularis oculi), der dem Schluss der Lidspalte dient.

DREIECKIGE MUSKELN

haben fächerförmig angeordnete Fasern, die an einer Stelle zusammenlaufen, um die maximale Kontraktionskraft zu erzielen. Der Schläfenmuskel (M. temporalis) ist ein gutes Beispiel für diesen Muskeltyp.

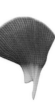

ZWEIBÄUCHIGE PARALLELE MUSKELN

verfügen über zwei getrennte Bäuche, die durch eine Zwischensehne verbunden sind. Ein gutes Beispiel ist der Schulter-Zungenbein-Muskel (M. omohyoideus) vorn am Hals.

DREIKÖPFIGE PARALLELE MUSKELN

teilen sich in drei Stränge und setzen an drei verschiedenen Stellen an. Ein gutes Beispiel ist der dreiköpfige Armmuskel (M. triceps brachii).

ZWEIKÖPFIGE PARALLELE MUSKELN

teilen sich am Ende in zwei Stränge, die an verschiedenen Stellen ansetzen. Dies macht den Muskel stabiler und kräftiger. Ein gutes Beispiel ist der zweiköpfige Armmuskel (M. biceps brachii).

QUADRATISCHE MUSKELN

bilden flache Vierecke. Ein gutes Beispiel ist der viereckige Einwärtsdreher (M. pronator quadratus) im Unterarm.

FLACHE MUSKELN

wie der quer verlaufende Bauchmuskel (M. transversus abdominis) bilden breite Flächen.

GERADE MUSKELN

ähneln fusiformen Muskeln: Ihre Fasern verlaufen parallel, vereinigen sich an den Enden aber nicht zu Sehnen. Manchmal werden sie durch Zwischensehnen stabilisiert. Der gerade Bauchmuskel (M. rectus abdominis) in der Bauchwand ist ein gutes Beispiel für diesen Muskeltyp.

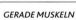
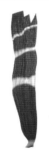

FUSIFORME MUSKELN

bestehen aus Fasern, die in der Mitte des Muskels parallel zueinander verlaufen und sich an einem oder beiden Enden zu Sehnen vereinigen. Muskeln dieser Art können über weite Strecken kontrahieren und sind sehr ausdauernd, dafür aber nicht besonders kräftig. Zu den fusiformen Muskeln gehören die Muskeln des Fingers, etwa der lange Daumenbeuger (M. flexor pollicis longus).

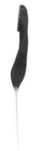

GEFIEDERTE MUSKELN

sind mit sehr dichten Fasern ausgestattet. Sie sind kräftig, ermüden aber schnell. Es gibt drei Unterarten: einfach gefiederte Muskeln (z. B. der lange Zehenstrecker, M. extensor digitorum longus), zweifach gefiederte Muskeln (z. B. die gerade Muskel des Oberschenkels, M. rectus femoris) und mehrfach gefiederte Muskeln (z. B. der Deltamuskel in der Schulter, M. deltoideus).

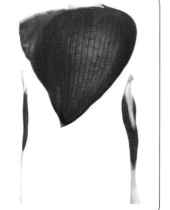

ZAHLEN & FAKTEN

MUSKELREKORDE

- Der kräftigste Einzelmuskel im Körper ist der Masseter, ein Kaumuskel, der dank des kurzen Hebels – des Kieferknochens, an dem er ansetzt – zwischen den Zähnen einen Kaudruck von über 120 Kilogramm pro Quadratzentimeter erzeugen kann.

- Mit 0,70 bis 1,30 Meter Länge ist der Schneidermuskel (M. sartorius) der längste Skelettmuskel in unserem Körper. Er erstreckt sich über die ganze Länge des Oberschenkels.

- Der kürzeste Skelettmuskel ist der Steigbügelmuskel (M. stapedius) im Mittelohr: Er misst nur 1,25 Millimeter.

- Der Quadrizeps am vorderen Oberschenkel ist der kräftigste und schmalste Muskel des Körpers. Er verfügt über vier Köpfe, die aus vier Hauptmuskeln bestehen: dem M. vastus lateralis, dem M. vastus intermedius, dem M. vastus medialis und dem M. rectus femoris.

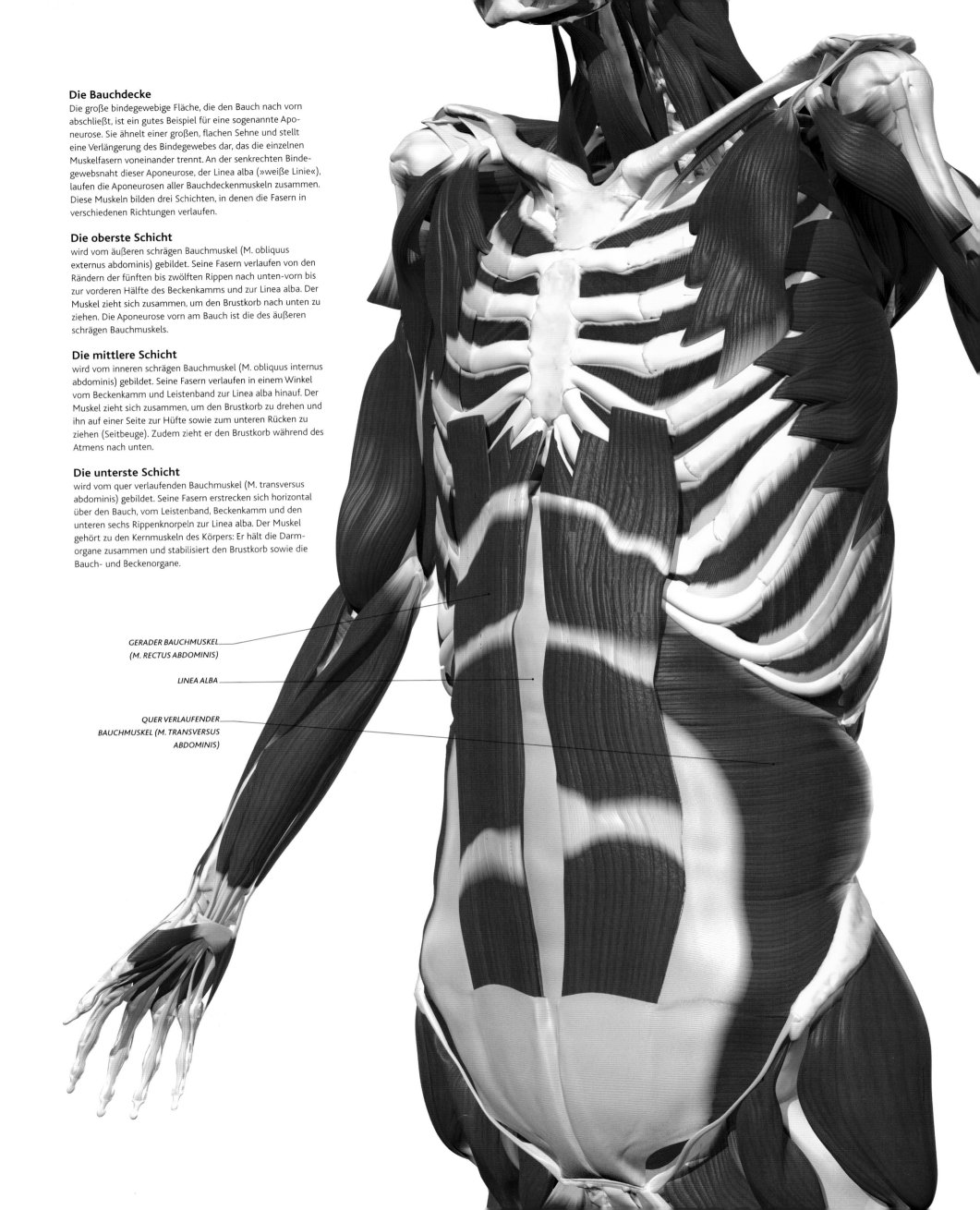

Die Bauchdecke

Die große bindegewebige Fläche, die den Bauch nach vorn
abschließt, ist ein gutes Beispiel für eine sogenannte Aponeurose. Sie ähnelt einer großen, flachen Sehne und stellt
eine Verlängerung des Bindegewebes dar, das die einzelnen
Muskelfasern voneinander trennt. An der senkrechten Bindegewebsnaht dieser Aponeurose, der Linea alba (»weiße Linie«),
laufen die Aponeurosen aller Bauchdeckenmuskeln zusammen.
Diese Muskeln bilden drei Schichten, in denen die Fasern in
verschiedenen Richtungen verlaufen.

Die oberste Schicht

wird vom äußeren schrägen Bauchmuskel (M. obliquus
externus abdominis) gebildet. Seine Fasern verlaufen von den
Rändern der fünften bis zwölften Rippen nach unten-vorn bis
zur vorderen Hälfte des Beckenkamms und zur Linea alba. Der
Muskel zieht sich zusammen, um den Brustkorb nach unten zu
ziehen. Die Aponeurose vorn am Bauch ist die des äußeren
schrägen Bauchmuskels.

Die mittlere Schicht

wird vom inneren schrägen Bauchmuskel (M. obliquus internus
abdominis) gebildet. Seine Fasern verlaufen in einem Winkel
vom Beckenkamm und Leistenband zur Linea alba hinauf. Der
Muskel zieht sich zusammen, um den Brustkorb zu drehen und
ihn auf einer Seite zur Hüfte sowie zum unteren Rücken zu
ziehen (Seitbeuge). Zudem zieht er den Brustkorb während des
Atmens nach unten.

Die unterste Schicht

wird vom quer verlaufenden Bauchmuskel (M. transversus
abdominis) gebildet. Seine Fasern erstrecken sich horizontal
über den Bauch, vom Leistenband, Beckenkamm und den
unteren sechs Rippenknorpeln zur Linea alba. Der Muskel
gehört zu den Kernmuskeln des Körpers: Er hält die Darm-
organe zusammen und stabilisiert den Brustkorb sowie die
Bauch- und Beckenorgane.

GERADER BAUCHMUSKEL
(M. RECTUS ABDOMINIS)

LINEA ALBA

QUER VERLAUFENDER
BAUCHMUSKEL (M. TRANSVERSUS
ABDOMINIS)

Kopf- und Halsmuskulatur

Die Muskeln von Kopf und Hals sind für die Bewegungen des Gesichts und angeschlossener Gewebe wie der Zunge und des Kehlkopfs verantwortlich. Damit sind sie für die verbale und nonverbale Kommunikation wie Laute und Mimik zuständig sowie zudem für das Kauen und Schlucken (siehe S. 131) und die Augenbewegungen (siehe S. 81). Laute werden im Hals mithilfe der Schlundmuskeln produziert. Einige am Sehen und Hören beteiligte Muskeln entspringen im Bereich des Schädels, während die vordere Halsmuskulatur vorwiegend damit beschäftigt ist, die Position des Kehlkopfs, des Zungenbeins und des Mundbodens zu verändern.

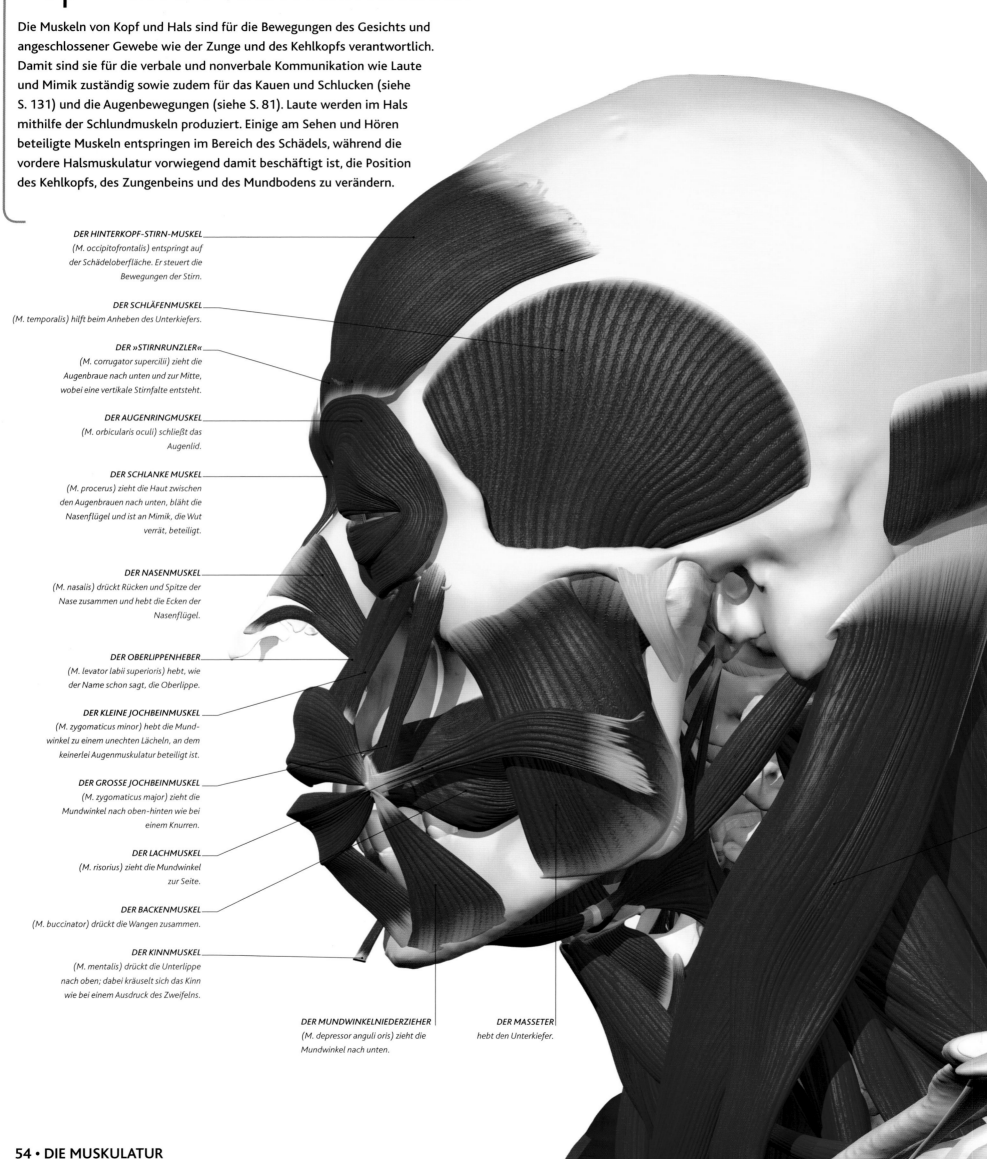

DER HINTERKOPF-STIRN-MUSKEL
(M. occipitofrontalis) entspringt auf der Schädeloberfläche. Er steuert die Bewegungen der Stirn.

DER SCHLÄFENMUSKEL
(M. temporalis) hilft beim Anheben des Unterkiefers.

DER »STIRNRUNZLER«
(M. corrugator supercilii) zieht die Augenbraue nach unten und zur Mitte, wobei eine vertikale Stirnfalte entsteht.

DER AUGENRINGMUSKEL
(M. orbicularis oculi) schließt das Augenlid.

DER SCHLANKE MUSKEL
(M. procerus) zieht die Haut zwischen den Augenbrauen nach unten, bläht die Nasenflügel und ist an Mimik, die Wut verrät, beteiligt.

DER NASENMUSKEL
(M. nasalis) drückt Rücken und Spitze der Nase zusammen und hebt die Ecken der Nasenflügel.

DER OBERLIPPENHEBER
(M. levator labii superioris) hebt, wie der Name schon sagt, die Oberlippe.

DER KLEINE JOCHBEINMUSKEL
(M. zygomaticus minor) hebt die Mundwinkel zu einem unechten Lächeln, an dem keinerlei Augenmuskulatur beteiligt ist.

DER GROSSE JOCHBEINMUSKEL
(M. zygomaticus major) zieht die Mundwinkel nach oben-hinten wie bei einem Knurren.

DER LACHMUSKEL
(M. risorius) zieht die Mundwinkel zur Seite.

DER BACKENMUSKEL
(M. buccinator) drückt die Wangen zusammen.

DER KINNMUSKEL
(M. mentalis) drückt die Unterlippe nach oben; dabei kräuselt sich das Kinn wie bei einem Ausdruck des Zweifelns.

DER MUNDWINKELNIEDERZIEHER
(M. depressor anguli oris) zieht die Mundwinkel nach unten.

DER MASSETER
hebt den Unterkiefer.

DER GROSSE KOPFWENDER

(M. sternocleidomastoideus) dreht und beugt den Hals. Er erstreckt sich vom oberen Ende des Brustbeins und Schlüsselbeins bis zum Warzenfortsatz (Processus mastoideus) hinter dem Ohr.

DER TRAPEZMUSKEL

(M. trapezius) hält den Kopf und zieht ihn beim Kontrahieren nach hinten. Der große Muskel hat eine dreieckige Form.

An der Mimik beteiligte Muskeln

Das menschliche Gesicht kann Gefühle wie Wut, Verachtung, Abscheu, Angst, Freude, Traurigkeit, Verwirrung und Überraschung ausdrücken. Diese Vielzahl verschiedener Gesichtsausdrücke ermöglichen uns unsere rund 40 an der Mimik beteiligten Gesichtsmuskeln. Ebenfalls daran beteiligt sind andere Muskeln im Bereich des Schädels, beispielsweise der Masseter, einer der Kaumuskeln. Interessanterweise kann die linke Gesichtshälfte mehr ausdrücken als die rechte. Unsere Gesichtsmuskulatur ist hoch entwickelt: Bereits eine minimale Erhöhung der Muskelkontraktion reicht aus, um unsere Mimik völlig zu verändern.

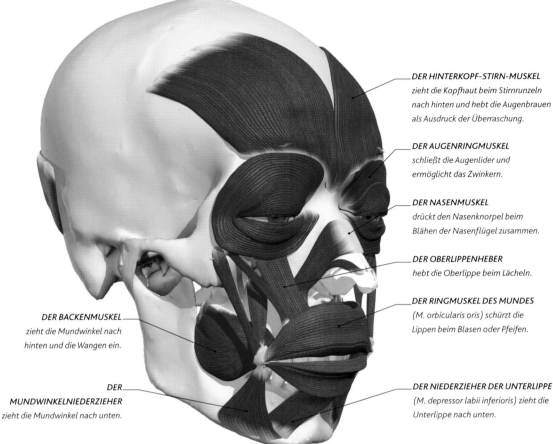

DER HINTERKOPF-STIRN-MUSKEL
zieht die Kopfhaut beim Stirnrunzeln nach hinten und hebt die Augenbrauen als Ausdruck der Überraschung.

DER AUGENRINGMUSKEL
schließt die Augenlider und ermöglicht das Zwinkern.

DER NASENMUSKEL
drückt den Nasenknorpel beim Blähen der Nasenflügel zusammen.

DER OBERLIPPENHEBER
hebt die Oberlippe beim Lächeln.

DER RINGMUSKEL DES MUNDES
(M. orbicularis oris) schürzt die Lippen beim Blasen oder Pfeifen.

DER BACKENMUSKEL
zieht die Mundwinkel nach hinten und die Wangen ein.

DER MUNDWINKELNIEDERZIEHER
zieht die Mundwinkel nach unten.

DER NIEDERZIEHER DER UNTERLIPPE
(M. depressor labii inferioris) zieht die Unterlippe nach unten.

Muskeln, die die Augen bewegen

Jedes Auge ist mit sechs Muskeln ausgestattet. Die oberen und unteren geraden Muskeln ermöglichen den Blick zur Seite, die oberen und unteren schrägen Muskeln ermöglichen die Rollbewegung der Augäpfel sowie den Blick nach oben und seitlich, und die inneren und seitlichen geraden Muskeln ermöglichen die Bewegung von oben nach unten. Die Muskeln arbeiten paarweise so zusammen, dass ein möglichst großes Sehfeld genutzt werden kann (siehe S. 81). Bewegen sich die Muskeln asymmetrisch, kann es zum Schielen kommen. Die inneren Augenmuskeln steuern den Durchmesser der Pupille und die Form der Linse.

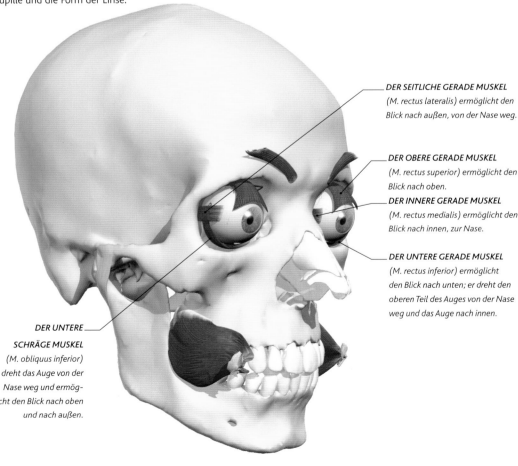

DER SEITLICHE GERADE MUSKEL
(M. rectus lateralis) ermöglicht den Blick nach außen, von der Nase weg.

DER OBERE GERADE MUSKEL
(M. rectus superior) ermöglicht den Blick nach oben.

DER INNERE GERADE MUSKEL
(M. rectus medialis) ermöglicht den Blick nach innen, zur Nase.

DER UNTERE GERADE MUSKEL
(M. rectus inferior) ermöglicht den Blick nach unten; er dreht den oberen Teil des Auges von der Nase weg und das Auge nach innen.

DER UNTERE SCHRÄGE MUSKEL
(M. obliquus inferior) dreht das Auge von der Nase weg und ermöglicht den Blick nach oben und nach außen.

DAS NERVEN-SYSTEM

Unabdingbare Neuronen
Unser Nervensystem besteht aus
über 100 Milliarden Nervenzellen
oder Neuronen, die sich im Gehirn
und in anderen Teilen des Körpers
finden, vor allem im Rückenmark und
in den daraus abzweigenden Nerven.

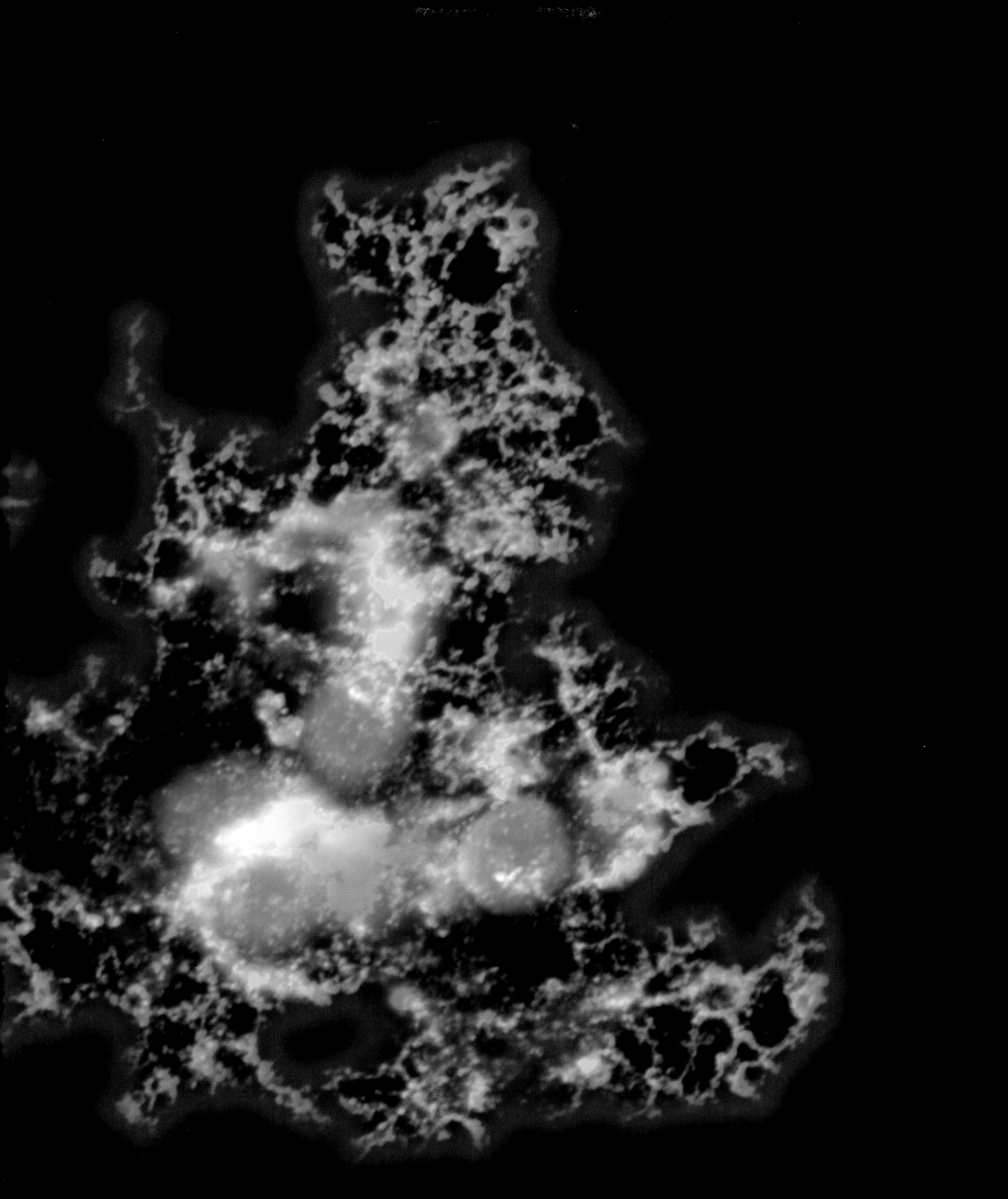

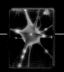

Überblick: Nervensystem

Das Nervensystem steuert und koordiniert alle anderen Systeme des Körpers. Es ist in das zentrale Nervensystem (ZNS) und das periphere Nervensystem aufgeteilt; Ersteres umfasst Gehirn und Rückenmark, Letzteres zieht sich als fein verzweigtes Netzwerk durch den Rest des Körpers.

Das Kommunikationsnetzwerk des Nervensystems besteht aus dem gesamten Nervengewebe im Körper. Das zentrale Nervensystem (ZNS) umfasst Gehirn und Rückenmark, das periphere Nervensystem das Nervengewebe außerhalb des ZNS. Es liefert sensorische Informationen an das ZNS und übermittelt Befehle von dort an den Rest des Körpers.

Zentrales Nervensystem
Gehirn und Rückenmark sind sehr komplexe Organe, die nicht nur aus Nervengewebe, sondern auch aus Blutgefäßen und Bindegewebe bestehen. Das ZNS ist dafür zuständig, sensorische Daten und motorische Befehle zu sammeln, zu verarbeiten und zu koordinieren. Ein Beispiel: Stolpern wir, sammelt das ZNS Informationen über das Gleichgewicht und die Position der Gliedmaßen und sendet augenblicklich Befehle an die entsprechenden Gliedmaßen, damit wir uns wieder aufrichten können. Zudem ist das ZNS die Schaltstelle höherer intellektueller und emotionaler Funktionen.

Peripheres Nervensystem
Die Fasern vieler verschiedener Nervenzellen (Neuronen) bilden die kabelartigen peripheren Nerven außerhalb des ZNS, die mit Blutgefäßen und Bindegewebe zu Nervensträngen gebündelt werden. Die Nervenstränge verzweigen sich im gesamten Körper zu immer kleineren Nerven, die sich wiederum zu Geflechten zusammenschließen können (siehe S. 76). Die Hirnnerven sind direkt mit dem Gehirn verbunden, die Spinalnerven direkt mit dem Rückenmark.

Das periphere Nervensystem sendet über die sensorischen Nerven im Rückenmark Informationen aus dem Körper zurück zum Gehirn. Das Gehirn verarbeitet diese Informationen und sendet über die motorischen Nerven eventuell notwendige Instruktionen zurück zum Körper. Das periphere Nervensystem besteht wiederum aus zwei Unterabteilungen:

Das somatische Nervensystem übermittelt sensorische und motorische Informationen an die und von den entsprechenden Rezeptoren im ganzen Körper. Es ist hauptsächlich mit den Skelettmuskeln beschäftigt; so koordiniert es beispielsweise willkürliche Bewegungen wie beim Gehen.

Das vegetative Nervensystem steuert alle automatischen Körperfunktionen. Es überwacht die Organe und die Blutgefäße und reguliert Herzschlag sowie Blutdruck. Ein Teil dieses Systems, das enterische Nervensystem, ist in die Wand des Magen-Darm-Trakts eingebettet, von wo aus es Verdauungsprozesse steuert.

Das vegetative Nervensystem liefert dem Körper zwei gegensätzliche Arten von Instruktionen. Eine Instruktion etwa veranlasst ein Blutgefäß dazu, sich zu verengen, eine andere sorgt dafür, dass sich das Gefäß wieder weitet. Dafür sind die Unterabteilungen Sympathikus und Parasympathikus zuständig: Ersterer beschleunigt Körperfunktionen und bereitet den Körper auf Aktionen wie die Kampf-oder-Flucht-Reaktion (siehe S. 123) vor; Letzterer verlangsamt Körperfunktionen und sorgt für Ruhephasen, in denen der Körper regeneriert.

Anhäufungen von Nervenzellkörpern im peripheren Nervensystem werden als Ganglien bezeichnet. Nervenzellkörper im Sympathikus bilden eine Ganglienkette, die sich beidseits der Wirbelsäule erstreckt.

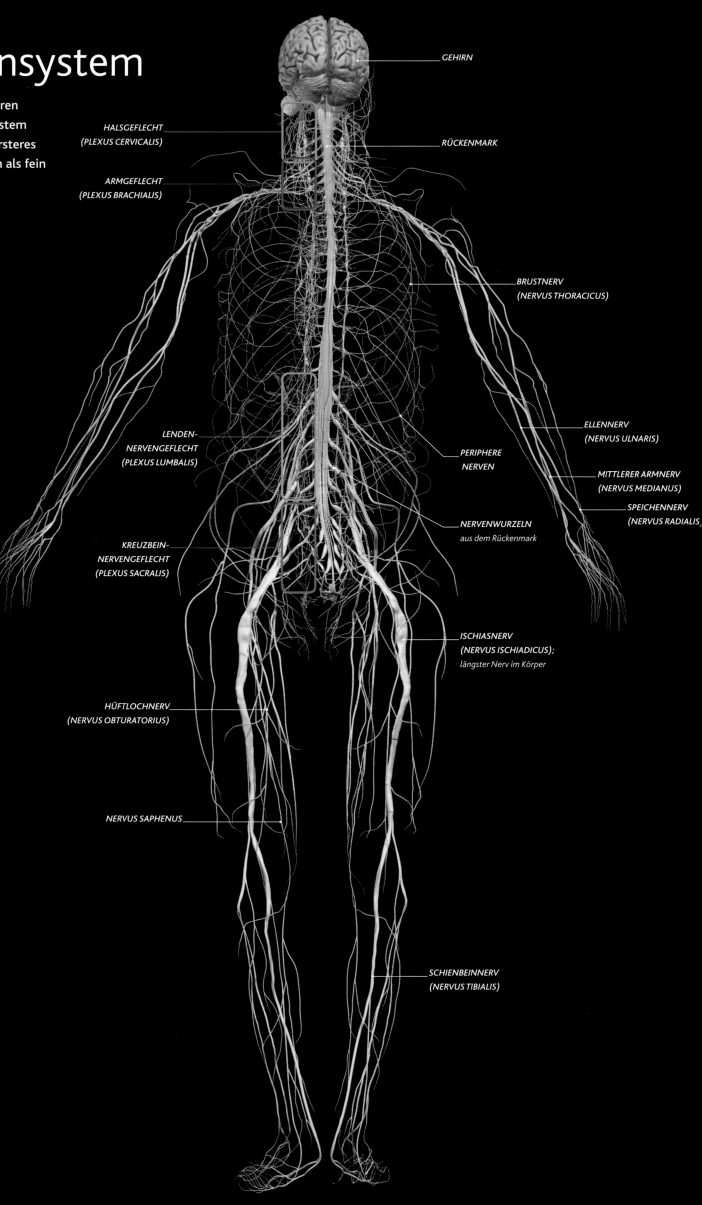

GEHIRN

HALSGEFLECHT
(PLEXUS CERVICALIS)

RÜCKENMARK

ARMGEFLECHT
(PLEXUS BRACHIALIS)

BRUSTNERV
(NERVUS THORACICUS)

LENDEN-
NERVENGEFLECHT
(PLEXUS LUMBALIS)

PERIPHERE
NERVEN

ELLENNERV
(NERVUS ULNARIS)

MITTLERER ARMNERV
(NERVUS MEDIANUS)

SPEICHENNERV
(NERVUS RADIALIS)

NERVENWURZELN
aus dem Rückenmark

KREUZBEIN-
NERVENGEFLECHT
(PLEXUS SACRALIS)

ISCHIASNERV
(NERVUS ISCHIADICUS);
längster Nerv im Körper

HÜFTLOCHNERV
(NERVUS OBTURATORIUS)

NERVUS SAPHENUS

SCHIENBEINNERV
(NERVUS TIBIALIS)

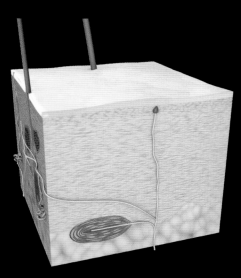

Tastsinn

Am schwersten würde es uns fallen, auf diesen Sinn zu verzichten. Der Tastsinn ist überlebenswichtig: Er ermöglicht uns Erfahrungen vom Küssen bis zur Fortpflanzung, von »einfachen« Handlungen wie dem Gehen und dem Essen bis zu Bewegungen, die unseren Körper vor Schmerz schützen, etwa das Zurückziehen der Hand von einer heißen Herdplatte. Die sensorischen Rezeptoren in der Ober- und Lederhaut nehmen Druck ebenso wahr wie Kälte, Hitze oder Schmerz. Sie kommen überall im Körper vor, häufen sich in bestimmten Bereichen wie den Handflächen, Fußsohlen und Lippen aber, was diese besonders empfindlich macht. Einige dieser empfindlichen Bereiche nennt man erogene Zonen.

Die fünf Sinne

Die Philosophen der Antike bezeichneten die Sinne als Fenster zur Seele. Damit meinten sie, dass die Sinne es uns ermöglichen, die Außenwelt wahrzunehmen und mit ihr zu interagieren, und gleichzeitig die Werkzeuge darstellen, mit denen wir uns etwas vorstellen und träumen können. Ohne Sinne wäre unser Leben viel ärmer. Es gibt fünf klassische Sinne: den Geruchssinn, den Geschmackssinn, den Sehsinn, den Hörsinn und den Tastsinn. Letzterer kann noch weiter unterteilt werden: in das Schmerzempfinden (Nozizeption), in die Temperaturwahrnehmung (Thermozeption) und in das Druckempfinden (Mechanorezeption). Zudem verfügen wir über einen Gleichgewichtssinn, über die Propriozeption – die Wahrnehmung der relativen Lage der Körperteile zueinander – und über einen Bewegungssinn (Kinästhesie).

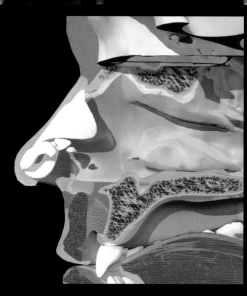

Geruchssinn

Mit jedem Atemzug – und das sind pro Tag immerhin mehr als 23 000 – gelangen die unterschiedlichsten Aromen zu den Geruchsrezeptoren in der Nase. Im Gegensatz zu anderen Rezeptoren sind die Geruchsrezeptoren direkt mit dem Gehirn verknüpft. Die Botschaften werden an das limbische System weitergeleitet, das an Vorgängen wie dem Lernen, an Erinnerungen und Gefühlen beteiligt ist. Deshalb können wir sehr emotional auf Gerüche reagieren. Am stärksten ist der Geruchs- oder olfaktorische Sinn bei der Geburt; mit 20 Jahren hat er schon um 18 Prozent nachgelassen, mit 60 um 62 Prozent und mit 80 um 72 Prozent.

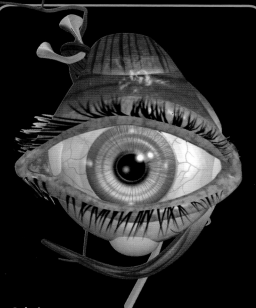

Sehsinn

Auch dieser Sinn ist sehr wichtig, durch ihn können wir unmittelbar auf unsere Umgebung reagieren. Rund 70 Prozent aller sensorischen Rezeptoren sind in den Augen angesiedelt und ermöglichen uns das Sehen nicht nur bei hellem Sonnenlicht, sondern auch bei schwachem Sternenlicht – ein Helligkeitsspektrum von mehr als 10 Millionen zu 1.

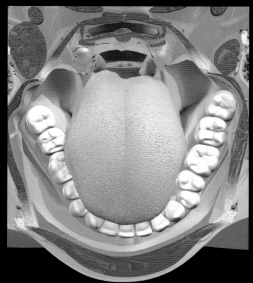

Geschmackssinn

Der Geschmackssinn verändert sich im Laufe unseres Lebens. Als Baby haben wir nicht nur auf der Zunge Geschmacksknospen, sondern auch an den Seiten des Mundes sowie am Gaumen – so können wir die Welt durch Saugen und Beißen erkunden. Mit zunehmendem Alter verschwinden viele Geschmacksknospen, bis nur noch die auf der Zunge übrig bleiben. Und auch sie werden immer weniger empfindlich, was eventuell mit der verringerten Speichelproduktion im Alter zusammenhängt.

ZAHLEN & FAKTEN

ZUSÄTZLICHE SINNE

- Manche Menschen haben einen sehr ausgeprägten Zeitsinn und verfügen über eine innere Uhr; wenn sie sich z.B. vornehmen, zu einem bestimmten Zeitpunkt aufzuwachen, tun sie das auch.

- Andere Menschen haben einen guten Orientierungssinn und können möglicherweise schwache Magnetfelder der Erde wahrnehmen.

- Die Intuition wird manchmal auch als sechster Sinn bezeichnet.

- Manche Menschen scheinen Dinge vorhersagen, Gedanken lesen oder heilen zu können – dies bezeichnet man als paranormale Fähigkeiten.

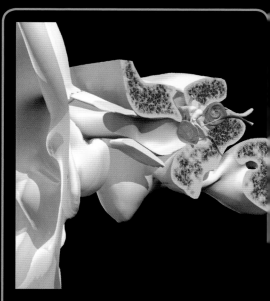

Hörsinn

Am Hörsinn – ebenso wie am Bewegungs- und am Gleichgewichtssinn – sind spezielle Rezeptoren im Innenohr beteiligt. Da auch die Gehirnbahnen, die Klang wahrnehmen, mit dem limbischen System verbunden sind, können wir nicht nur auf Gerüche, sondern auch auf Klänge, Laute und Geräusche sehr emotional reagieren – man denke nur an eine Mutter, deren Baby weint.

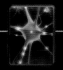

Nervenzellen

Das Nervensystem enthält spezialisierte Zellen, die Neuronen, die elektrische Impulse erzeugen und weiterleiten können. Es gibt drei Hauptarten von Nervenzellen: motorische, sensorische und Inter- oder Schaltneuronen. Motoneuronen übermitteln Signale vom ZNS an den Körper, sensorische Neuronen sammeln Informationen im ganzen Körper und übermitteln diese an Gehirn und Rückenmark. Die Schaltneuronen schließlich übermitteln Signale zwischen den Neuronen, damit die Informationen sortiert, verglichen und verarbeitet werden können.

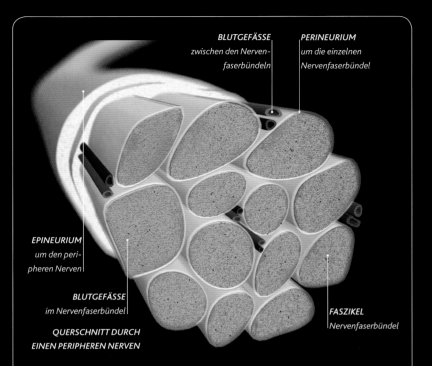

BLUTGEFÄSSE
zwischen den Nervenfaserbündeln

PERINEURIUM
um die einzelnen
Nervenfaserbündel

EPINEURIUM
um den peripheren Nerven

BLUTGEFÄSSE
im Nervenfaserbündel

**QUERSCHNITT DURCH
EINEN PERIPHEREN NERVEN**

FASZIKEL
Nervenfaserbündel

Schnitt durch einen peripheren Nerven
Periphere Nerven bestehen aus einer Vielzahl von Nervenaxonen, die sich zu sogenannten Faszikeln bündeln, die auch Blutgefäße enthalten. Diese Nervenfaserbündel sind von einer isolierenden Schicht namens Perineurium umgeben. Mehrere Nervenfaserbündel wiederum sind vom sogenannten Epineurium umgeben, das ebenfalls Blutgefäße sowie Fett enthält.

Nervenfaser
Der Körper besitzt Millionen von Neuronen. Sie haben alle die gleiche Grundstruktur, wenngleich einige über längere Axone verfügen als andere.

DER ZELLKÖRPER
ist der Hauptbestandteil des Neurons. Er funktioniert wie der Prozessor in einem Computer: Er
sammelt den Input aus anderen Zellen und
bestimmt den Output.

DAS AXON
leitet Impulse vom Zellkörper weg.

DENDRITEN
sind Zellfortsätze, die Impulse aufnehmen
und an den Zellkörper weiterleiten. Sie
verzweigen sich und enden in kurzen
dendritischen Dornen, die sich mit den
Axonen anderer Nervenzellen verbinden
können.

DER DENDRITISCHE DORN
stellt den Endpunkt
des Dendriten dar.

Aufbau eines Neurons
Jedes Neuron besitzt einen Zellkörper mit einem Zellkern sowie zwei verschiedene Zellfortsätze: die Dendriten und die Axone. Über die kurzen Dendriten kann das Neuron mit den Nervenzellen in seiner Umgebung kommunizieren. Die Axone sind länger und leiten die Nervenimpulse vom Zellkörper weg; damit kann sich das Neuron auch mit weiter entfernten Nerven- oder Muskelzellen austauschen.

Neuronenarten
Neuronen klassifiziert man je nach Anzahl ihrer Axone und Dendriten:
• Unipolare Nervenzellen besitzen einen kurzen Fortsatz, der sich unmittelbar in zwei sehr lange Fortsätze teilt. Zellen dieser Art finden sich in den Hinterwurzelganglien der Rückenmarksnerven (siehe S. 76); sie übermitteln sensorische Informationen an das ZNS.
• Bipolare Nervenzellen besitzen je ein Axon und einen Dendriten; Zellen dieser Art sind selten und finden sich z.B. im Auge und im Ohr.
• Multipolare Nervenzellen besitzen ein einzelnes langes Axon und eine unterschiedliche Anzahl von Dendriten; diese Zellen kommen am häufigsten vor.

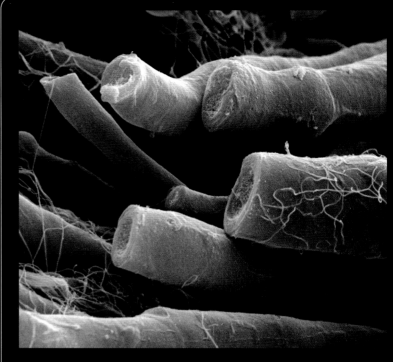

Die Myelinscheide

Das Gewebe der Myelin- oder Markscheide umschließt die Axone größerer peripherer Nervenzellen. Es wird durch Ausstülpungen der Schwann-Zellen gebildet, die sich wie Perlen an einer Kette auf dem Axon aneinanderreihen.

MYELINSCHEIDE

ALS RANVIER-SCHNÜRRING
bezeichnet man die Lücke zwischen den
Gliazellen in der Myelinscheide um das Axon.

AM AXONENDE
kann sich das Axon in kleinere
Axonenden verzweigen.

ÜBER DIE PRÄSYNAPTISCHEN ENDKNÖPFCHEN
hat das Neuron Kontakt mit anderen Nerven-,
Muskel- oder Drüsenzellen.

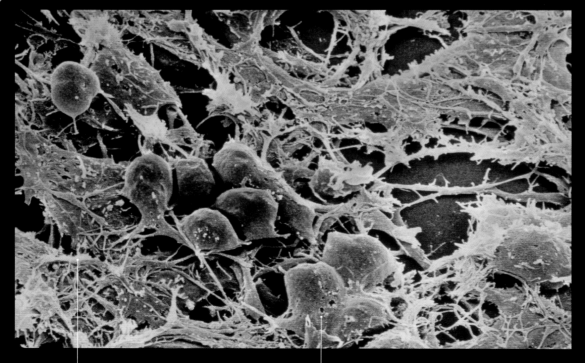

REIFE GLIAZELLEN

UNREIFE GLIAZELLEN

Gliazellen

Diese speziellen »Leimzellen« stützen und nähren eher die Nervenfasern, als dass sie Signale übermitteln. Sie machen etwa die Hälfte der Masse des ZNS aus; das Gehirn z. B. enthält zwischen 10- und 50-mal mehr Gliazellen als Neuronen. Es gibt verschiedene Arten von Gliazellen:

- Oligodendrozyten isolieren Axone im ZNS.
- Astrozyten – die häufigste Gliazellenart – entsorgen Neurotransmitter, von den Neuronen freigesetzte chemische Botenstoffe.
- Satellitenzellen stellen die äußere Hülle peripherer Neuronen dar; sie erhalten eine konstante Umgebung der Nervenzellen aufrecht.
- Müller-Stützzellen stabilisieren den Ganglienzellverbund und die Synapsen der Netzhaut.
- Schwann-Zellen isolieren die Axone peripherer Nerven und bilden die Myelinscheide.
- Ependymzellen kleiden die mit Flüssigkeit gefüllten Zwischenräume im Gehirn aus.

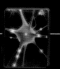

Wie Nervenzellen kommunizieren

Unsere Nervenzellen sind darauf spezialisiert, elektrische Impulse zu erzeugen und weiterzuleiten.
Doch wie funktioniert das? Pumpen in den Zellmembranen befördern positiv geladene Kaliumionen
aus der Zelle – damit ist das Innere der Zelle im Vergleich zu ihrer Umgebung negativ geladen. Dies
wird als Membranpotenzial bezeichnet. Alle Zellen des Körpers erzeugen dieses Membranpotenzial, am
größten ist es jedoch in den Muskel- und Nervenzellen (zwischen minus 70 und minus 100 Millivolt).

Nervenreize

Neuronen erzeugen nur dann einen elektrischen Impuls,
wenn sie auf einen Reiz reagieren. Dieser kann von außen
kommen (Druck, Schallwellen, Licht, Geruch, Geschmack,
Temperatur o. Ä.) oder von innen (z. B. Veränderungen im
Hormon- oder Salzhaushalt).

Kommt ein elektrischer Impuls am präsynaptischen
Endknöpfchen eines Axons an, löst er die Freisetzung
gespeicherter Neurotransmitter aus. Diese verteilen sich
über die Synapse und docken an Proteinrezeptoren an der
gegenüberliegenden Membran an. Dadurch öffnen sich Poren
im Empfängerneuron, durch die elektrisch geladene Ionen aus
der und in die Zelle strömen. Ist der Reiz stark genug und sind
genügend Poren geöffnet, erzeugt das nächste Neuron in der
Kette einen elektrischen Strom, um den Impuls weiterzuleiten. Die Abbildung rechts zeigt die Ausschüttung von
Neurotransmittern in den Zellen (gelb) und die Mitochondrien, die die Zellen mit Energie versorgen (blau/gelb).

Die meisten Synapsen übermitteln ihre Informationen
mithilfe chemischer Botenstoffe, der Neurotransmitter.
Diese werden in den Nervenzellkörpern produziert und in
Mikrotubuli an den Axonen entlang transportiert.

Die in den synaptischen Spalt freigesetzten Neurotransmitter werden rasch recycelt oder aufgespalten,
damit die Synapse für den nächsten Impuls bereit ist.

Die Axone enden in Verdickungen, den präsynaptischen
Endknöpfchen, die als Sender fungieren. Die Axone
größerer peripherer Nerven sind von der fetthaltigen
Myelinscheide umgeben, die von den Schwann-Zellen
gebildet wird. Der elektrische Impuls »springt« an den
Räumen zwischen den Schwann-Zellen (Ranvier-Schnürring) entlang, um die Übertragungsrate zu erhöhen.

Auf der anderen Seite der Synapse – der Verbindungsstelle zwischen den Neuronen – verdickt sich die Membran
des nächstliegenden Neurons zu dendritischen Dornen, die
als Empfänger fungieren. Ist der Reiz stark genug, sorgt er
dafür, dass sich die Poren in der Membran der Nervenzelle
öffnen. Daraufhin strömen elektrisch geladene Ionen aus
der und in die Zelle, und das Membranpotenzial kehrt sich
für einen Augenblick um. Dieser Prozess ist auch als
Depolarisation bekannt. Die elektrische Ladung setzt sich
als Aktionspotenzial oder Nervenimpuls entlang dem
Nervenaxon fort.

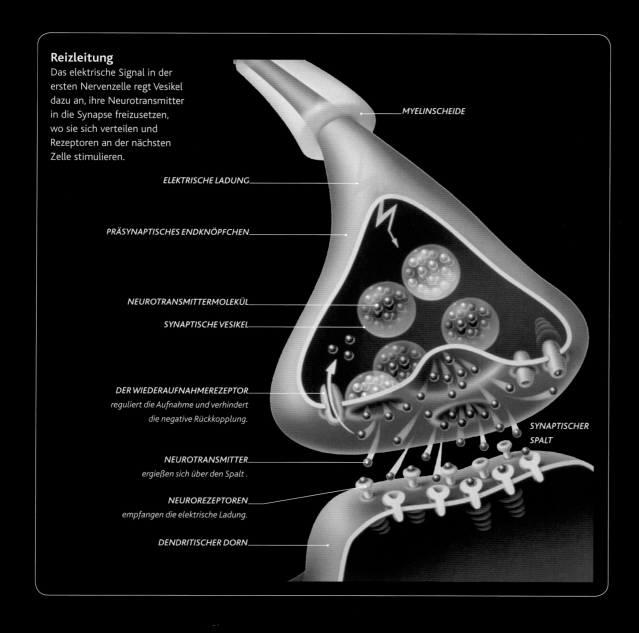

Reizleitung

Das elektrische Signal in der
ersten Nervenzelle regt Vesikel
dazu an, ihre Neurotransmitter
in die Synapse freizusetzen,
wo sie sich verteilen und
Rezeptoren an der nächsten
Zelle stimulieren.

MYELINSCHEIDE

ELEKTRISCHE LADUNG

PRÄSYNAPTISCHES ENDKNÖPFCHEN

NEUROTRANSMITTERMOLEKÜL

SYNAPTISCHE VESIKEL

DER WIEDERAUFNAHMEREZEPTOR
reguliert die Aufnahme und verhindert
die negative Rückkopplung.

NEUROTRANSMITTER
ergießen sich über den Spalt.

NEUROREZEPTOREN
empfangen die elektrische Ladung.

DENDRITISCHER DORN

SYNAPTISCHER
SPALT

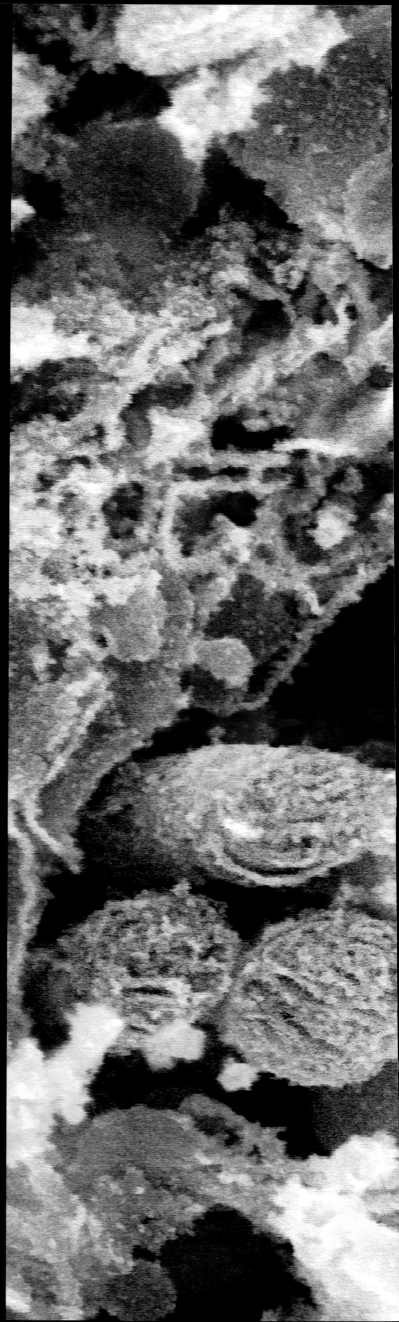

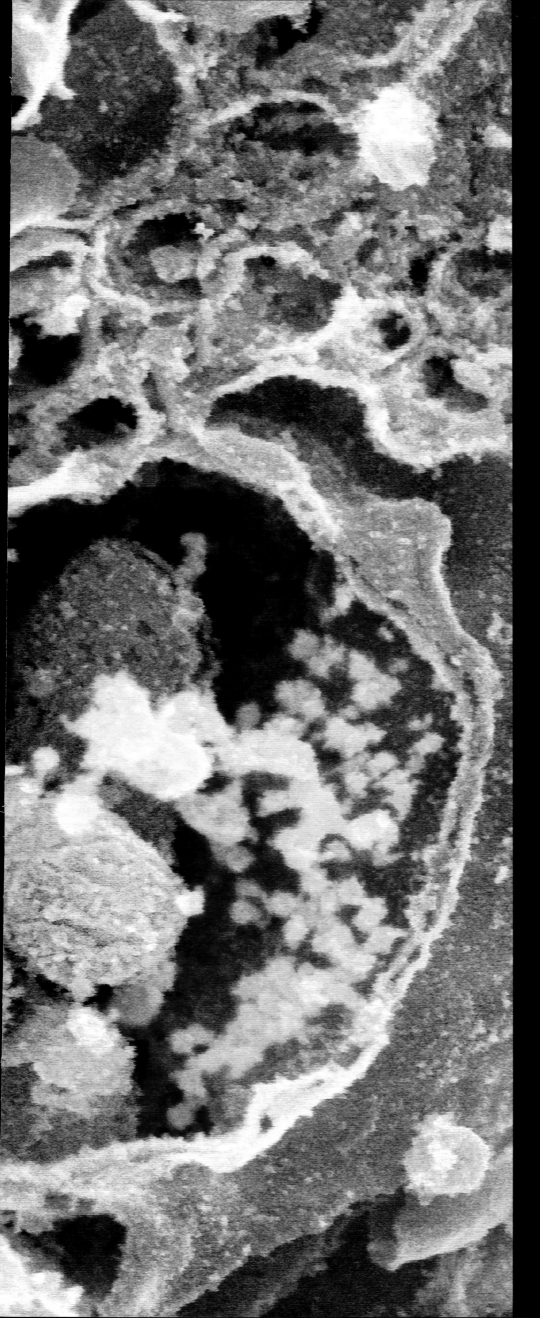

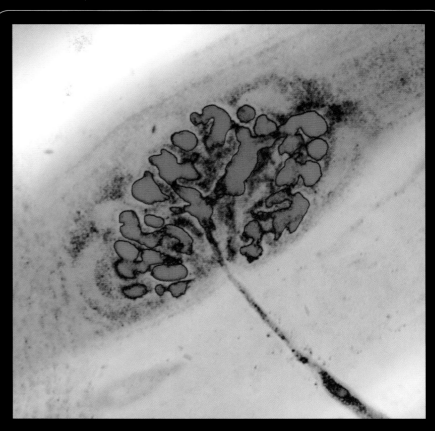

Motorische Endplatte

Zwischen dem präsynaptischen Endknöpfchen am Ende eines Axons und einer Muskelzelle bildet sich eine Sonderform der synaptischen Verbindung: eine sogenannte motorische Endplatte. Ein dort ankommender elektrischer Impuls wird in ein chemisches Signal umgewandelt. Diffundiert dieses Signal dann über den neuromuskulären synaptischen Spalt, löst es die Kontraktion der angrenzenden Muskelfaser aus.

Synaptische Verzögerung

Die Zeit zwischen einem elektrischen Impuls, der an einem präsynaptischen Endknöpfchen ankommt, und dem Auslösen einer Reaktion im Zielneuron beträgt rund 0,5 Millisekunden – so lange dauert es, bis sich genügend chemische Stoffe über den synaptischen Spalt verteilt haben. Diese synaptische Verzögerung bedeutet, dass die Übertragung eines Signals über einen Nervenpfad immer langsamer wird, je mehr Synapsen beteiligt sind.

Zu einer geringeren Verzögerung kommt es, wenn die Information mittels eines elektrischen Impulses übertragen wird, der von einem Neuron zum anderen »springt«. Es gibt Synapsen, die zu beiden Übertragungsarten in der Lage sind: zu einer anfänglichen, schnelleren elektrischen und einer folgenden, langsameren chemischen.

Übertragung in eine Richtung

Die meisten Synapsen im Gehirn übertragen Informationen mithilfe chemischer Stoffe. Das geht zwar langsamer als bei der elektrischen Übertragung, stellt aber sicher, dass die Übertragung nur in eine Richtung stattfindet, von einer Zelle zur anderen, da Neurotransmitter nur auf einer Seite des synaptischen Spalts gespeichert werden. Die Ventilfunktion verhindert ein Informationschaos.

ZAHLEN & FAKTEN

FLOTTE SYNAPSEN

- Durchschnittliche Neuronen unterhalten zwischen 1000 und 10 000 synaptische Verbindungen.
- Rund 98 Prozent aller Synapsen befinden sich zwischen dem Axon einer Zelle und den dendritischen Dornen einer anderen (axo-dendritische Synapsen).
- Die meisten der restlichen Synapsen befinden sich zwischen dem Axon eines Neurons und dem Zellkörper eines anderen (axo-somatische Synapsen).
- Synapsen zwischen zwei Axonen (axo-axonale Synapsen) sind selten.
- Der elektrische Impuls (Aktionspotenzial) erreicht eine Geschwindigkeit von bis zu 120 Metern pro Sekunde.
- Ein Nerv kann bis zu 1000 Impulse pro Sekunde senden.
- Eine Verletzung mit einem Kühlpack zu kühlen, reduziert den Schmerz durch das Verlangsamen der Reizübertragung.
- Da Nervenimpulse sich bewegende elektrische Ladungen enthalten, tragen sie zum Magnetfeld des Körpers bei.

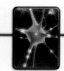

Das Gehirn von außen

Das Gehirn eines Erwachsenen wiegt rund 1,4 Kilogramm und verfügt über etwa 100 Milliarden Neuronen sowie über noch viel mehr Gliazellen. Mehr als 85 Prozent der neuronalen Zellkörper konzentrieren sich in der äußeren Schicht der beiden Hirnhälften, in der sogenannten grauen Substanz (Substantia grisea).

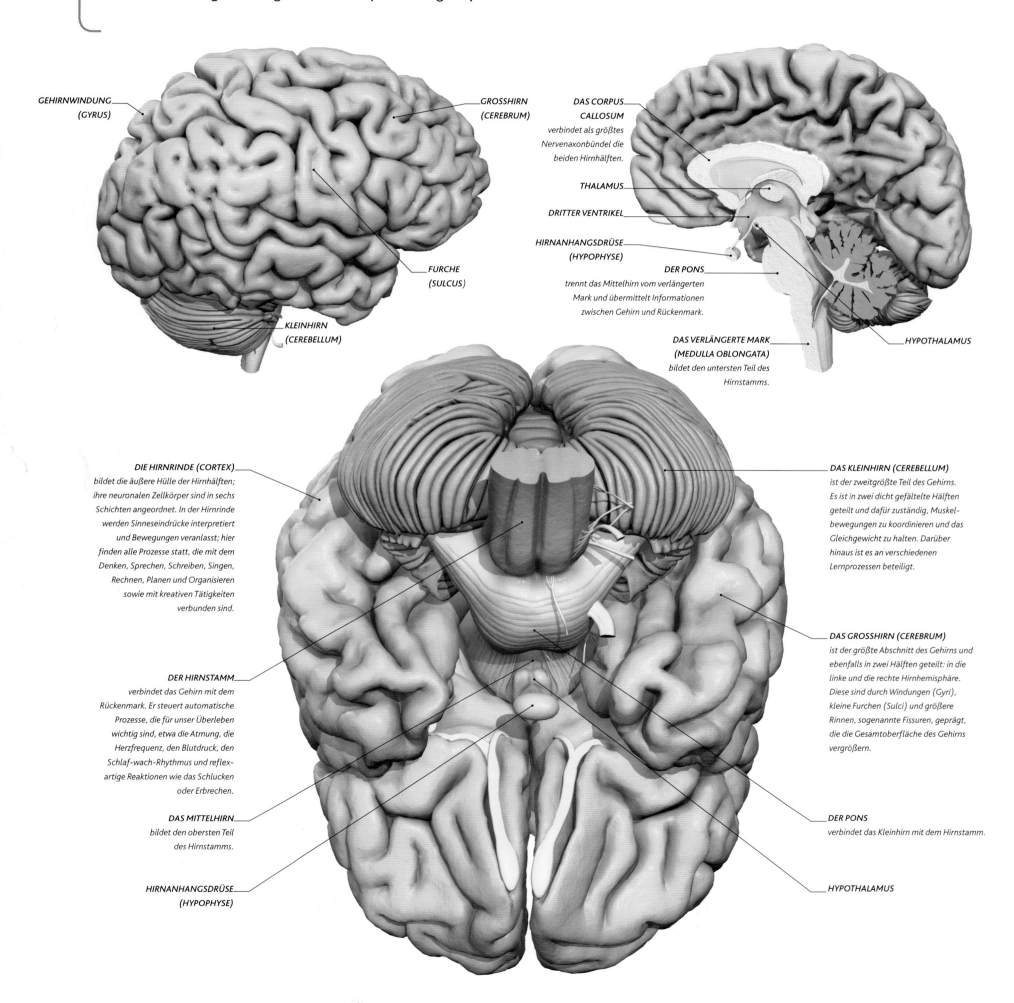

GEHIRNWINDUNG (GYRUS)

GROSSHIRN (CEREBRUM)

FURCHE (SULCUS)

KLEINHIRN (CEREBELLUM)

DAS CORPUS CALLOSUM
verbindet als größtes Nervenaxonbündel die beiden Hirnhälften.

THALAMUS

DRITTER VENTRIKEL

HIRNANHANGSDRÜSE (HYPOPHYSE)

DER PONS
trennt das Mittelhirn vom verlängerten Mark und übermittelt Informationen zwischen Gehirn und Rückenmark.

DAS VERLÄNGERTE MARK (MEDULLA OBLONGATA)
bildet den untersten Teil des Hirnstamms.

HYPOTHALAMUS

DIE HIRNRINDE (CORTEX)
bildet die äußere Hülle der Hirnhälften; ihre neuronalen Zellkörper sind in sechs Schichten angeordnet. In der Hirnrinde werden Sinneseindrücke interpretiert und Bewegungen veranlasst; hier finden alle Prozesse statt, die mit dem Denken, Sprechen, Schreiben, Singen, Rechnen, Planen und Organisieren sowie mit kreativen Tätigkeiten verbunden sind.

DER HIRNSTAMM
verbindet das Gehirn mit dem Rückenmark. Er steuert automatische Prozesse, die für unser Überleben wichtig sind, etwa die Atmung, die Herzfrequenz, den Blutdruck, den Schlaf-wach-Rhythmus und reflexartige Reaktionen wie das Schlucken oder Erbrechen.

DAS MITTELHIRN
bildet den obersten Teil des Hirnstamms.

HIRNANHANGSDRÜSE (HYPOPHYSE)

DAS KLEINHIRN (CEREBELLUM)
ist der zweitgrößte Teil des Gehirns. Es ist in zwei dicht gefältelte Hälften geteilt und dafür zuständig, Muskelbewegungen zu koordinieren und das Gleichgewicht zu halten. Darüber hinaus ist es an verschiedenen Lernprozessen beteiligt.

DAS GROSSHIRN (CEREBRUM)
ist der größte Abschnitt des Gehirns und ebenfalls in zwei Hälften geteilt: in die linke und die rechte Hirnhemisphäre. Diese sind durch Windungen (Gyri), kleine Furchen (Sulci) und größere Rinnen, sogenannte Fissuren, geprägt, die die Gesamtoberfläche des Gehirns vergrößern.

DER PONS
verbindet das Kleinhirn mit dem Hirnstamm.

HYPOTHALAMUS

Die zerebralen Hemisphären

Jede Hirnhälfte ist in vier Lappen unterteilt und jeder dieser Lappen wiederum in verschiedene Bereiche, die jeweils ihre ganz eigene wichtige Aufgabe haben.

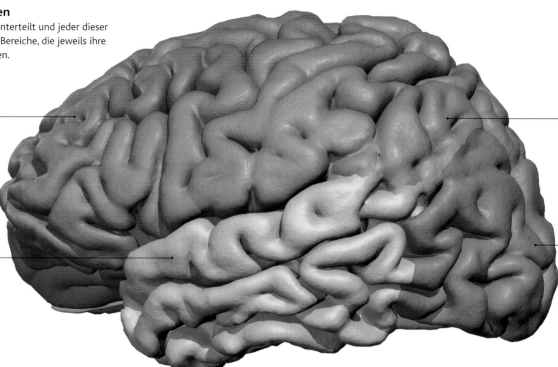

DER STIRNLAPPEN
(LOBUS FRONTALIS)

ist der größte der vier Hirnlappen und am Sprechen, Denken und Fühlen sowie an Fertigkeiten, am Urteilsvermögen und am sozialen Verhalten beteiligt. Er ist gewissermaßen der Sitz der Persönlichkeit.

DER SCHLÄFENLAPPEN
(LOBUS TEMPORALIS)

ist an der Interpretation und Wiedererkennung von Höreindrücken beteiligt.

DER SCHEITELLAPPEN
(LOBUS PARIETALIS)

ist der Ort der Druck- und Schmerzwahrnehmung. Zudem ist er an der Propriozeption beteiligt und interpretiert Geschmackseindrücke.

DER HINTERHAUPTSLAPPEN
(LOBUS OCCIPITALIS)

ist der kleinste der vier Hirnlappen und an der Interpretation und Bildung visueller Eindrücke sowie an der Farberkennung beteiligt. Auch beim Hörprozess spielt er eine Rolle.

Die Hirnhäute

Das Gehirn und das Rückenmark werden von drei Membranen, den Hirnhäuten, geschützt, die sich durch das Hinterhauptsloch (Foramen magnum) vom Gehirn bis auf Höhe des zweiten Sakralwirbels erstrecken.

Die äußere Dura mater

Diese Hirnhaut besteht aus dichtem fibrösem Gewebe, das sich in zwei Schichten teilt: in das äußere Blatt, das mit dem Schädel verbunden ist, und in das innere Blatt, das lose an der darunter liegenden Spinnwebhaut anhaftet. Meist verlaufen die beiden Schichten parallel; sie trennen sich erst an der Stelle, an der sich die innere Schicht ins Gehirn faltet, um die beiden Hemisphären voneinander sowie Kleinhirn und Hirnstamm von den Hinterhauptslappen des Großhirns zu trennen.

An dieser Stelle öffnet sich der Raum zwischen den beiden Schichten der Dura mater zu großen Abflusskanälen, den Sinus durae matris, in denen venöses Blut und Gehirn-Rückenmarks-Flüssigkeit (Liquor) vom Gehirn wegtransportiert werden.

Die mittlere Spinnwebhaut

Diese dünne, transparente Membran bildet eine lose Schicht, die Gehirn und Rückenmark weich einbettet.

Die innere Pia mater

Die zarte Pia mater haftet an die Oberfläche von Gehirn und Rückenmark an. Sie folgt den Konturen der Gehirnwindungen und Furchen und enthält feinste Blutgefäße, die das Gehirn versorgen.

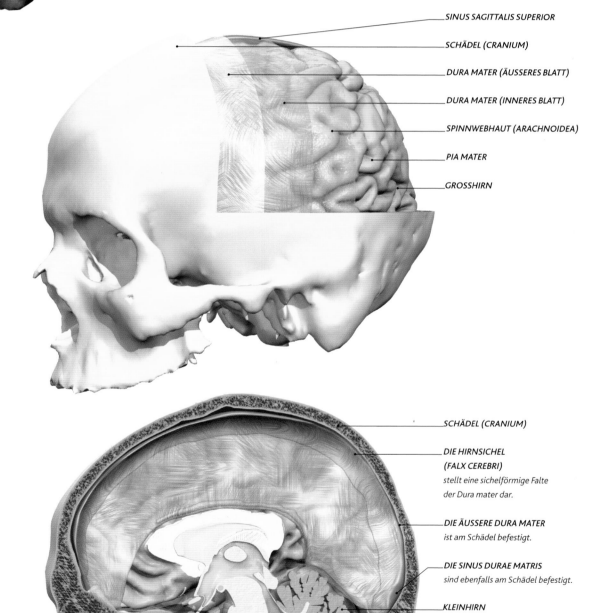

SINUS SAGITTALIS SUPERIOR

SCHÄDEL (CRANIUM)

DURA MATER (ÄUSSERES BLATT)

DURA MATER (INNERES BLATT)

SPINNWEBHAUT (ARACHNOIDEA)

PIA MATER

GROSSHIRN

SCHÄDEL (CRANIUM)

DIE HIRNSICHEL
(FALX CEREBRI)

stellt eine sichelförmige Falte der Dura mater dar.

DIE ÄUSSERE DURA MATER
ist am Schädel befestigt.

DIE SINUS DURAE MATRIS
sind ebenfalls am Schädel befestigt.

KLEINHIRN
(CEREBELLUM)

HINTERHAUPTSLOCH
(FORAMEN MAGNUM)

ZAHLEN & FAKTEN

WAHRHEITEN ÜBER DAS GEHIRN

- **Bei Erwachsenen ist die graue Substanz in der Hirnrinde nur 1,6 Millimeter dick.**
- **Das Gehirn ist unser am wenigsten schmerzempfindliches Organ.**
- **Die schmerzempfindlichsten Teile des Gehirns sind die Hirnhäute.**
- **Legte man alle Dendriten und Axone im Gehirn aneinander, ergäbe sich eine Strecke von rund 160 000 Kilometern.**
- **Da sich die Fasern der Nervenzellen überkreuzen, steuert die rechte Seite des Gehirns die linke Körperhälfte und umgekehrt.**

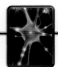

Das Gehirn von innen

Unter der grauen Substanz, die die Zellkörper der Neuronen enthält, liegt die weiße Substanz (Substantia alba). Sie besteht aus Axonen, umgeben von Gliazellen, die die weißliche Schicht aus Myelin bilden. Große Bereiche der weißen Substanz verbinden die verschiedenen Teile der beiden Hemisphären sowie andere Teile des Gehirns miteinander.

Kleinhirn (Cerebellum)

In die weiße Substanz eingebettet sind kleine Ansammlungen grauer Substanz, die als Basalganglien bezeichnet werden. Dazu gehören der Thalamus, der Globus pallidus, das Putamen und der Nucleus caudatus; sie sind an der Steuerung komplexer Bewegungsabläufe wie dem Gehen beteiligt.

Der Thalamus sortiert, interpretiert und dirigiert sensorische Nervensignale von den Sinnesorganen zu den sensorischen Bereichen der Großhirnrinde.

Die Capsula interna besteht aus einer fächerförmigen Anordnung myelinbeschichteter Axone (weiße Substanz), die die Großhirnrinde mit dem Hirnstamm und dem Rückenmark verbindet. Sie übermittelt Informationen, die Bewegungsabläufe in den oberen und unteren Extremitäten steuern.

Das Corpus callosum enthält myelinbeschichtete Axone, die die rechte und linke Hirnhemisphäre miteinander verbinden.

Der Hypothalamus liegt zwischen dem Thalamus und der Hirnanhangsdrüse. Er steuert automatische Körperfunktionen wie die Körpertemperatur, die Nahrungsverwertung, den Wasser- und Salzhaushalt, Schlaf-wach-Rhythmen und die Ausschüttung bestimmter Hormone. Zudem ist er für »primitive« Emotionen wie Wut und Angst verantwortlich.

Hirnanhangsdrüse (Hypophyse)

Die kleine Drüse liegt vom Keilbein geschützt unterhalb des Hypothalamus. Sie teilt sich in drei Lappen – Vorder-, Zwischen- und Hinterlappen – und produziert verschiedene Hormone. Deren Ausschüttung regulieren Botenstoffe des Hypothalamus. Zu den wichtigen Funktionen der Hirnanhangsdrüse gehören die Steuerung der Schilddrüse sowie der Eierstöcke oder Hoden.

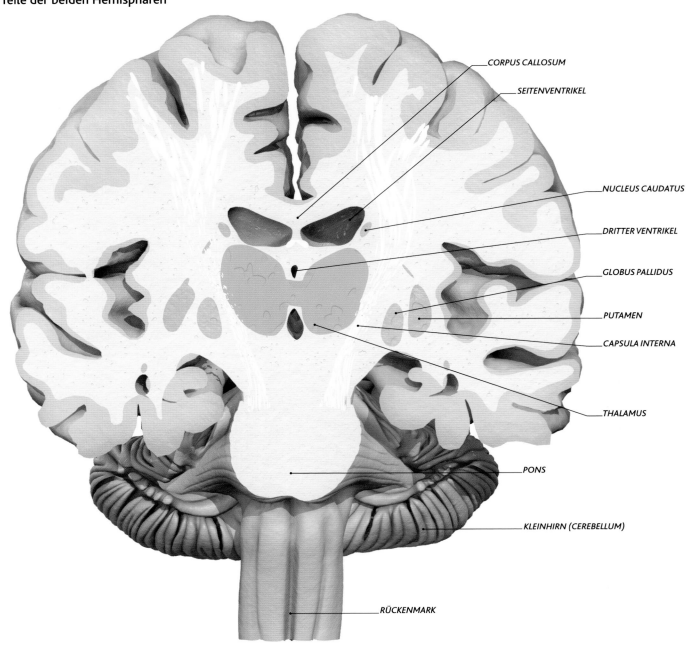

CORPUS CALLOSUM

SEITENVENTRIKEL

NUCLEUS CAUDATUS

DRITTER VENTRIKEL

GLOBUS PALLIDUS

PUTAMEN

CAPSULA INTERNA

THALAMUS

PONS

KLEINHIRN (CEREBELLUM)

RÜCKENMARK

ZAHLEN & FAKTEN

VIEL BESCHÄFTIGTES GEHIRN

- Die genaue Anordnung des Circulus arteriosus cerebri, des Arterienrings des Gehirns (siehe gegenüber), variiert. Durch die ringförmige Anordnung ist die Blutversorgung des Gehirns auch dann gewährleistet, wenn ein Gefäß verstopft sein sollte.

- Pro Minute wird rund 1 Liter Blut durch das Gehirn eines Erwachsenen gepumpt.

- Das Volumen der Gehirn-Rückenmarks-Flüssigkeit (Liquor) beträgt rund 125 bis 150 Milliliter.

- Pro Tag werden etwa 500 Milliliter Liquor produziert. Der Überschuss wird resorbiert.

- Normaler Liquor ist kristallklar und farblos.

- Eine bestimmte Ansammlung von Neuronen in den Basalganglien, der Nucleus accumbens, stellt gewissermaßen das Vergnügungszentrum des Gehirns dar; er spielt sowohl bei sexueller Erregung als auch beim drogeninduzierten Highsein eine Rolle.

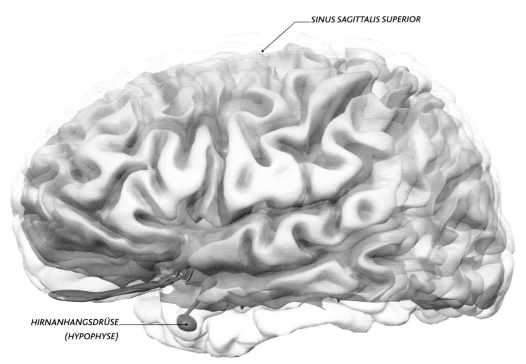

SINUS SAGITTALIS SUPERIOR

HIRNANHANGSDRÜSE
(HYPOPHYSE)

Ventrikel

Im Gehirn befinden sich vier mit Gehirn-Rückenmarks-Flüssigkeit gefüllte Kammern: die Ventrikel. Sowohl der rechte als auch der linke Seitenventrikel kommunizieren über einen kleinen Spalt, das Foramen interventriculare, mit dem dritten Ventrikel im Zwischenhirn. Dieser ist mit dem vierten Ventrikel über einen schmalen Kanal, die sogenannte Sylvische Wasserleitung (Aquaeductus mesencephali), verbunden.

Gehirn-Rückenmarks-Flüssigkeit (Liquor)

Der Liquor wird von einem Adergeflecht (Plexus choroideus) der Kapillaren in den Ventrikeln gebildet. Er findet sich jedoch nicht nur in den Ventrikeln, sondern auch zwischen der Pia mater und der Spinnwebhaut (siehe S. 65). Die Gehirn-Rückenmarks-Flüssigkeit schützt das Gehirn und versorgt es mit Nährstoffen.

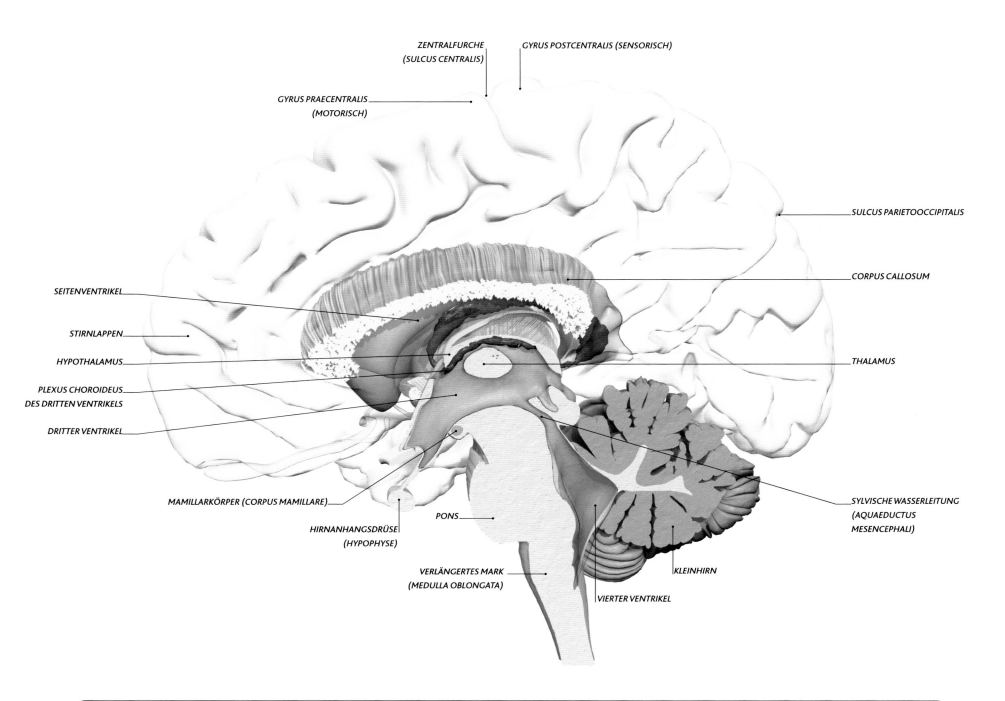

ZENTRALFURCHE (SULCUS CENTRALIS)

GYRUS POSTCENTRALIS (SENSORISCH)

GYRUS PRAECENTRALIS (MOTORISCH)

SULCUS PARIETOOCCIPITALIS

CORPUS CALLOSUM

SEITENVENTRIKEL

STIRNLAPPEN

HYPOTHALAMUS

THALAMUS

PLEXUS CHOROIDEUS DES DRITTEN VENTRIKELS

DRITTER VENTRIKEL

MAMILLARKÖRPER (CORPUS MAMILLARE)

PONS

SYLVISCHE WASSERLEITUNG (AQUAEDUCTUS MESENCEPHALI)

HIRNANHANGSDRÜSE (HYPOPHYSE)

VERLÄNGERTES MARK (MEDULLA OBLONGATA)

KLEINHIRN

VIERTER VENTRIKEL

Blutversorgung des Gehirns

Das Gehirn wird durch einen Ring von Arterien, den Circulus arteriosus cerebri, mit Blut versorgt. Dazu gehören die Arteria communicans anterior, die rechte und linke Arteria cerebri anterior, die rechte und linke Arteria carotis interna, die rechte und linke Arteria cerebri posterior sowie die rechte und linke Arteria communicans posterior. Von diesem Ring aus verzweigen sich die Arterien, um das gesamte Gehirngewebe zu versorgen.

Die Kapillaren im Gehirn sind so angelegt, dass Sauerstoff, Glukose und Wasser ins Gehirngewebe gelangen können, Bakterien und bestimmte andere Stoffe hingegen nicht. Dieser Schutzmechanismus wird als Blut-Hirn-Schranke bezeichnet.

Der Rückfluss des Blutes vom Gehirn in die Sinus zwischen den beiden Schichten der Dura mater (siehe S. 65) geschieht über die Hirnvenen. Mit verbrauchtem Liquor wird das Blut in die inneren Drosselvenen entleert.

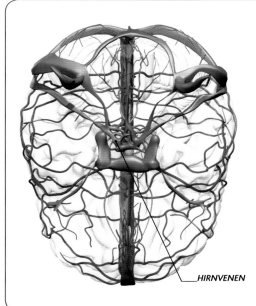

HIRNVENEN

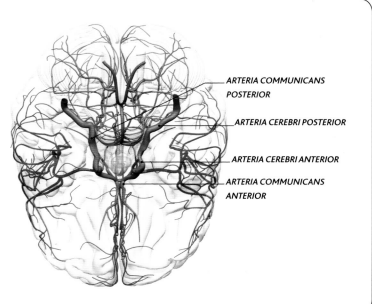

ARTERIA COMMUNICANS POSTERIOR

ARTERIA CEREBRI POSTERIOR

ARTERIA CEREBRI ANTERIOR

ARTERIA COMMUNICANS ANTERIOR

Gehirnfunktion I

Die Großhirnrinde umfasst neben sensorischen und motorischen Bereichen auch
den Assoziationskortex. Die sensorischen Bereiche erhalten und interpretieren
Informationen von den Sinnesorganen und anderen Rezeptoren im ganzen Körper.
Die motorischen Zentren steuern die Skelettmuskeln, und der Assoziationskortex
analysiert Informationen aus den sensorischen Bereichen und nimmt die Fein-
abstimmung der Instruktionen für die motorischen Zentren vor. Er ist an Denk-
und Verständnisprozessen beteiligt, wertet Erfahrungen aus und interpretiert sie
logisch und gestalterisch – macht uns also zu bewussten Wesen.

Verbindungen im Gehirn

Die beiden Hirnhemisphären kommunizieren
sowohl miteinander als auch mit dem Rest des
Körpers über Nervenfaserbündel, die sich von einer
Seite des Körpers auf die andere ziehen.

Die linke Großhirnrinde empfängt sensorische
Informationen von der rechten Seite des Körpers
und sendet eben dieser Körperhälfte motorische
Instruktionen. Umgekehrt ist die rechte Großhirnrinde für die linke Körperseite zuständig.

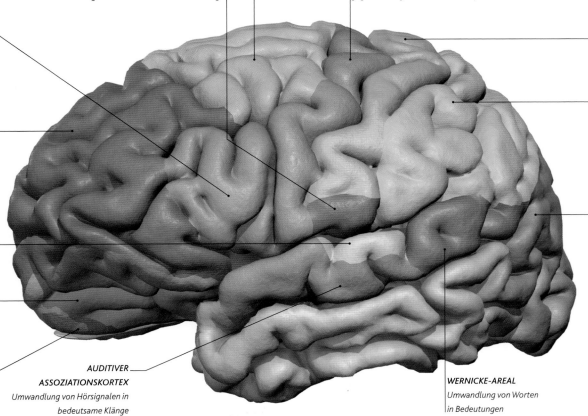

PRIMÄR-SENSORISCHER KORTEX
*Bewusste Wahrnehmung von Berührung,
Druck, Vibration, Schmerz, Temperatur
und Geschmack*

PRIMÄR-MOTORISCHER KORTEX
*Steuerung von Bewegungen in
der gegenüberliegenden Seite des
Körpers*

MOTORISCHER ASSOZIATIONSKORTEX
*Planung und Koordination von Muskel-
kontraktionen für willkürliche Bewegungen wie Gehen oder Rennen*

PRIMÄR-VISUELLER KORTEX
Empfangen und Verarbeiten visueller Reize

PRIMÄR-OLFAKTORISCHER KORTEX
*Empfangen und Verarbeiten
olfaktorischer Reize aus dem
Riechkolben (Bulbus olfactorius)*

PRIMÄR-GUSTATORISCHER KORTEX
*Empfangen und Verarbeiten
geschmacklicher Reize von der Zunge*

**MOTORISCHER
ASSOZIATIONS-
KORTEX**

PRIMÄR-MOTORISCHER KORTEX
*Steuerung von Bewegungen in der
gegenüberliegenden Seite des Körpers*

BROCA-AREAL
*Planung von Muskelkontrak-
tionen, um Gedanken in Sprache
und Schrift Ausdruck zu verleihen*

PRÄFRONTALER KORTEX
*Planung von Reaktionen in
verschiedenen Situationen
je nach vorheriger Erfahrung
und gesellschaftlichen
Verhaltensregeln*

PRIMÄR-AUDITIVER KORTEX
*Empfangen und Verarbeiten
auditiver Reize aus dem Innenohr*

ORBITOFRONTALER KORTEX
*Analyse von Geschmacks-,
Geruchs- und visuellen Informa-
tionen beim Essen*

PRIMÄR-OLFAKTORISCHER KORTEX
*Empfangen und Verarbeiten olfakto-
rischer Reize aus dem Riechkolben*

**AUDITIVER
ASSOZIATIONSKORTEX**
*Umwandlung von Hörsignalen in
bedeutsame Klänge*

PRIMÄR-SENSORISCHER KORTEX
*Bewusste Wahrnehmung von Berührung,
Druck, Vibration, Schmerz, Temperatur und
Geschmack*

**SOMATOSENSORISCHER
ASSOZIATIONSKORTEX**
*Interpretation von Empfindungen
wie Berührungen von der gegenüberliegenden Seite des Körpers; Erinnern
früherer Erfahrungen*

VISUELLER ASSOZIATIONSKORTEX
*Wiedererkennen visueller Reize und
Bewertung ihrer jeweiligen Bedeutung*

WERNICKE-AREAL
*Umwandlung von Worten
in Bedeutungen*

Hirnströme

Die Millionen Nervenimpulse, die pro Sekunde im Gehirn erzeugt werden, generieren ein elektrisches Feld, das mittels Elektroenzephalograf gemessen werden kann. Das Elektroenzephalogramm (EEG) zeigt je nach Aktivitätslevel des Gehirns verschiedene Wellenmuster. In der oberen Reihe der Abbildung rechts sind Gehirnwellen im Wachzustand des Gehirns zu sehen. Es gibt vier Hauptarten von Gehirnwellen:

- Alpha-Wellen (8–13 Hz) treten auf, wenn wir wach, aber entspannt sind und die Augen geschlossen haben (zweite Reihe von oben).
- Beta-Wellen (13–30 Hz) treten auf, wenn wir aufmerksam und konzentriert sind.
- Theta-Wellen (4–7 Hz) treten beim Meditieren und bei kreativen Prozessen auf. In der dritten Reihe von oben ist zu sehen, wie die Testperson gerade einschläft; die vierte Reihe zeigt sehr komplexe Theta-Wellen.
- Delta-Wellen (0,5–4 Hz) treten während der Tiefschlafphase auf (unterste Reihe).

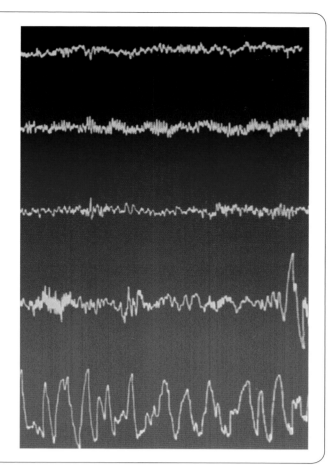

Homunculi

Einige Teile unseres Körpers sind durch mehr Neuronen mit dem motorischen und sensorischen Kortex verbunden als andere. Zeichnet man den Körper so, dass die Teile, die größere Bereiche in diesen Hirnarealen einnehmen, auch größer dargestellt sind, ergibt sich ein sogenannter sensorischer oder motorischer Homunculus (siehe Abbildung ganz unten). Der Homunculus unten zeigt, dass für Hände und Gesichtsmuskeln sehr viele Motoneuronen zuständig sind, da diese komplexe Bewegungen ausführen müssen. Bei einem sensorischen Homunculus müssten Lippen, Hände, Füße und Genitalien größer dargestellt werden (siehe S. 83).

Die Großhirnrinde bestimmt auch, ob wir Rechts- oder Linkshänder sind. Neun von zehn Menschen bevorzugen die rechte Hand, wenn es um sorgfältige Koordination geht. Die restlichen zehn Prozent sind Linkshänder oder Beidhänder. Rechtshänder haben auf der linken Hälfte der Großhirnrinde schätzungsweise 186 Millionen Neuronen mehr als auf der rechten Hälfte. Bei Linkshändern ist es normalerweise umgekehrt.

DER PRÄFRONTALE GYRUS

*stellt den primär-
motorischen Bereich
des Gehirns
dar.*

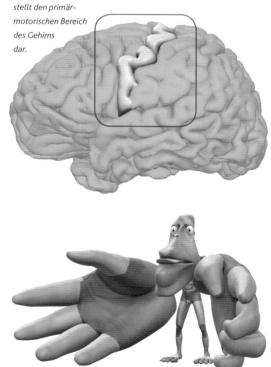

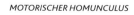

MOTORISCHER HOMUNCULUS

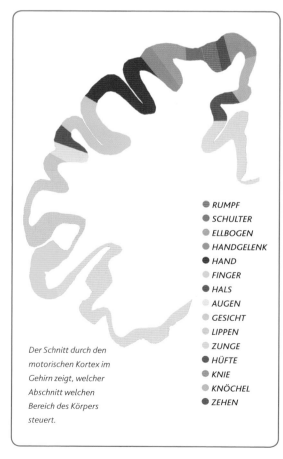

● RUMPF
● SCHULTER
● ELLBOGEN
● HANDGELENK
● HAND
● FINGER
● HALS
● AUGEN
● GESICHT
● LIPPEN
● ZUNGE
● HÜFTE
● KNIE
● KNÖCHEL
● ZEHEN

*Der Schnitt durch den
motorischen Kortex im
Gehirn zeigt, welcher
Abschnitt welchen
Bereich des Körpers
steuert.*

Zentren der Gehirnaktivität

Die eingefärbten Scans aus der Positronen-Emissions-Tomografie (PET) zeigen, welches Gehirnareal bei welcher Tätigkeit aktiv ist.

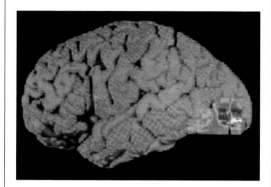

Der Okzipitallappen im hinteren Teil des Gehirns enthält die Sehrinde und wird durch Seheindrücke stimuliert.

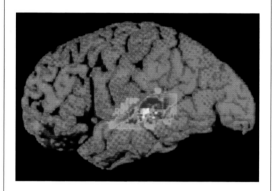

Der Schläfenlappen enthält die Hörrinde, die durch auditive Eindrücke aktiviert wird.

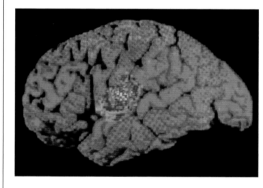

Die Inselrinde und der motorische Kortex enthalten die Sprachzentren des Gehirns.

ZAHLEN & FAKTEN

GRENZENLOSES GEHIRN

- Bei der Geburt umfasst das Gehirn über 200 Milliarden Gehirnzellen – so viele, wie die Milchstraße Sterne umfasst.
- Jede Gehirnzelle ist mit ihren Nachbarn über bis zu 20 000 verschiedene Verzweigungen vernetzt – so viele Sterne gibt es nicht einmal in allen Galaxien zusammengenommen.
- Die Neuronen im Gehirn bilden mehr mögliche Verbindungen als alle Atome im Universum.
- Die beiden Hirnhälften weisen unterschiedliche Gehirnwellenfrequenzen und -amplituden auf.
- Das tief empfundene Gefühl von ruhiger Heiterkeit, das sich während einer Meditation einstellen kann, wird im Allgemeinen mit der Synchronisation von Gehirnwellenmustern in Verbindung gebracht.

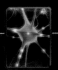

Gehirnfunktion II

Jede der Milliarden Nervenzellen im Gehirn stellt Verbindungen zu 1000 bis 20000 anderen Neuronen her. Die Anzahl der möglichen Wege, die ein elektrischer Impuls im Gehirn nehmen kann, ist demnach geradezu astronomisch hoch. Diese Verbindungen steuern die höheren Funktionen des Gehirns, die uns als Menschen einzigartig machen: Intelligenz, Bewusstsein und Persönlichkeit. Viele unbewusste Prozesse werden vom limbischen System gesteuert.

Intelligenz

Das Wort »Intelligenz« leitet sich vom lateinischen Wort für verstehen ab und bezieht sich auf die geistige Fähigkeit, vernunftgemäß zu urteilen, zu planen, Probleme zu lösen, Optionen gegeneinander abzuwägen, Ergebnisse vorherzusagen und in abstrakten Begriffen über komplexe Zusammenhänge wie die Vorstellung einer Zeit und einer Zukunft nachzudenken. Es umfasst auch den Gebrauch der Sprache und die Fähigkeit, aus Erfahrungen zu lernen. Sitz dieser höheren Funktionen ist das Gehirn; sie scheinen mit individuellen anatomischen Strukturen verbunden zu sein, etwa mit der Verzweigung von Dendriten oder Windungen in der Großhirnrinde.

Die Dendriten an einem Neuronenzellkörper verzweigen sich zu sechs, manchmal auch sieben oder acht Endungen (siehe S. 60), die beim Grad der Intelligenz eine Rolle spielen. Das erste, zweite und dritte Verzweigen ist genetisch fixiert; das vierte bis achte Verzweigen ist nur teilweise genetisch bestimmt und zu einem anderen Teil dadurch, wie oft die Dendriten im frühkindlichen Stadium stimuliert werden. Je weiter verzweigt die Dendriten sind, desto intelligenter ist der jeweilige Mensch.

Darüber hinaus scheint Intelligenz auch davon abzuhängen, wie viele Windungen (Gyri) in bestimmten Gehirnarealen vorkommen, insbesondere im Schläfen-Hinterhaupts-Lappen im Bereich des Cortex cingularis posterior.

Gedächtnis

Die grundlegende biologische Funktion, die die Intelligenz untermauert, ist das Gedächtnis. Ohne Erinnerungsvermögen würde jede Information immer wieder neu verarbeitet werden müssen. Durch das Gedächtnis können wir Informationen speichern und zum richtigen Zeitpunkt abrufen; es ermöglicht uns, Analogieschlüsse zu ziehen – neue Probleme durch das Nachdenken darüber zu lösen, wie wir erfolgreich in ähnlichen Situationen gehandelt haben. Über die Funktionsweise des Gedächtnisses weiß man noch sehr wenig; sicher ist nur, dass viele verschiedene Hirnareale – etwa der Hippocampus, der Mandelkern (Amygdala) und Mamillarkörper – daran beteiligt sind. Dabei ist jede Struktur für eine andere Form der Erinnerung zuständig: das Kurzzeitgedächtnis, das Langzeitgedächtnis, das räumliche und das emotionale Gedächtnis.

Emotionen

Menschen sind zu vielen verschiedenen Emotionen fähig, sei es zu Wut, Angst, Traurigkeit, Abscheu, Neugier, Resignation, Freude, Verwirrung, Neid, Aufregung, Schuld, Mitgefühl, Kummer, Verlegenheit, Vorsicht, Eifersucht, Schüchternheit, Liebe, Lust und vielen mehr. Emotionen scheinen aus der Interaktion körperlicher und geistiger Reaktionen heraus zu entstehen. An der Verarbeitung von Emotionen sind viele verschiedene Areale des Gehirns beteiligt, vor allem der Hypothalamus und Strukturen innerhalb des limbischen Systems, beispielsweise der Mandelkern (Amygdala) und der Hippocampus.

Pheromone

Pheromone sind flüchtige Substanzen, die wir über apokrine Schweißdrüsen (siehe S. 25) in den Achselhöhlen, Brustwarzen und Genitalien ausscheiden. Die geruchlosen chemischen Stoffe werden von spezialisierten Zellen des vomeronasalen Organs in der Nasenscheidewand aufgespürt; sie sind mit dem Steroidhormon DHEA, der Vorstufe sowohl männlicher als auch weiblicher Sexualhormone, verbunden und üben deshalb eine Wirkung auf das jeweils andere Geschlecht aus. Sie beeinflussen nicht nur körperliche Reaktionen wie den Eisprung und die Länge des Menstruationszyklus, sondern auch emotionale Reaktionen wie die gegenseitige Anziehung. Interessanterweise wirken weibliche Pheromone auch über längere Strecken, während männliche des direkten Kontakts bedürfen.

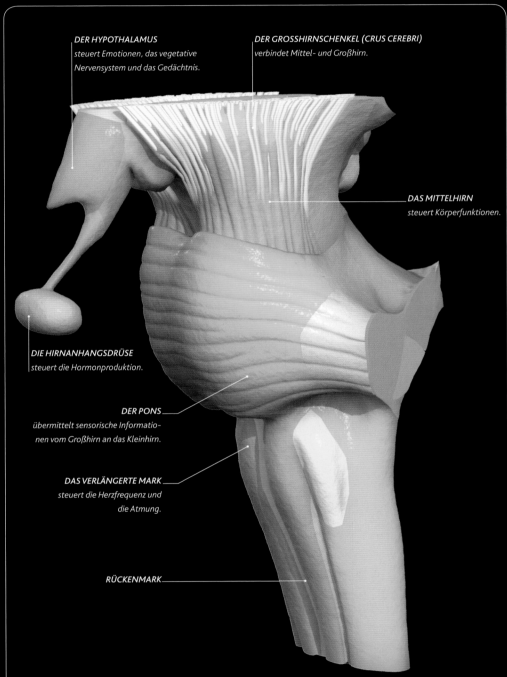

DER HYPOTHALAMUS
steuert Emotionen, das vegetative Nervensystem und das Gedächtnis.

DER GROSSHIRNSCHENKEL (CRUS CEREBRI)
verbindet Mittel- und Großhirn.

DAS MITTELHIRN
steuert Körperfunktionen.

DIE HIRNANHANGSDRÜSE
steuert die Hormonproduktion.

DER PONS
übermittelt sensorische Informationen vom Großhirn an das Kleinhirn.

DAS VERLÄNGERTE MARK
steuert die Herzfrequenz und die Atmung.

RÜCKENMARK

Der Hirnstamm

Der Hirnstamm gehört zu den meistbeschäftigten Arealen des Gehirns. In ihm werden Hunderte von unbewusst ablaufenden Prozessen, die dem Körper das Funktionieren ermöglichen, initiiert und koordiniert. Er liegt unterhalb des Großhirns und verbindet das Gehirn mit dem Rückenmark. Alle Nervensignale, die das Gehirn aus allen Teilen des Körpers empfängt oder an sie sendet, müssen den Hirnstamm passieren; an dieser Stelle kreuzen sich auch die Nerven, die die rechte und linke Hirnhälfte miteinander verbinden. Zu den wichtigsten Strukturen im Hirnstamm gehören das Mittelhirn, das verlängerte Mark (Medulla oblongata) und die Formatio reticularis, ein ausgedehntes Neuronennetzwerk (in der Abbildung nicht sichtbar).

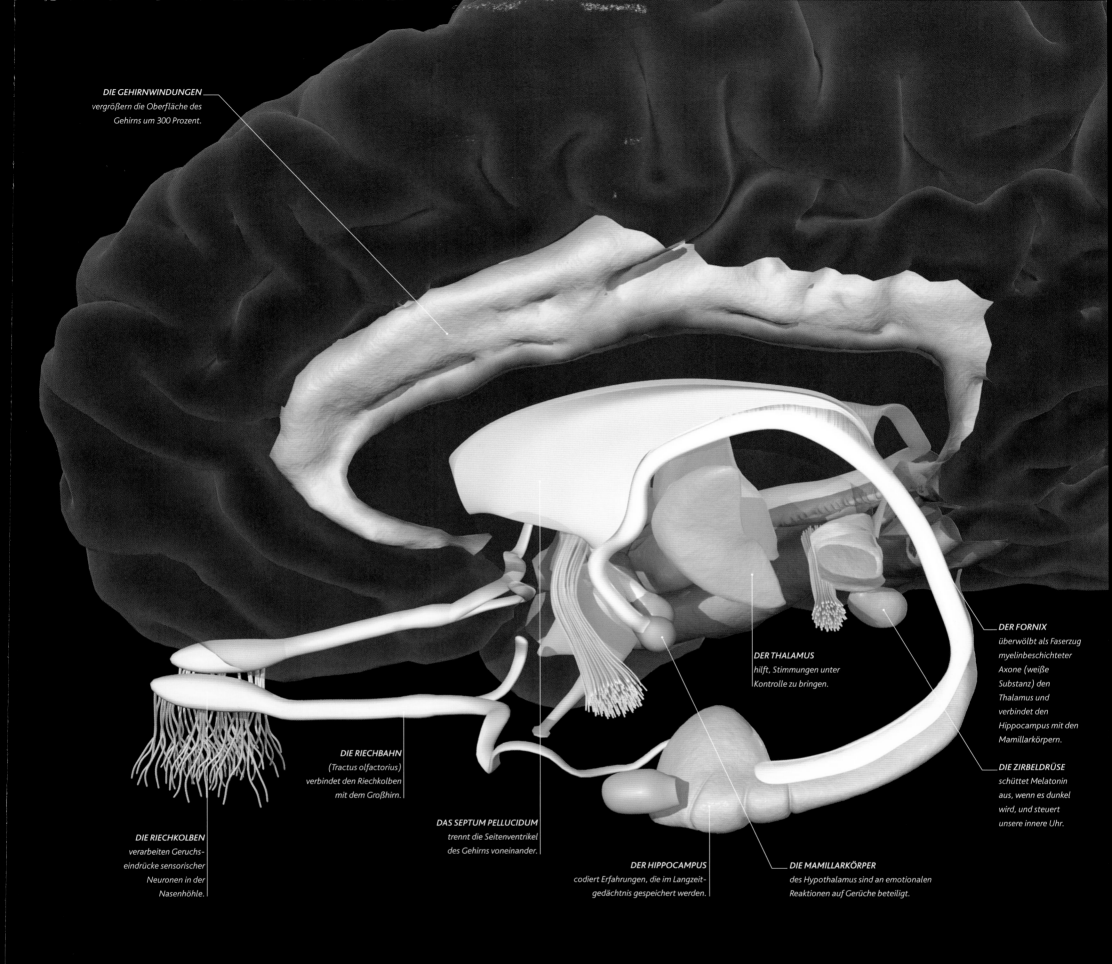

DIE GEHIRNWINDUNGEN
vergrößern die Oberfläche des
Gehirns um 300 Prozent.

DER THALAMUS
hilft, Stimmungen unter
Kontrolle zu bringen.

DER FORNIX
überwölbt als Faserzug
myelinbeschichteter
Axone (weiße
Substanz) den
Thalamus und
verbindet den
Hippocampus mit den
Mamillarkörpern.

DIE RIECHBAHN
(Tractus olfactorius)
verbindet den Riechkolben
mit dem Großhirn.

DIE ZIRBELDRÜSE
schüttet Melatonin
aus, wenn es dunkel
wird, und steuert
unsere innere Uhr.

DIE RIECHKOLBEN
verarbeiten Geruchs-
eindrücke sensorischer
Neuronen in der
Nasenhöhle.

DAS SEPTUM PELLUCIDUM
trennt die Seitenventrikel
des Gehirns voneinander.

DER HIPPOCAMPUS
codiert Erfahrungen, die im Langzeitgedächtnis gespeichert werden.

DIE MAMILLARKÖRPER
des Hypothalamus sind an emotionalen
Reaktionen auf Gerüche beteiligt.

Das limbische System

Das limbische System beeinflusst unser unbewusstes, instinktives Verhalten, das für unser Überleben
wichtig ist und bei Stimmungen und Emotionen eine Rolle spielt. Viele unserer Instinkte werden durch
anerzogene moralische, soziale und kulturelle Vorstellungen verändert. Ein Bereich des limbischen
Systems, der Hippocampus, ist an Lernprozessen, dem Wiedererkennen von Erfahrungen und am
Erinnerungsvermögen beteiligt. Darüber hinaus ist das limbische System auch mit dem Geruchssinn
verbunden, was erklärt, warum bestimmte Gerüche lebhafte Erinnerungen und heftige Emotionen
auslösen können.

ZAHLEN & FAKTEN

KAMPF, FLUCHT UND LUST

- Entwicklungsgeschichtlich ist das limbische System
einer der ältesten Teile des Gehirns.

- Es dient dazu, die Kampf-oder-Flucht-Reaktion
zu steuern, und beeinflusst sowohl das endokrine
System als auch das vegetative Nervensystem.

- Zudem ist das limbische System mit dem Lustzen-
trum in den Basalganglien des Gehirns verbunden.

Das Rückenmark

Das Rückenmark eines Erwachsenen misst rund 45 Zentimeter und zieht sich vom unteren Teil des Gehirns bis zu den Lendenwirbeln. Es ist strukturell und funktional mit dem Gehirn verbunden; dennoch werden viele Impulse aus dem peripheren Nervensystem direkt im Rückenmark verarbeitet, ohne jemals das Gehirn zu erreichen.

Aufbau des Rückenmarks

Im Unterschied zum Gehirn besteht der zentrale Teil des Rückenmarks aus grauer Substanz – Zellkörpern von Neuronen sowie Stütz- oder Gliazellen –, die von weißer Substanz und einem zentralen Kanal umgeben ist. In regelmäßigen Abständen bildet die graue Substanz Fortsätze, sogenannte Hörner, aus. Die weiße Substanz besteht aus Axonen mit und ohne Myelinschicht, die sich am Rückenmark entlang erstrecken.

Die Verarbeitung von Impulsen und die Vorbereitung von Befehlen finden in der grauen Substanz statt. Die weiße Substanz übermittelt Informationen von einem Ort zum anderen.

Vom Rückenmark aus erstrecken sich Nerven in alle Teile des Körpers. Jeder Wirbel hat sein eigenes Paar Rückenmarksnerven, die einen bestimmten Teil des Körpers mit somatischen und sensorischen Nerven sowie mit Nerven des Sympathikus und Parasympathikus versorgen.

So wird das Rückenmark geschützt

Das Rückenmark ist von drei schützenden Membranschichten umgeben: der Pia mater, der Dura mater und der Spinnwebhaut. Die Membranen sind von Blutgefäßen durchzogen, die das Rückenmark mit Sauerstoff und Nährstoffen versorgen. Zwischen der Spinnwebhaut und dem Rückenmark liegt der mit Liquor gefüllte Subarachnoidalraum, der zur Stoßabfederung sowie als Diffusionsmedium für Nährstoffe, Abfallprodukte und Gase dient. So schützen die Membranen und der Liquor das empfindliche Nervengewebe vor schädlichen Einflüssen aus der Umwelt. Auch die Wirbel tragen zum Schutz des Rückenmarks bei.

RÜCKENMARKSKANAL   RÜCKENMARK   WIRBEL

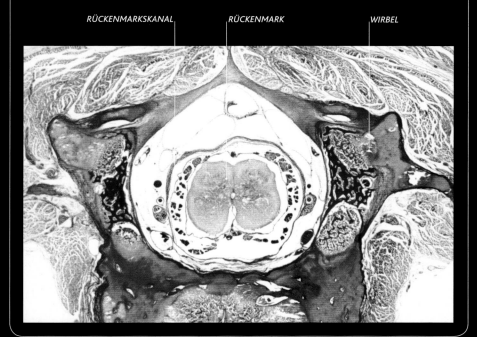

ZAHLEN & FAKTEN

HOCHSENSIBLES RÜCKENMARK

- Das Rückenmark ist die Verlängerung des Gehirns.
- Das Rückenmark eines Erwachsenen wiegt rund 35 Gramm und umfasst schätzungsweise 1 Milliarde Neuronen.
- Das Rückenmark beendet sein Wachstum in der Kindheit, die Wirbelsäule wächst jedoch noch weiter. Deshalb erstreckt sich das Rückenmark beim Erwachsenen nur über etwa zwei Drittel der Wirbelsäule, ungefähr bis auf Höhe von L1 oder L2 (siehe S. 36).
- Das Rückenmark ist rund 45 Zentimeter lang, die Wirbelsäule etwa 70 Zentimeter.
- Die unteren zehn Paare von Rückenmarksnervenwurzeln ziehen sich bis über das Rückenmark hinaus an der Wirbelsäule nach unten. Sie bilden die sogenannte Cauda equina (»Pferdeschwanz«), ein schweifartig angeordnetes Bündel von Nervenwurzeln.
- Das etwa 20 Zentimeter lange Filum terminale, ein Bindegewebsstrang des Rückenmarks, stellt die Fortsetzung der Pia mater dar und verankert das Rückenamrk im Wirbelkanal.

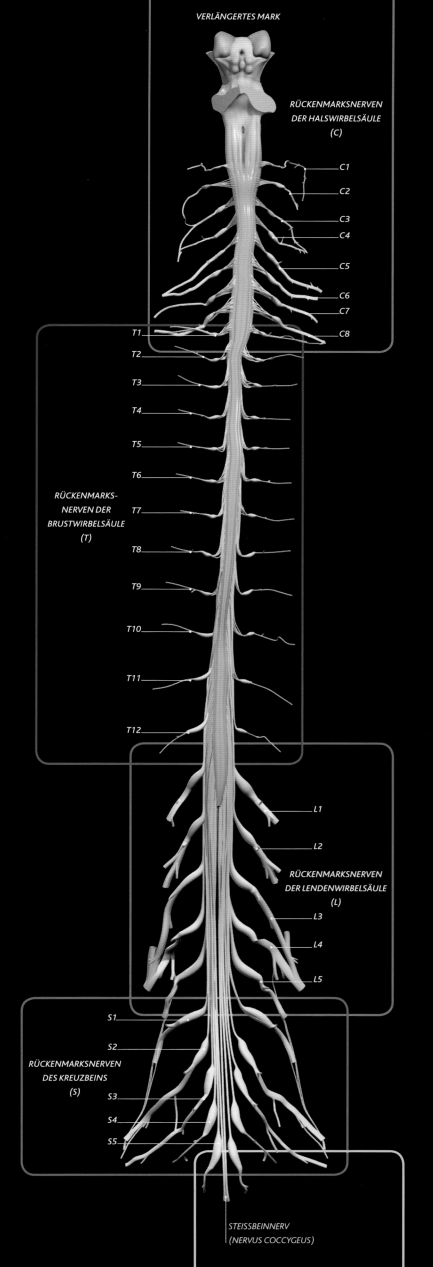

VERLÄNGERTES MARK

RÜCKENMARKSNERVEN DER HALSWIRBELSÄULE (C)

C1
C2
C3
C4
C5
C6
C7
C8

T1
T2
T3
T4
T5
T6
RÜCKENMARKS- NERVEN DER BRUSTWIRBELSÄULE (T)   T7
T8
T9
T10
T11
T12

L1
L2
RÜCKENMARKSNERVEN DER LENDENWIRBELSÄULE (L)
L3
L4
L5

S1
S2
RÜCKENMARKSNERVEN DES KREUZBEINS (S)   S3
S4
S5

STEISSBEINNERV (NERVUS COCCYGEUS)

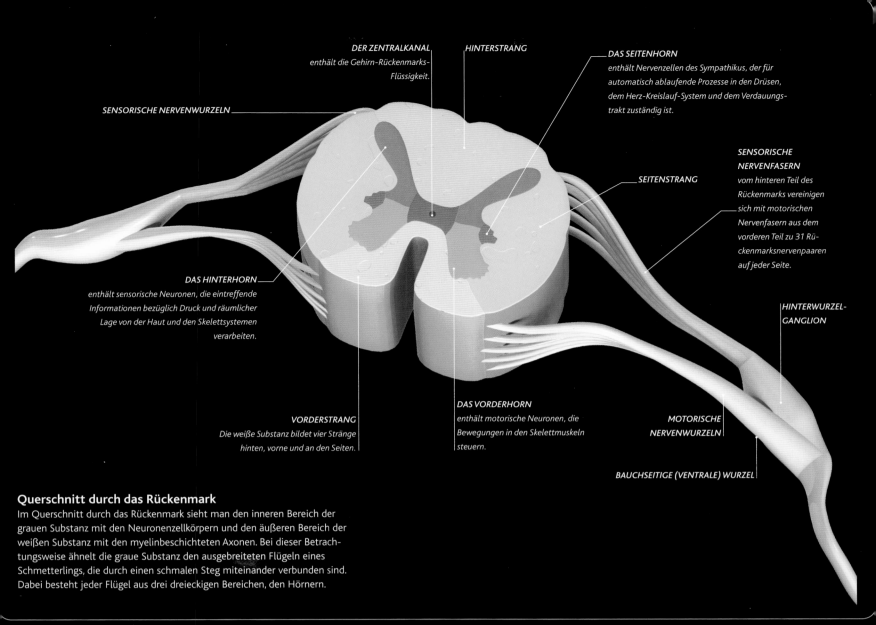

DER ZENTRALKANAL
enthält die Gehirn-Rückenmarks-Flüssigkeit.

HINTERSTRANG

DAS SEITENHORN
enthält Nervenzellen des Sympathikus, der für automatisch ablaufende Prozesse in den Drüsen, dem Herz-Kreislauf-System und dem Verdauungstrakt zuständig ist.

SENSORISCHE NERVENWURZELN

SENSORISCHE NERVENFASERN
vom hinteren Teil des Rückenmarks vereinigen sich mit motorischen Nervenfasern aus dem vorderen Teil zu 31 Rückenmarksnervenpaaren auf jeder Seite.

SEITENSTRANG

DAS HINTERHORN
enthält sensorische Neuronen, die eintreffende Informationen bezüglich Druck und räumlicher Lage von der Haut und den Skelettsystemen verarbeiten.

HINTERWURZEL-GANGLION

VORDERSTRANG
Die weiße Substanz bildet vier Stränge hinten, vorne und an den Seiten.

DAS VORDERHORN
enthält motorische Neuronen, die Bewegungen in den Skelettmuskeln steuern.

MOTORISCHE NERVENWURZELN

BAUCHSEITIGE (VENTRALE) WURZEL

Querschnitt durch das Rückenmark

Im Querschnitt durch das Rückenmark sieht man den inneren Bereich der grauen Substanz mit den Neuronenzellkörpern und den äußeren Bereich der weißen Substanz mit den myelinbeschichteten Axonen. Bei dieser Betrachtungsweise ähnelt die graue Substanz den ausgebreiteten Flügeln eines Schmetterlings, die durch einen schmalen Steg miteinander verbunden sind. Dabei besteht jeder Flügel aus drei dreieckigen Bereichen, den Hörnern.

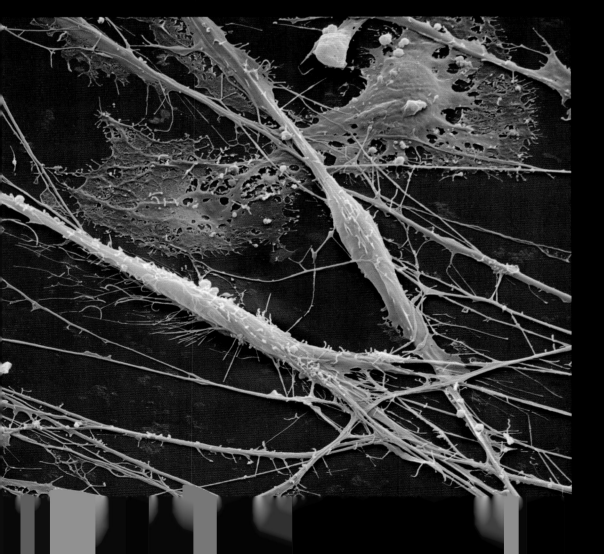

Hinterwurzelganglion

Dieser Nervenknoten besteht aus Nervenzellen des peripheren Nervensystems und liegt noch innerhalb des Wirbelkanals. Hier werden sensorische Informationen verarbeitet und Impulse von anderen Neuronen koordiniert.

REFLEXBOGEN

Reflexe sind blitzschnelle automatische Reaktionen auf Reize, deren Aufgabe es ist, den inneren Status quo zu wahren. Sie werden beispielsweise ausgelöst, wenn wir auf eine heiße Herdplatte fassen und unsere Hand zurückziehen. Am sogenannten Reflexbogen sind festgelegte Neuronen beteiligt. Bei den meisten spinalen Reflexen befindet sich der sensorische Nervenzellkörper im Hinterwurzelganglion. Der Prozess läuft folgendermaßen ab:

Der Reiz erfolgt (Hand auf heißem Gegenstand).
↓
Das sensorische Neuron wird aktiviert.
↓
Die Information wird im zentralen Nervensystem verarbeitet, meist im Rückenmark.
↓
Ein motorisches Neuron wird aktiviert.
↓
Die Reaktion erfolgt (Hand wird zurückgezogen).

Hirnnerven

Zwölf Paare von Hirnnerven entspringen symmetrisch im Gehirn und im Hirnstamm. Sie werden traditionellerweise mit römischen Ziffern nummeriert. Die Nervenpaare I und II entspringen im Gehirn, die Nervenpaare III bis XII im Hirnstamm.

Nerven der Sinnesorgane

Die Hirnnerven sind an sensorischen Prozessen wie dem Sehen, Hören, Balancehalten, Riechen und Schmecken sowie an der Mimik und an der Steuerung automatischer Körperfunktionen wie der Herzfrequenz, der Atmung und der Produktion von Verdauungssäften beteiligt. Einige Hirnnerven (die Paare III, IV, VI, XI und XII) übermitteln motorische Signale für Muskelbewegungen des Kopfes und des Halses, andere (die Paare I, II und VIII) übermitteln sensorische Informationen zurück zum Gehirn, und wieder andere, die sensomotorischen Nerven (die Paare V, VII, IX und X), übermitteln beide Arten von Signalen.

THALAMUS

HIRNSTAMM

DIE HIRNNERVEN
entspringen im Gehirn und im Hirnstamm.

RÜCKENMARK

RÜCKENMARKSNERVEN

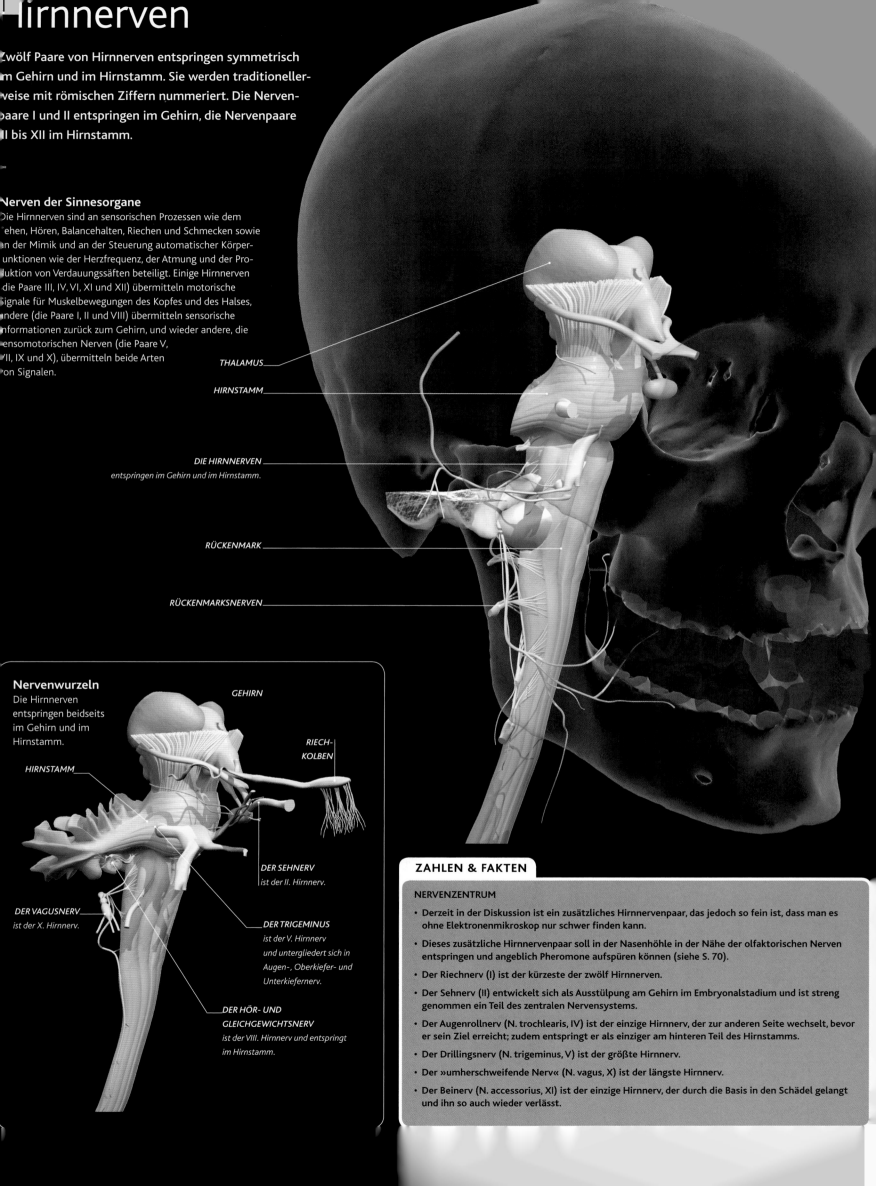

Nervenwurzeln
Die Hirnnerven entspringen beidseits im Gehirn und im Hirnstamm.

GEHIRN

HIRNSTAMM

RIECH-KOLBEN

DER SEHNERV
ist der II. Hirnnerv.

DER VAGUSNERV
ist der X. Hirnnerv.

DER TRIGEMINUS
ist der V. Hirnnerv
und untergliedert sich in
Augen-, Oberkiefer- und
Unterkiefernerv.

DER HÖR- UND
GLEICHGEWICHTSNERV
ist der VIII. Hirnnerv und entspringt
im Hirnstamm.

ZAHLEN & FAKTEN

NERVENZENTRUM

- Derzeit in der Diskussion ist ein zusätzliches Hirnnervenpaar, das jedoch so fein ist, dass man es ohne Elektronenmikroskop nur schwer finden kann.

- Dieses zusätzliche Hirnnervenpaar soll in der Nasenhöhle in der Nähe der olfaktorischen Nerven entspringen und angeblich Pheromone aufspüren können (siehe S. 70).

- Der Riechnerv (I) ist der kürzeste der zwölf Hirnnerven.

- Der Sehnerv (II) entwickelt sich als Ausstülpung am Gehirn im Embryonalstadium und ist streng genommen ein Teil des zentralen Nervensystems.

- Der Augenrollnerv (N. trochlearis, IV) ist der einzige Hirnnerv, der zur anderen Seite wechselt, bevor er sein Ziel erreicht; zudem entspringt er als einziger am hinteren Teil des Hirnstamms.

- Der Drillingsnerv (N. trigeminus, V) ist der größte Hirnnerv.

- Der »umherschweifende Nerv« (N. vagus, X) ist der längste Hirnnerv.

- Der Beinerv (N. accessorius, XI) ist der einzige Hirnnerv, der durch die Basis in den Schädel gelangt und ihn so auch wieder verlässt.

Funktion der Hirnnerven

Nervenpaar I
Der Riechnerv (N. olfactorius) besteht aus 15 bis 20 feinen sensorischen Nervenfasern, die dem Geruchszentrum im Gehirn Informationen von den Geruchsrezeptoren im oberen Teil der Nasenhöhle übermitteln. Die Nerven passieren feine Öffnungen in der Siebplatte (Lamina cribrosa) des Siebbeins.

Nervenpaar II
Der Sehnerv (N. opticus) übermittelt der Sehrinde im Gehirn Informationen von den Lichtrezeptoren in der Netzhaut des Auges durch den Optikuskanal im Keilbein.

Nervenpaar III
Der Augenbewegungsnerv (N. oculomotorius) kontrolliert die Augenmuskulatur (M. rectus superior, M. rectus medialis, M. rectus inferior und M. obliquus inferior), öffnet die Augenlider (mithilfe des M. levator palpebrae superioris) und zieht Pupille sowie Linse zusammen. Er teilt sich in zwei Äste auf, die durch die Fissura orbitalis superior in die Augenhöhle gelangen.

Nervenpaar IV
Der Augenrollnerv (N. trochlearis) steuert beidseits nur einen Augenmuskel, den M. obliquus superior. Auch er gelangt durch die Fissura orbitalis superior in die Augenhöhle.

Nervenpaar V
Der Drillingsnerv (N. trigeminus) teilt sich in Augen-, Oberkiefer- und Unterkiefernerv (N. ophthalmicus, N. maxillaris und N. mandibularis). Sie übermitteln Sinneseindrücke vom Gesicht und sind an Kau-, Beiß- und Schluckbewegungen beteiligt. Der Augennerv verlässt den Schädel durch die Fissura orbitalis superior, der Oberkiefernerv durch das Foramen rotundum und der Unterkiefernerv durch das Foramen ovale; Letztere sind Öffnungen im Bereich des Keilbeins.

Nervenpaar VI
Der Augenabziehnerv (N. abducens) steuert beidseits ebenfalls nur einen Augenmuskel, den M. rectus lateralis. Er gelangt durch die Fissura orbitalis superior in die Augenhöhle.

Nervenpaar VII
Der Gesichtsnerv (N. facialis) übermittelt dem Gehirn Informationen von den Geschmacksknospen auf den vorderen zwei Dritteln der Zunge und steuert die Speichelproduktion in den Speicheldrüsen mit Ausnahme der Ohrspeicheldrüse. Zudem steuert er die Produktion von Tränenflüssigkeit in den Tränendrüsen, die Gesichtsmuskeln und den Steigbügelmuskel (M. stapedius). Die Gesichtsnerven verlaufen durch den inneren Gehörgang und durch den Fazialiskanal im Schläfenbein und treten durch das Foramen stylomastoideum aus.

Nervenpaar VIII
Der Hör- und Gleichgewichtsnerv (N. vestibulocochlearis) übermittelt dem Gehirn Informationen aus den Hör- und Gleichgewichtsorganen sowie über die Lage des Kopfes. Zudem steuert er bestimmte Kopfbewegungen. Die Nerven verlaufen beidseits durch den inneren Gehörgang des Schläfenknochens und teilen sich in zwei größere Äste auf: in den Hörnerv (N. cochlearis) und den Gleichgewichtsnerv (N. vestibularis).

Nervenpaar IX
Der Zungen-Rachen-Nerv (N. glossopharyngeus) steuert den am Schlucken beteiligten Griffel-Rachen-Muskel (M. stylopharyngeus) und übermittelt Geschmacksinformationen vom hinteren Drittel der Zunge. Zudem ist er für Druck-, Temperatur- und Schmerzsignale von Mund und Mittelohr zuständig. Er reguliert die Speichelproduktion in der Ohrspeicheldrüse und passiert das Foramen jugulare in der Schädelbasis.

Nervenpaar X
Der »umherschweifende« Nerv (N. vagus) verläuft als einziger Hirnnerv über die Brust bis zum Bauch. Er steuert automatische Körperprozesse wie die Herzfrequenz, die Atmung und die Produktion von Verdauungssäften im Dünndarm sowie in den ersten beiden Dritteln des Dickdarms. Darüber hinaus ist er für den Gaumen-Zungen-Muskel (M. palatoglossus) zuständig und am Sprechen sowie an Geschmackseindrücken vom Bereich des Kehldeckels beteiligt. Auch er passiert das Foramen jugulare in der Schädelbasis.

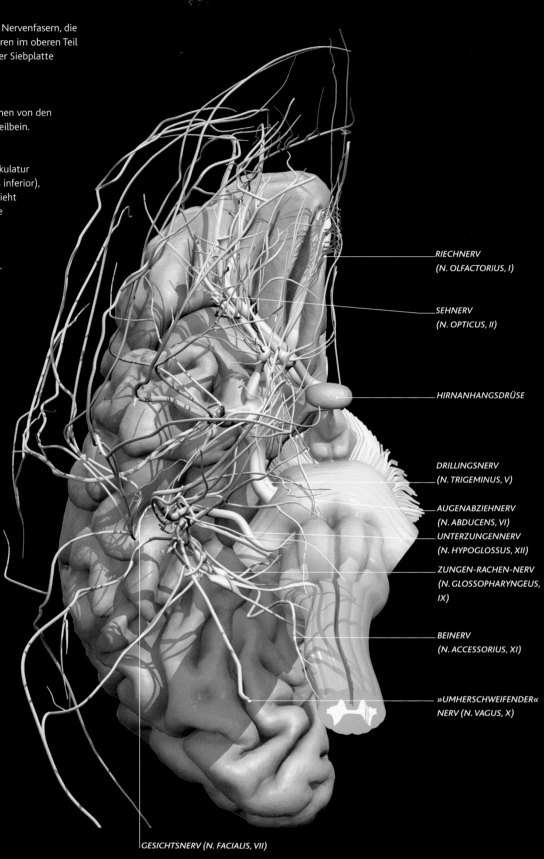

RIECHNERV
(N. OLFACTORIUS, I)

SEHNERV
(N. OPTICUS, II)

HIRNANHANGSDRÜSE

DRILLINGSNERV
(N. TRIGEMINUS, V)

AUGENABZIEHNERV
(N. ABDUCENS, VI)

UNTERZUNGENNERV
(N. HYPOGLOSSUS, XII)

ZUNGEN-RACHEN-NERV
(N. GLOSSOPHARYNGEUS, IX)

BEINERV
(N. ACCESSORIUS, XI)

»UMHERSCHWEIFENDER« NERV (N. VAGUS, X)

GESICHTSNERV (N. FACIALIS, VII)

Nervenpaar XI
Der Beinerv (N. accessorius) steuert zwei Skelettmuskeln, die Kopf, Hals und Schultern bewegen (M. sternocleidomastoideus, M. trapezius). Er gelangt durch das Große Hinterhauptsloch (Foramen magnum) in den Schädel und verlässt ihn durch das Foramen jugulare.

Nervenpaar XII
Der Unterzungennerv (N. hypoglossus) steuert Muskelbewegungen in der Zunge – mit Ausnahme des Gaumen-Zungen-Muskels – sowie andere, am Schlucken und Sprechen beteiligte Muskeln. Er verläuft durch den Hypoglossuskanal im Hinterhauptbein.

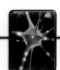

Rückenmarksnerven

Die 31 Rückenmarksnervenpaare entspringen am Rückenmark und ziehen sich in verschiedene Teile des Körpers. Hinten entspringen sensorische Nervenfasern, die sich mit den motorischen vorn vereinigen.

Nervenfunktion

Die Rückenmarks- oder Spinalnerven übermitteln dem Gehirn sensorische Informationen aus dem Rest des Körpers und senden motorische Instruktionen, die willkürliche oder unwillkürliche Prozesse in Gang setzen, vom Gehirn an den Körper zurück.

Nervengeflechte

Die Äste (Rami) der Nerven, die am Rückenmark entspringen und Arme sowie Beine versorgen, vereinigen sich zu großen Nervengeflechten: zu Halsgeflecht (Plexus cervicalis, siehe rechts), Armgeflecht (Plexus brachialis), Lendengeflecht (Plexus lumbalis), Kreuzbeingeflecht (Plexus sacralis) und Steißbeingeflecht (Plexus coccygeus, siehe gegenüber).

Das Armgeflecht versorgt die oberen Extremitäten. Es wird von den ventralen Ästen der Spinalnerven der letzten vier Hals- und des ersten Brustsegments gebildet.

Reflexe

Durch die synaptische Verzögerung (siehe S. 63) entsteht mitunter auch eine verzögerte Reaktion des Körpers. Da unser Überleben manchmal jedoch von sehr schnellen Reaktionen abhängt, kommt es auf der Ebene der Rückenmarksnerven zu bestimmten reflexartigen Vorgängen. Dann bildet ein sensorisches Neuron über ein Schaltneuron mit einem motorischen Neuron einen Reflexbogen. Das ist etwa dann der Fall, wenn wir unsere Hand von etwas Heißem zurückziehen – die Finger haben sich schon Millisekunden, bevor das Schmerzsignal das Gehirn erreicht hat, bewegt.

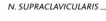

ZAHLEN & FAKTEN

NERVENPAARE

Der Körper hat 31 Spinalnervenpaare:

- 8 im Bereich der Halswirbelsäule
- 12 im Bereich der Brustwirbelsäule
- 5 im Bereich der Lendenwirbelsäule
- 5 im Bereich des Kreuzbeins
- 1 im Bereich des Steißbeins

UNTERZUNGENNERV
(N. HYPOGLOSSUS,
XII. HIRNNERV)

ZERVIKALES
NERVENWURZELGANGLION

VENTRALER
SPINALNERVENAST DES
2. HALSSEGMENTS

BEINERV (N. ACCESSORIUS)

VENTRALER SPINALNERVEN-
AST DES 3. HALSSEGMENTS

TIEFE HALSNERVENSCHLINGE
(ANSA CERVICALIS PROFUNDA)

VENTRALER SPINALNERVEN-
AST DES 4. HALSSEGMENTS

VENTRALER SPINALNERVEN-
AST DES 5. HALSSEGMENTS

N. SUPRACLAVICULARIS

C5-SPINALNERV

Lumbalnerven

In der Lendenregion gibt es fünf Rückenmarksnervenpaare. Die ersten vier sind mit dem Lendengeflecht verbunden, das vierte zum Teil und das fünfte ganz mit dem Kreuzbeingeflecht. Die Nerven versorgen die untere Bauchdecke sowie Teile der Ober- und Unterschenkel.

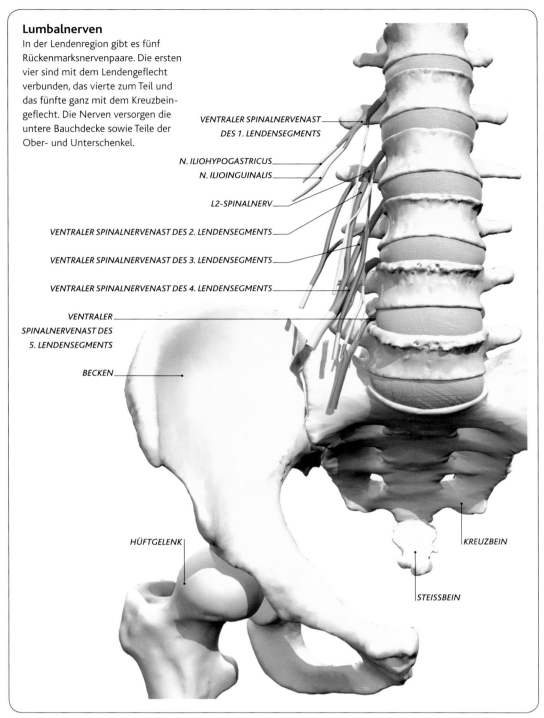

VENTRALER SPINALNERVENAST DES 1. LENDENSEGMENTS

N. ILIOHYPOGASTRICUS

N. ILIOINGUINALIS

L2-SPINALNERV

VENTRALER SPINALNERVENAST DES 2. LENDENSEGMENTS

VENTRALER SPINALNERVENAST DES 3. LENDENSEGMENTS

VENTRALER SPINALNERVENAST DES 4. LENDENSEGMENTS

VENTRALER SPINALNERVENAST DES 5. LENDENSEGMENTS

BECKEN

HÜFTGELENK

KREUZBEIN

STEISSBEIN

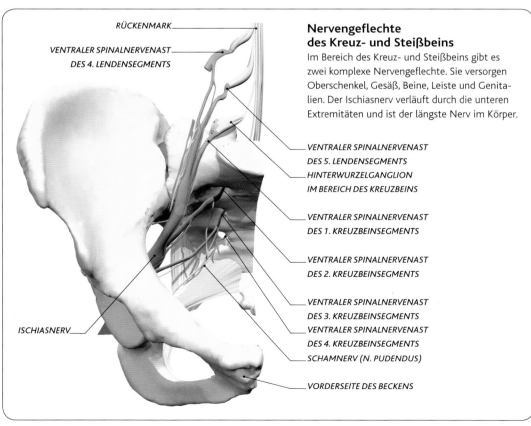

RÜCKENMARK

VENTRALER SPINALNERVENAST DES 4. LENDENSEGMENTS

Nervengeflechte des Kreuz- und Steißbeins

Im Bereich des Kreuz- und Steißbeins gibt es zwei komplexe Nervengeflechte. Sie versorgen Oberschenkel, Gesäß, Beine, Leiste und Genitalien. Der Ischiasnerv verläuft durch die unteren Extremitäten und ist der längste Nerv im Körper.

VENTRALER SPINALNERVENAST DES 5. LENDENSEGMENTS

HINTERWURZELGANGLION IM BEREICH DES KREUZBEINS

VENTRALER SPINALNERVENAST DES 1. KREUZBEINSEGMENTS

VENTRALER SPINALNERVENAST DES 2. KREUZBEINSEGMENTS

VENTRALER SPINALNERVENAST DES 3. KREUZBEINSEGMENTS

VENTRALER SPINALNERVENAST DES 4. KREUZBEINSEGMENTS

SCHAMNERV (N. PUDENDUS)

ISCHIASNERV

VORDERSEITE DES BECKENS

Dermatome

Jeder Rückenmarksnerv unterteilt sich mehrfach in verschiedene Äste, die jeweils andere Bereiche des Körpers versorgen. So versorgen die Nerven auch unterschiedliche Hautareale, sogenannte Dermatome. Die farbigen Markierungen in den Abbildungen unten zeigen die Pfade der Nervengruppen, die am Rückenmark entspringen und sich zur Vorderseite des Körpers ziehen.

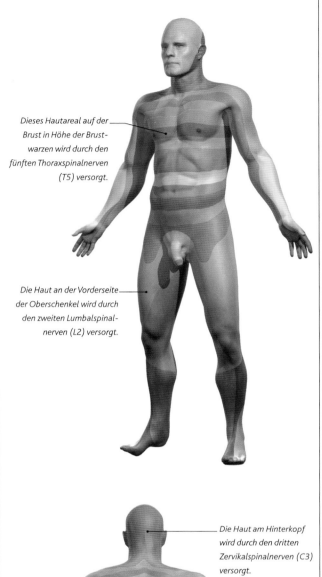

Dieses Hautareal auf der Brust in Höhe der Brustwarzen wird durch den fünften Thoraxspinalnerven (T5) versorgt.

Die Haut an der Vorderseite der Oberschenkel wird durch den zweiten Lumbalspinalnerven (L2) versorgt.

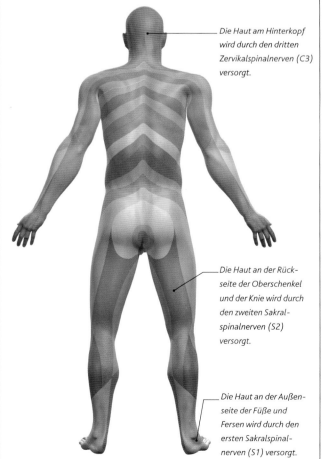

Die Haut am Hinterkopf wird durch den dritten Zervikalspinalnerven (C3) versorgt.

Die Haut an der Rückseite der Oberschenkel und der Knie wird durch den zweiten Sakralspinalnerven (S2) versorgt.

Die Haut an der Außenseite der Füße und Fersen wird durch den ersten Sakralspinalnerven (S1) versorgt.

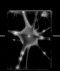

Augen und Sehsinn I

Unsere Augen können zwischen 100 000 verschiedenen Farben unterscheiden, die sich jeweils in 150 Töne unterteilen – insgesamt können wir also mehr als zehn Millionen Farbnuancen sehen. Zudem erkennt das Auge Lichtsignale innerhalb eines breiten Helligkeitsspektrums – nimmt das Licht ab, wird unser Sehvermögen eine Million Mal wahrnehmungsfähiger.

Der Sehvorgang

Beim Sehen dringt Licht durch die Pupille ins Auge und wird gebrochen, während es die durchsichtige Linse passiert. Die Linse verändert ihre Form und projiziert ein auf den Kopf gestelltes Bild des Gegenstands, den wir betrachten, auf die Netzhaut.

Dabei sieht jedes Auge ein etwas anderes Bild, die Sehfelder überlappen einander. Dieses binokulare oder stereoskopische Sehen ermöglicht uns die räumliche, dreidimensionale Wahrnehmung, mit der wir Distanzen einschätzen können.

Die Netzhaut (Retina) enthält zwei Arten von Zellen: Die empfindlichen Stäbchen dienen dem Sehen bei geringer Helligkeit, können aber nur schwarz-weiß unterscheiden; die weniger empfindlichen Zapfen sind für die Farbwahrnehmung und helles Licht zuständig. Erreicht ein Lichtreiz diese Zellen, senden sie Signale an die Sehrinde im Gehirn, die sie entsprechend als dunkel oder hell und farbig interpretiert.

Um einen Gegenstand in der Ferne wahrzunehmen, entspannen sich die Ziliarmuskeln des Auges – die Linse wird flacher und dünner. Um einen nahen Gegenstand wahrzunehmen, ziehen sich die Ziliarmuskeln zusammen – die Linse wird dicker.

Oft hängt, was wir sehen, davon ab, wie das Gehirn die eintreffende Information interpretiert und aufgrund vorheriger Erfahrungen einordnet. Zu optischen Täuschungen kommt es, wenn das Gehirn die visuelle Information von der Realität abweichend interpretiert.

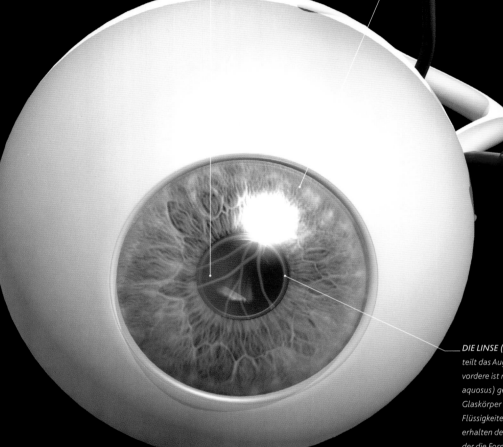

DIE PUPILLE
ist ein Loch inmitten der Iris, das uns schwarz erscheint. Werden Lichtstrahlen von Gegenständen vor dem Auge reflektiert, dringen sie durch die Pupille ein und passieren dann die Linse. Die Größe der Pupille bestimmt darüber, wie viel Licht ins Auge gelangt; sie wird vom M. sphincter pupillae und vom M. dilatator pupillae gesteuert.

DIE IRIS
ist eine Membran zwischen der Linse und der Hornhaut (Cornea); in ihrer Mitte befindet sich die Pupille. Die Iris ist normalerweise stark pigmentiert, die Farben reichen von verschiedenen Brauntönen bis Grün, Blau und Grau. Dies hängt von der Menge und der Lage des Pigments (Melanin) sowie von genetischen Bedingungen ab. Je nach Lichteinfall weitet oder verengt die Iris die Pupille.

DIE LINSE (LENS OCULI)
teilt das Auge in zwei Kammern. Die vordere ist mit Kammerwasser (Humor aquosus) gefüllt, die hintere mit dem Glaskörper (Corpus vitreum). Die beiden Flüssigkeiten lassen das Licht durch und erhalten den Augeninnendruck aufrecht, der die Form des Auges stabilisiert.

Stäbchen und Zapfen

Das Licht stimuliert zwei Arten von lichtempfindlichen Zellen, sogenannten Fotorezeptoren: die Stäbchen und die Zapfen. Diese senden Signale an die Sehrinde, wo das Gehirn sie analysiert. Die Stäbchen sind für das Schwarz-Weiß-Sehen und das Sehen bei geringer Helligkeit zuständig. Sie finden sich überwiegend im Gelben Fleck (Macula lutea) auf der Netzhaut, der einen Durchmesser von rund 1,5 Millimeter aufweist und den Punkt des schärfsten Sehens beinhaltet. Die Zapfen sind für die Farbwahrnehmung und helles Licht zuständig. Sie verteilen sich über die gesamte Netzhaut, sind aber am dichtesten in der Fovea in der Mitte des Gelben Flecks. Man unterscheidet drei Arten von Zapfen, deren Pigmente jeweils einen bestimmten Wellenlängenbereich des Lichts – grün, rot oder blau – abdecken.

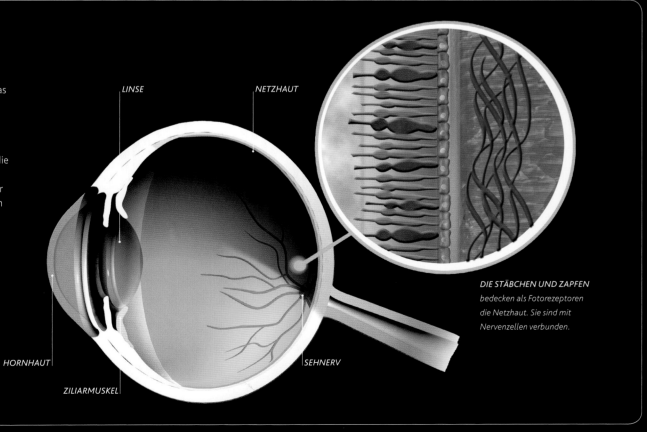

LINSE

NETZHAUT

HORNHAUT

ZILIARMUSKEL

SEHNERV

DIE STÄBCHEN UND ZAPFEN
bedecken als Fotorezeptoren die Netzhaut. Sie sind mit Nervenzellen verbunden.

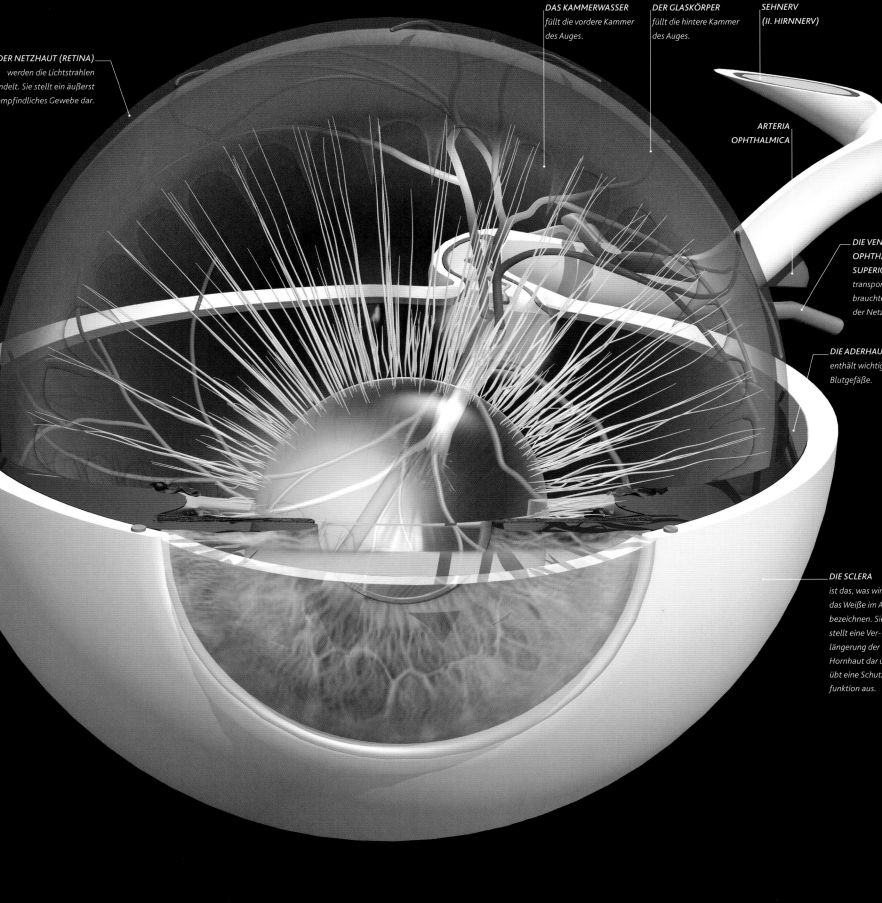

Der Augapfel

Der Augapfel befindet sich in der knöchernen Augenhöhle des Schädels und weist einen Durchmesser von rund 24 Millimeter auf. Die Linse teilt das Auge in zwei Kammern: Die vordere ist mit Kammerwasser (Humor aquosus) gefüllt, die hintere mit dem Glaskörper (Corpus vitreum). Die beiden Flüssigkeiten lassen das Licht durch und erhalten den Augeninnendruck aufrecht, der die Form des Auges stabilisiert.

Das Äußere des Augapfels besteht aus drei Schichten. Zur ersten Schicht zählen die durchsichtige Hornhaut (Cornea) und die milchig-weiße Lederhaut des Auges (Sclera). Die mittlere Schicht umfasst die Iris, den Strahlenkörper (Corpus ciliare) und die Aderhaut (Choroidea), die mit Blutgefäßen durchzogen ist, die das Augengewebe mit Sauerstoff und Nährstoffen versorgen. Die innere Schicht, die Netzhaut (Retina), enthält die lichtempfindlichen Zellen (Stäbchen und Zapfen).

ZAHLEN & FAKTEN

VISUELLE WAHRNEHMUNG

- Zusammengenommen stellen die Gewebe, die an der visuellen Wahrnehmung beteiligt sind, die größte Struktur im Gehirn dar.

- Die Neuronen in der Sehrinde reifen unterschiedlich schnell. Ein Neugeborenes sieht zunächst nur schwarz-weiße Umrisse; erst später erkennt es auch komplexere Strukturen und Farben wie beispielsweise Gesichter.

- Wir besitzen zwar etwa 126 Millionen Stäbchen und Zapfen, doch ist die Netzhaut nur durch rund 1,2 Millionen Axone mit dem Gehirn verbunden. Das bedeutet, dass jedes Axon Informationen von etwa 100 verschiedenen Fotorezeptorzellen überträgt.

- Ungefähr jeder 30. Mensch auf der Welt ist farbenblind. Farbenblindheit ist bei Männern weiter verbreitet als bei Frauen: Jeder zwölfte Mann ist davon betroffen.

Augen und Sehsinn II

Die äußere Schicht des Auges, insbesondere die Hornhaut, soll das
Auge schützen. Zum äußeren Teil des Auges gehören aber auch der
Tränenapparat sowie die Augenlider und die Wimpern.

Der äußere Teil des Auges

Der empfindliche Augapfel ist von Gewebe
umgeben, das ihn vor Schaden bewahren soll.
So können sich das obere und untere Lid fest
schließen, um die Bindehäute (Conjunctivae) zu
schützen, und die robusten Wimpern wehren
Fremdkörper ab.

Damit die Lider nicht zusammenkleben,
verfügen sie über eine Talgdrüse, die eine
fetthaltige Substanz absondert.

Der Tränenapparat produziert, verteilt und
entsorgt Tränen. Er umfasst die Tränendrüse mit
den angeschlossenen Ausführungsgängen, die
paarigen Tränenkanälchen, den Tränensack und
den Tränennasengang.

Die Tränendrüse produziert rund 1 Milliliter
Tränenflüssigkeit pro Tag. Durch Blinzeln wird
diese über die Oberfläche des Auges verteilt;
anschließend sammelt sie sich und wird über den
Tränennasengang in die Nasenhöhle abgeleitet.
Werden Tränen schneller produziert, als der
Tränennasengang sie aufnehmen kann, laufen
sie uns über die Wangen.

Tränen enthalten Schleim, um das Auge zu
befeuchten, die antibakterielle Substanz Lysozym
und Antikörper zur Verhinderung von Infektionen.

Die Tränenproduktion kann durch Fremdkörper im Auge, Schmerzen oder einen Ausbruch
starker Gefühle gesteigert werden.

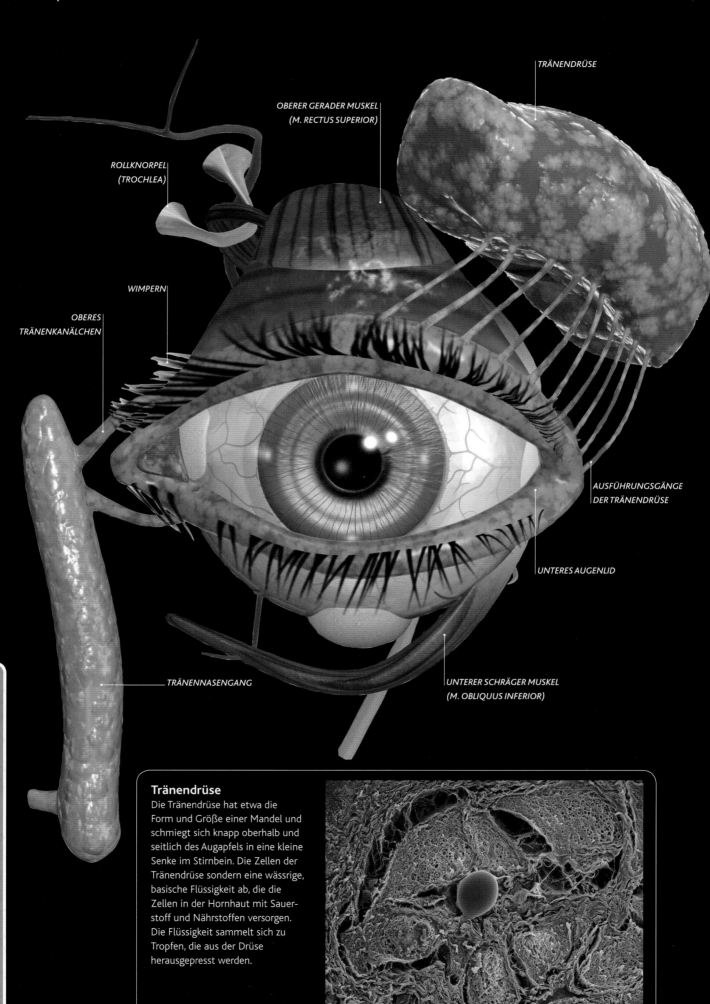

TRÄNENDRÜSE

OBERER GERADER MUSKEL
(M. RECTUS SUPERIOR)

ROLLKNORPEL
(TROCHLEA)

WIMPERN

OBERES
TRÄNENKANÄLCHEN

AUSFÜHRUNGSGÄNGE
DER TRÄNENDRÜSE

UNTERES AUGENLID

TRÄNENNASENGANG

UNTERER SCHRÄGER MUSKEL
(M. OBLIQUUS INFERIOR)

ZAHLEN & FAKTEN

WUNDERWERK AUGE

- Tränen halten unsere Augen feucht,
  gleitfähig und frei von Infektionen.

- Wir blinzeln rund 15-mal pro Minute, um
  Tränenflüssigkeit auf der Oberfläche des
  Auges zu verteilen.

- Menschen sind die einzigen Säugetiere, die
  weinen, wenn sie wütend sind.

- In jedem Auge haben wir rund 6 Millionen
  Zapfen und 120 Millionen Stäbchen.

- Unsere Augen können Kerzenlicht in
  1,6 Kilometer Entfernung aufspüren.

- Jedes Auge hat einen physiologischen
  blinden Fleck, in dem kein Licht wahrgenommen werden kann. Diese Stelle
  der Netzhaut – hier vereinigen sich die
  Nervenzellen der Stäbchen und Zapfen zum
  Sehnerv – enthält keine Fotorezeptoren.

- Jeder Mensch benutzt ein Auge mehr
  als das andere – man spricht auch von
  dominantem Auge. Dieses Auge benutzen
  wir z.B., wenn wir durch den Sucher einer
  Kamera blicken oder einen Faden einfädeln.

Tränendrüse

Die Tränendrüse hat etwa die
Form und Größe einer Mandel und
schmiegt sich knapp oberhalb und
seitlich des Augapfels in eine kleine
Senke im Stirnbein. Die Zellen der
Tränendrüse sondern eine wässrige,
basische Flüssigkeit ab, die die
Zellen in der Hornhaut mit Sauer-
stoff und Nährstoffen versorgen.
Die Flüssigkeit sammelt sich zu
Tropfen, die aus der Drüse
herausgepresst werden.

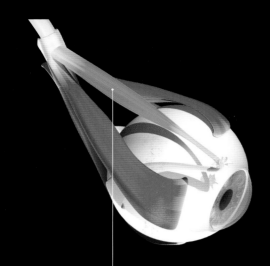

DER OBERE SCHRÄGE MUSKEL

(M. obliquus superoir) dreht das obere Auge zur Nase und bewegt das gesamte Auge nach unten-außen; der Muskel passiert den Rollknorpel (Trochlea), einen Knorpelring am oberen Rand der Augenhöhle.

Augenbewegungsmuskeln

Die Lederhaut des Auges ist jeweils mit sechs äußeren Augenmuskeln verbunden, die es dem Augapfel ermöglichen, sich in der Augenhöhle zu bewegen. Jeder dieser Muskeln wird von einem bestimmten Hirnnerv versorgt (siehe S. 74f.). Die Bewegungen der beiden Augen werden koordiniert, damit sie in dieselbe Richtung blicken.

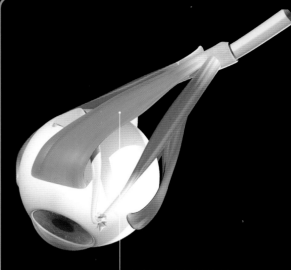

DER OBERE GERADE MUSKEL

(M. rectus superior) bewegt das Auge nach oben und nach innen und dreht das obere Auge zur Nasenspitze.

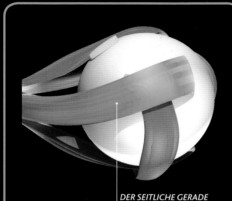

DER SEITLICHE GERADE MUSKEL

(M. rectus lateralis) bewegt das Auge nach außen, von der Nase weg.

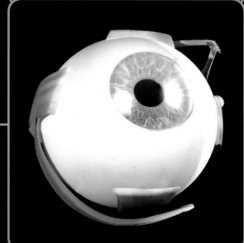

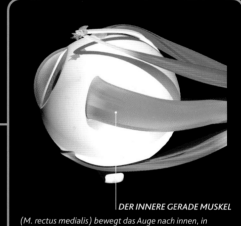

DER INNERE GERADE MUSKEL

(M. rectus medialis) bewegt das Auge nach innen, in Richtung Nase.

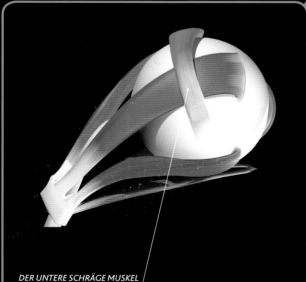

DER UNTERE SCHRÄGE MUSKEL

(M. obliquus inferior) dreht das obere Auge von der Nase weg und bewegt das gesamte Auge nach oben-außen.

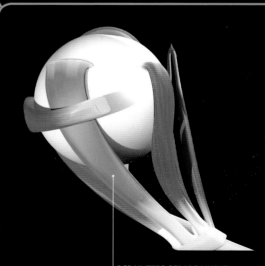

DER UNTERE GERADE MUSKEL

(M. rectus inferior) bewegt das Auge nach unten und nach innen und dreht das obere Auge von der Nase weg.

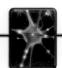

Der Tastsinn

Die Nervenzellen in unserer Haut können leichte Berührungen, anhaltenden Druck, Kälte, Wärme und Schmerz wahrnehmen. Manche sensorischen Rezeptoren bestehen aus einfachen, bloßen Nervenenden, andere hingegen haben einen komplexeren Aufbau.

Empfindungen und das zentrale Nervensystem

Die sensorischen Rezeptoren stellen die Leitungen dar, über die Informationen aus der Umwelt an das zentrale Nervensystem übermittelt werden. Dabei ist jeder Rezeptor für eine spezifische Art der Wahrnehmung zuständig (Druck, Schmerz, Temperatur etc.), und der Reiz kann in verschiedenen Formen bei ihm ankommen, etwa als physikalische Kraft, als chemischer Stoff, als Schallwelle oder als Licht.

Der ultimative Bestimmungsort des Impulses hängt davon ab, wo und in welcher Form er aufgetreten ist. Manche Sinneseindrücke werden im Rückenmark verarbeitet, andere werden ins Gehirn weitergeleitet und in den sensorischen Bereichen der Großhirnrinde »übersetzt«. Nur rund ein Prozent der von den Rezeptoren empfangenen Informationen dringt überhaupt in unser Bewusstsein.

Wärme- und Kälteempfinden

Temperaturrezeptoren finden sich als freie Nervenenden in der Haut, in den Skelettmuskeln und in der Leber. Es gibt dreimal so viele Kälte- wie Wärmerezeptoren; Kältereize werden über dieselben Bahnen wie Schmerzreize geleitet. Eine Temperaturänderung nehmen die Rezeptoren sehr schnell wahr; ist die Temperatur wieder konstant, hören die Rezeptoren augenblicklich auf zu »feuern«, also Signale zu senden.

Kitzeln und Jucken

Diese Empfindungen ähneln denen von Druck und Schmerz. Kitzeln nehmen wir wie eine leichte Berührung auf der Haut wahr; hinzu kommen psychologische Faktoren, was erklärt, warum es individuell so unterschiedlich wahrgenommen wird. Jucken wird vermutlich von denselben Rezeptoren aufgespürt; diese Empfindung kann extrem unangenehm sein.

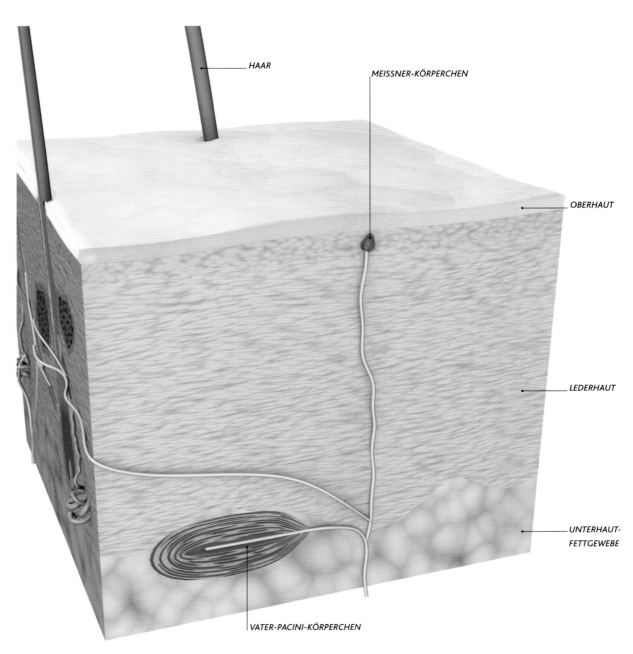

HAAR

MEISSNER-KÖRPERCHEN

OBERHAUT

LEDERHAUT

UNTERHAUT-FETTGEWEBE

VATER-PACINI-KÖRPERCHEN

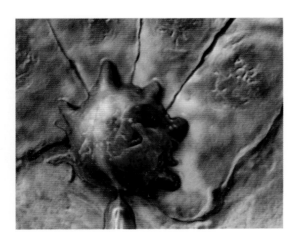

Merkel-Körperchen

Diese Tastrezeptoren nehmen leichte Berührungen auf unbehaarter Haut wahr. Ihnen ähneln die Ruffini-Körperchen – flache, spindelförmige Nervenenden –, die wahrnehmen, wenn die Haut gedehnt wird und sich die Gelenke bewegen.

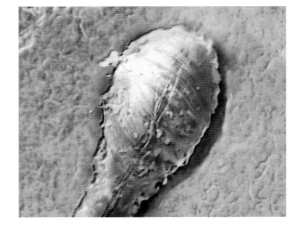

Meissner-Körperchen

Die Meissner-Körperchen liegen knapp unterhalb der Oberhaut. Diese Nervenenden sind nicht von Myelin, sondern von einer fibrösen Kapsel umgeben. Schon relativ leichter Druck verändert die Form der Kapsel, weshalb wir mit den Meissner-Körperchen sehr sanfte Berührungen wahrnehmen können. Sie finden sich vor allem an Fingerspitzen, Handflächen, Fußsohlen, Lippen, Zunge, Augenlidern, Brustwarzen und Genitalien. Werden sie wiederholt stimuliert, senden sie keine Signale mehr ans Gehirn – weshalb man z.B. Handschuhe nach kurzer Zeit nicht mehr auf der Haut spürt.

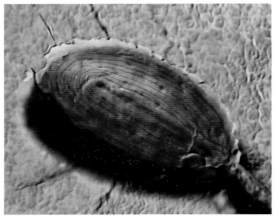

Vater-Pacini-Körperchen

Die Vater-Pacini-Körperchen liegen unterhalb der Lederhaut im Unterhautfettgewebe. Auch diese Nervenenden sind nicht von Myelin, sondern von ovalen, mit Flüssigkeit gefüllten Bläschen umgeben. Die 20 bis 60 Bläschenschichten bestehen aus modifizierten Schwann-Zellen (siehe S. 61). Starker Druck verändert die Form der Bläschen, weshalb wir mit diesen Nervenenden festere Berührungen und Vibrationen wahrnehmen können. Am häufigsten kommen die Vater-Pacini-Körperchen im Darmbereich, in der Nähe von Gelenken und Muskeln sowie in der Harnblasenwand vor.

Schmerzempfinden

Schmerz ist eine unangenehme sensorische und emotionale Erfahrung, die mit einer tatsächlichen oder potenziellen Schädigung von Gewebe einhergeht. Schmerz ist subjektiv; wie stark er empfunden wird, spiegelt sich nicht immer im Grad der Gewebeschädigung wider.

Schmerzempfinden wird durch die Stimulierung peripherer Nervenenden in sogenannten Nozizeptoren ausgelöst. Der auslösende Reiz kann eine Verletzung, Entzündung, Infektion oder andere Erkrankung sein. Manche Nozizeptoren nehmen Temperatur wahr, andere Druck oder sonstige mechanische Reize und wieder andere bestimmte chemische Stoffe wie z. B. das Capsaicin in Chilischoten. Einige Nozizeptoren sind sehr empfindlich und senden schon bei minimaler Stimulierung Schmerzsignale, andere bedürfen stärkerer Reize wie z. B. einer Schnitt- oder Stichverletzung oder einer Verbrennung.

Wird ein Nozizeptor stimuliert, erzeugt er ein Aktionspotenzial (siehe S. 62), das zum Rückenmark und von dort zum Gehirn geleitet wird. Nozizeptoren, die über myelinbeschichtete Axone (A-Delta-Fasern) verfügen, senden Schmerzsignale mit einer Geschwindigkeit von 20 Metern pro Sekunde, während die Schmerzsignale von Nozizeptoren mit nicht-myelinbeschichteten Axonen (C-Fasern) nur eine Geschwindigkeit von 2 Metern pro Sekunde erreichen. Deshalb hat der Schmerz zwei Phasen: einen anfänglichen starken Schmerz, der eine Reflexreaktion über die Rückenmarksnerven (siehe S. 76) auslösen kann, und einen rasch folgenden weniger intensiven Schmerz.

ZAHLEN & FAKTEN

WIE FÜHLEN WIR?

- Jede unserer Hände verfügt schätzungsweise über 17 000 Tastrezeptoren.
- An jeder Fingerspitze befinden sich etwa 1500 Meissner-Körperchen, 75 Vater-Pacini-Körperchen und 75 Ruffini-Körperchen.
- Berühren zwei scharfe Punkte die Fingerspitze, werden sie als einer wahrgenommen, wenn sie 1 Millimeter auseinander sind, und als zwei, wenn sie 2 bis 3 Millimeter auseinander sind.
- Da die Anzahl der Meissner-Körperchen abnimmt, wird unsere Haut im Alter unempfindlicher.
- Ab 42 °C empfinden wir Temperatur als schmerzhaft.

Übertragungsschmerz

Da sich Nervenfasern aus der Haut und aus den Eingeweiden vereinigen, wenn sie in das Zentralnervensystem übergehen, kann der Ursprung eines Schmerzes nicht immer genau wahrgenommen werden.

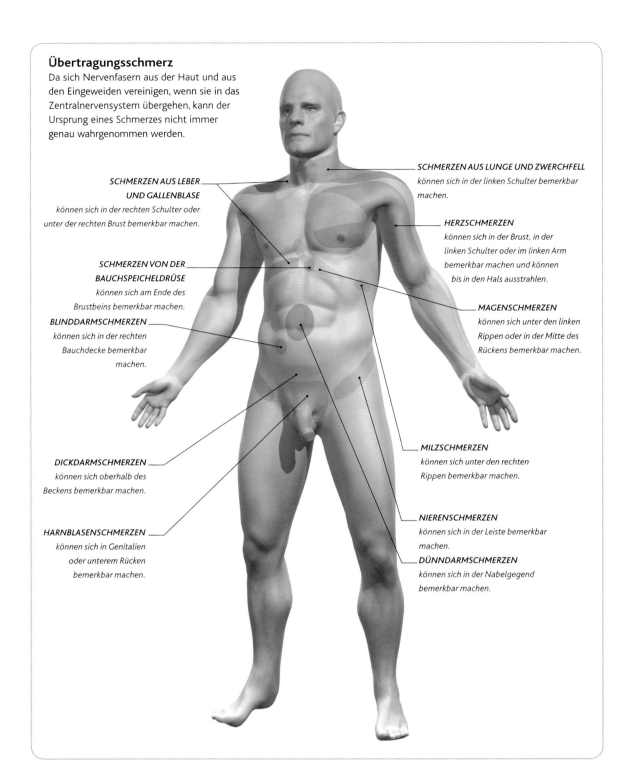

SCHMERZEN AUS LEBER UND GALLENBLASE können sich in der rechten Schulter oder unter der rechten Brust bemerkbar machen.

SCHMERZEN VON DER BAUCHSPEICHELDRÜSE können sich am Ende des Brustbeins bemerkbar machen.

BLINDDARMSCHMERZEN können sich in der rechten Bauchdecke bemerkbar machen.

DICKDARMSCHMERZEN können sich oberhalb des Beckens bemerkbar machen.

HARNBLASENSCHMERZEN können sich in Genitalien oder unterem Rücken bemerkbar machen.

SCHMERZEN AUS LUNGE UND ZWERCHFELL können sich in der linken Schulter bemerkbar machen.

HERZSCHMERZEN können sich in der Brust, in der linken Schulter oder im linken Arm bemerkbar machen und können bis in den Hals ausstrahlen.

MAGENSCHMERZEN können sich unter den linken Rippen oder in der Mitte des Rückens bemerkbar machen.

MILZSCHMERZEN können sich unter den rechten Rippen bemerkbar machen.

NIERENSCHMERZEN können sich in der Leiste bemerkbar machen.

DÜNNDARMSCHMERZEN können sich in der Nabelgegend bemerkbar machen.

Sensorischer Homunculus

Einige Teile unseres Körpers sind mit mehr sensorischen Neuronen verbunden als andere. Dies spiegelt der sogenannte sensorische Homunculus (siehe unten links) wider: Er macht deutlich, dass unsere Lippen, Hände, Füße und Genitalien mit den meisten sensorischen Neuronen verknüpft sind. Sie finden sich im Gyrus postcentralis (siehe unten rechts) in der Großhirnrinde. Der Querschnitt durch diese Gehirnwindung (siehe rechts) ist entsprechend den Körperregionen eingefärbt, in denen die verschiedenen Sinneseindrücke wahrgenommen werden.

Die Großhirnrinde bestimmt auch, ob wir Rechts- oder Linkshänder sind. Bei den meisten Rechtshändern dominiert die linke Hirnhälfte, die für Logik und Sprache zuständig ist, während die rechte Hirnhälfte mit Fantasie und Kreativität, mit der Wahrnehmung von Formen sowie mit Gefühlen assoziiert wird.

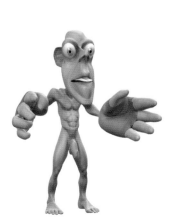

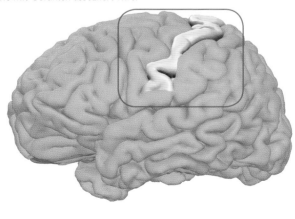

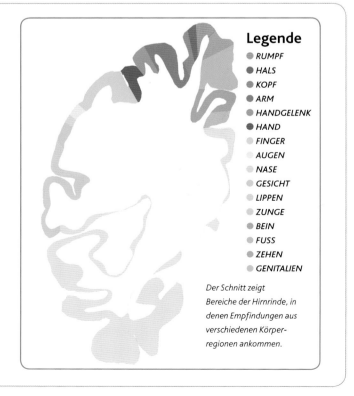

Legende

- RUMPF
- HALS
- KOPF
- ARM
- HANDGELENK
- HAND
- FINGER
- AUGEN
- NASE
- GESICHT
- LIPPEN
- ZUNGE
- BEIN
- FUSS
- ZEHEN
- GENITALIEN

Der Schnitt zeigt Bereiche der Hirnrinde, in denen Empfindungen aus verschiedenen Körperregionen ankommen.

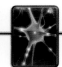

Nase und Geruchssinn

Unser Geruchssinn, auch als olfaktorischer Sinn bezeichnet, wird von Chemorezeptoren in paarigen olfaktorischen Organen in der Nasenhöhle beidseits der Nasenscheidewand bedient. Die sensorischen Rezeptorzellen spüren Geruchsmoleküle auf, die über den Riechnerv (N. olfactorius) Nervensignale an das Gehirn senden; dort werden sie über die paarigen Riechkolben (Bulbus olfactorius) an den olfaktorischen Kortex im limbischen System weitergeleitet, wo die Gerüche interpretiert werden.

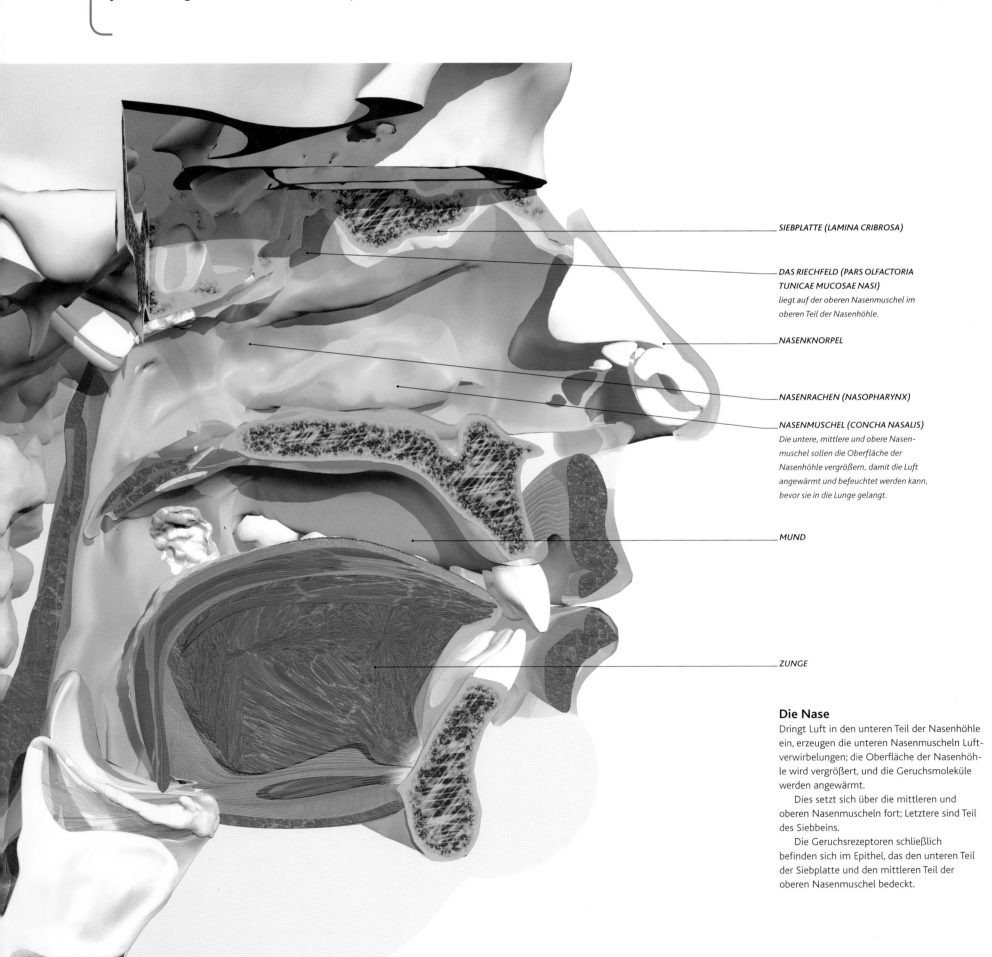

SIEBPLATTE (LAMINA CRIBROSA)

DAS RIECHFELD (PARS OLFACTORIA
TUNICAE MUCOSAE NASI)
liegt auf der oberen Nasenmuschel im
oberen Teil der Nasenhöhle.

NASENKNORPEL

NASENRACHEN (NASOPHARYNX)

NASENMUSCHEL (CONCHA NASALIS)
Die untere, mittlere und obere Nasenmuschel sollen die Oberfläche der
Nasenhöhle vergrößern, damit die Luft
angewärmt und befeuchtet werden kann,
bevor sie in die Lunge gelangt.

MUND

ZUNGE

Die Nase

Dringt Luft in den unteren Teil der Nasenhöhle ein, erzeugen die unteren Nasenmuscheln Luftverwirbelungen; die Oberfläche der Nasenhöhle wird vergrößert, und die Geruchsmoleküle werden angewärmt.

Dies setzt sich über die mittleren und oberen Nasenmuscheln fort; Letztere sind Teil des Siebbeins.

Die Geruchsrezeptoren schließlich befinden sich im Epithel, das den unteren Teil der Siebplatte und den mittleren Teil der oberen Nasenmuschel bedeckt.

SAGENHAFTE NASE

- Jede olfaktorische Rezeptorzelle besitzt zwischen 10 und 30 Flimmerhärchen.

- Im Gegensatz zu anderen Neuronen entstehen olfaktorische Rezeptorneuronen lebenslang neu und bilden neue Axone zu den Riechkolben aus.

- Durch verschiedene Kombinationen elektrischer Aktivität können wir 4000 bis 10000 unterschiedliche Gerüche wahrnehmen, obwohl wir nur 1000 verschiedene olfaktorische Rezeptorentypen haben.

- Unser Geruchssinn trägt rund 80 Prozent zum Geschmack einer Speise bei.

- Hunger verstärkt den Geruchssinn.

- Frauen haben einen empfindlicheren Geruchssinn als Männer; am empfindlichsten ist er zur Zeit des Eisprungs.

- Das Gehirn gewöhnt sich schnell an permanente Gerüche und nimmt sie dann nicht mehr wahr.

- Der Geruchssinn lässt im Alter nach.

- Das Fehlen oder den Verlust des Geruchssinns bezeichnet man als Anosmie.

Riechnerven

Die Axone sensorischer Neuronen bündeln sich zu 15 bis 20 Riechnerven, die gemeinsam den I. Hirnnerv bilden. Die Riechnerven ziehen sich durch die Siebplatte zu den Riechkolben (siehe S. 68). Von dort gelangen die Geruchsbotschaften zum olfaktorischen Kortex im limbischen System des Gehirns (siehe S. 71).

Riechen

Durch die Atmung ziehen wir Partikel aus der Luft und Gase in die obere Nasenmuschel – diesen Prozess können wir z.B. bei schwachen Gerüchen durch das willentliche Ansaugen der Luft noch verstärken. Die Geruchsmoleküle gelangen in die Schleimhaut des olfaktorischen Epithels und werden dort von winzigen, haarähnlichen sensorischen Nervenenden, den Flimmerhärchen (Cilia), aufgespürt. Die Flimmerhärchen verfügen über spezifische Rezeptoren, die jeweils bestimmte Geruchsmoleküle anziehen. Wir besitzen schätzungsweise zwölf Millionen olfaktorische Rezeptorzellen, die in rund 1000 verschiedene Rezeptorentypen unterteilt sind. Jeder Typ reagiert nur auf eine bestimmte Gruppe von Geruchsmolekülen.

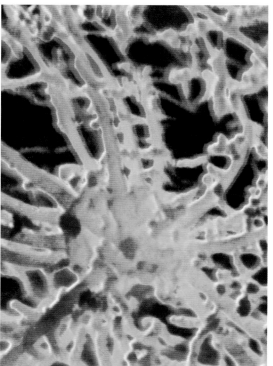

Die Flimmerhärchen der olfaktorischen Rezeptorzellen

Der Nervenimpuls für den Riechnerv entsteht durch das Zusammenwirken gelöster chemischer Stoffe mit bestimmten Rezeptoren (geruchsbindenden Proteinen). Die Flimmerhärchen vergrößern die Oberfläche, auf der die Geruchsmoleküle gebunden werden. Der Mensch besitzt auf einer Fläche von fünf Quadratzentimetern 10 bis 20 Millionen olfaktorische Rezeptoren – die Oberfläche der olfaktorischen Rezeptoren eines Deutschen Schäferhundes, der Drogen aufspüren kann, ist 72-mal größer.

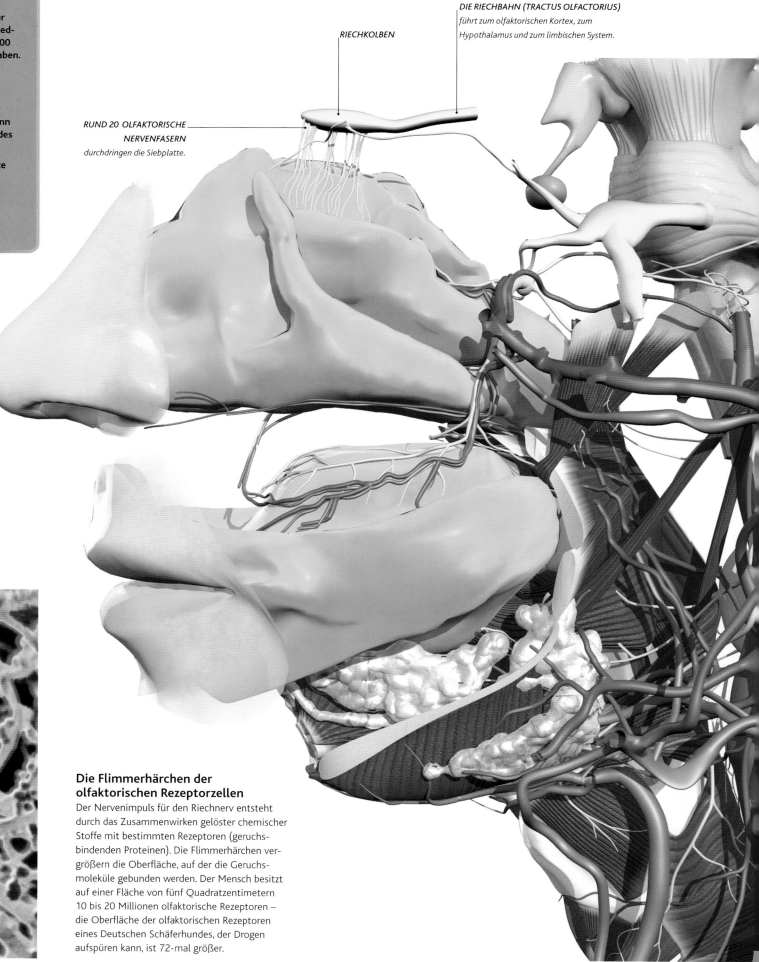

DIE RIECHBAHN (TRACTUS OLFACTORIUS) führt zum olfaktorischen Kortex, zum Hypothalamus und zum limbischen System.

RIECHKOLBEN

RUND 20 OLFAKTORISCHE NERVENFASERN durchdringen die Siebplatte.

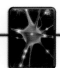

Ohren und Hörsinn

Unsere Ohren sind in drei Abschnitte unterteilt: in Außen-, Mittel- und Innenohr. Im Außenohr kommen die Schallwellen an und werden durch den äußeren Gehörgang zum Trommelfell geleitet. Die Bewegung des Trommelfells löst eine Kettenreaktion in den drei winzigen Gehörknöchelchen im Mittelohr aus. Diese verstärken die Schwingungen und leiten sie weiter ins Innenohr, wo sie in elektrische Impulse umgewandelt werden. Diese wiederum werden zum Gehirn weitergeleitet, wo sie als Geräusche, Töne und Klänge wahrgenommen werden. Das empfindliche Mittel- und und das ebenso empfindliche Innenohr werden durch die Schädelknochen geschützt.

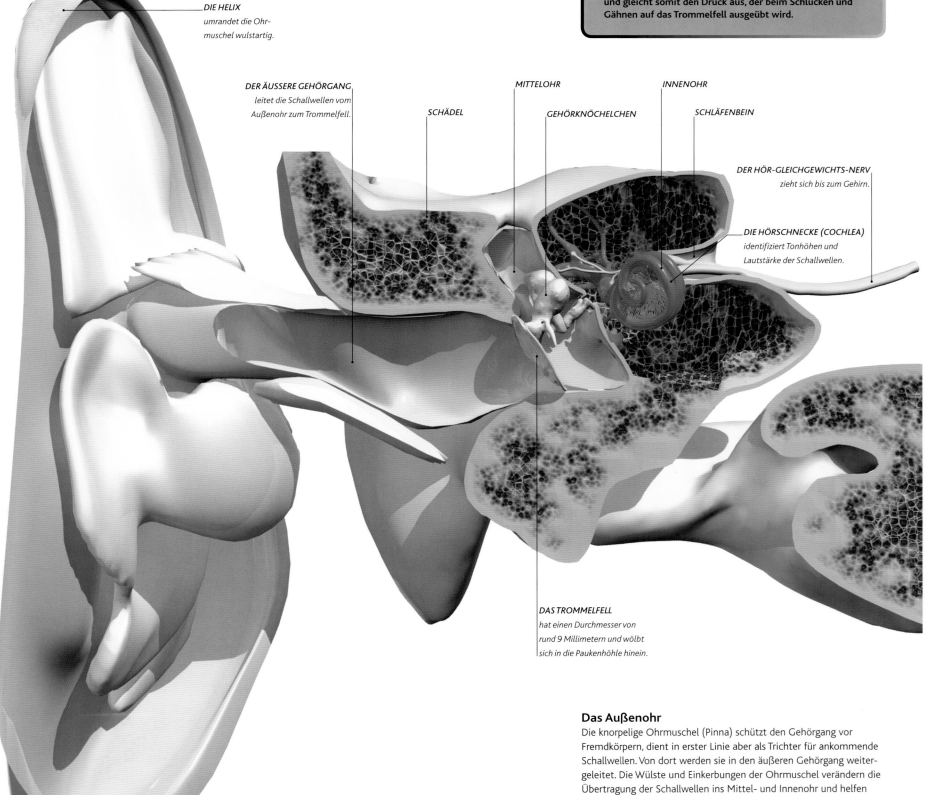

DIE HELIX
umrandet die Ohrmuschel wulstartig.

DER ÄUSSERE GEHÖRGANG
leitet die Schallwellen vom Außenohr zum Trommelfell.

MITTELOHR

INNENOHR

SCHÄDEL

GEHÖRKNÖCHELCHEN

SCHLÄFENBEIN

DER HÖR-GLEICHGEWICHTS-NERV
zieht sich bis zum Gehirn.

DIE HÖRSCHNECKE (COCHLEA)
identifiziert Tonhöhen und Lautstärke der Schallwellen.

DAS TROMMELFELL
hat einen Durchmesser von rund 9 Millimetern und wölbt sich in die Paukenhöhle hinein.

Das Außenohr

Die knorpelige Ohrmuschel (Pinna) schützt den Gehörgang vor Fremdkörpern, dient in erster Linie aber als Trichter für ankommende Schallwellen. Von dort werden sie in den äußeren Gehörgang weitergeleitet. Die Wülste und Einkerbungen der Ohrmuschel verändern die Übertragung der Schallwellen ins Mittel- und Innenohr und helfen dem Gehirn, die Quelle der Schallwellen zu lokalisieren.

Das Mittelohr

Das Mittelohr enthält die drei Gehörknöchelchen Hammer (Malleus), Amboss (Incus) und Steigbügel (Stapes), die nach ihrer Form benannt sind. Die Aufgabe der drei kleinsten Knochen im Körper besteht darin, Schall vom Trommelfell zum Innenohr zu leiten. Das Innenohr ist mit Flüssigkeit gefüllt, durch die sich die Schallwellen schwerer als in der Luft fortsetzen können. Deshalb verstärken die Gehörknöchelchen die auf das Trommelfell auftreffenden Schwingungen, die anschließend durch das ovale Fenster (Fenestra ovalis) hinter dem Steigbügel ins Innenohr gelangen.

Der Trommelfellspannmuskel (M. tensor tympani) stabilisiert den Hammer, um durch Kauen verursachte Schwingungen zu dämpfen. Der Steigbügelmuskel (M. stapedius) reduziert die Bewegung in diesem Gehörknöchelchen, um die Amplitude der ins Innenohr übertragenen Schallwellen zu kontrollieren.

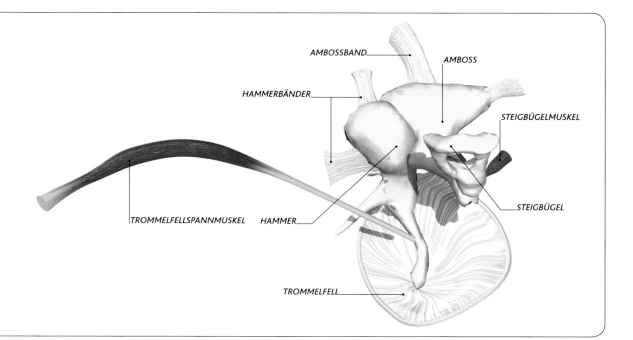

AMBOSSBAND
AMBOSS
HAMMERBÄNDER
STEIGBÜGELMUSKEL
STEIGBÜGEL
TROMMELFELLSPANNMUSKEL
HAMMER
TROMMELFELL

Schallübertragung

Die Hörschnecke wird längs durch den mit Flüssigkeit gefüllten Schneckengang (Ductus cochlearis) unterteilt. Darin befindet sich das Corti-Organ, das die empfindlichen Schallrezeptoren enthält. Diese Hörsensorzellen verfügen über haarähnliche Fortsätze, die sogenannten Stereozilien, die mit einer Deck- oder Tektorialmembran (siehe unten rechts) verbunden sind. Die im Innenohr eintreffenden Schallwellen bringen die Basilarmembran im Schneckengang zum Vibrieren. Dadurch werden die Haarzellen gegen die Deckmembran gedrückt und die Stereozilien gebeugt. Daraufhin senden die Rezeptoren über den Hör-Gleichgewichts-Nerv (N. vestibulocochlearis) ein Signal ans Gehirn, das dort als Geräusch, Ton, Klang oder Laut interpretiert wird. Die Frequenz der Schallwellen bestimmt, wie weit die Schwingungen an der Membran entlang gelangen, was wiederum bestimmt, welche Rezeptoren stimuliert werden. Aufgrund ihrer Lage auf der Basilarmembran reagiert jede Haarzelle am besten auf eine bestimmte Frequenz.

Gleichgewicht

Unsere Gleichgewichtsorgane liegen im Innenohr. Sie umfassen das Vorhofbläschen (Utriculus), das für horizontale Bewegungen zuständig ist; den Sacculus, der für vertikale Bewegungen zuständig ist; und die drei Bogengänge, die für Drehbewegungen zuständig sind. Sie alle sind mit einer Flüssigkeit, der Endolymphe, gefüllt.

Die drei Bogengänge stehen senkrecht zueinander. Am Ende jedes Gangs befindet sich eine Schwellung, die Ampulle, die eine Ansammlung von Haarzellen enthält. Jede Haarzelle verfügt über 30 bis 150 haarähnliche Fortsätze, die Stereozilien. Während das eine Ende der Haarzelle in eine gallertige Masse, die Cupula, eingebettet ist, ist das andere Ende mit dem Hör-Gleichgewichts-Nerv (N. vestibulocochlearis, VIII. Hirnnerv) verbunden.

Utriculus und Sacculus enthalten ebenfalls Haarzellen, die von einer Membran bedeckt sind. In diese Membran sind mikroskopisch kleine Kalziumkarbonatkristalle eingebettet. Diese »Ohrsteine« (Otolithen) verändern ihre Position bei Bewegungen in alle möglichen Richtungen, berühren dabei die Haarzellen und bewegen die Stereozilien. So nehmen wir Bewegungen wahr. Die Otolithen reagieren auch auf die Schwerkraft der Erde; sie sind an der reflexartigen Aufrichtung des Kopfes beteiligt und helfen uns bei der räumlichen Orientierung.

Drehbewegungen erzeugen Wirbel in entgegengesetzter Richtung in der Endolymphe im Inneren der Ampulle. Dadurch wird die Form der Cupula verändert, die Haarzellen werden gebeugt und senden Signale ans Kleinhirn, das sie als eben diese Drehbewegungen interpretiert.

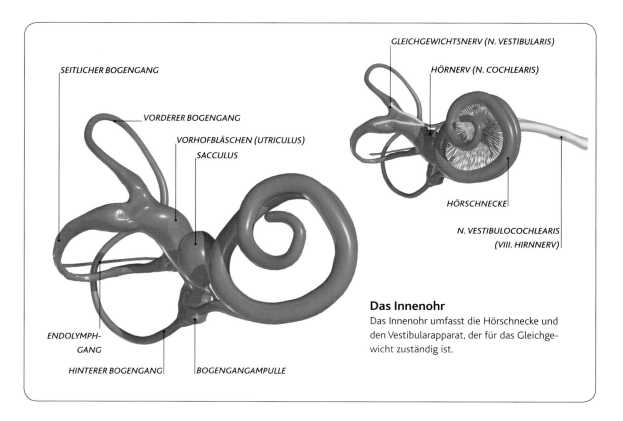

SEITLICHER BOGENGANG
VORDERER BOGENGANG
VORHOFBLÄSCHEN (UTRICULUS)
SACCULUS
GLEICHGEWICHTSNERV (N. VESTIBULARIS)
HÖRNERV (N. COCHLEARIS)
HÖRSCHNECKE
N. VESTIBULOCOCHLEARIS (VIII. HIRNNERV)
ENDOLYMPH-GANG
HINTERER BOGENGANG
BOGENGANGAMPULLE

Das Innenohr

Das Innenohr umfasst die Hörschnecke und den Vestibularapparat, der für das Gleichgewicht zuständig ist.

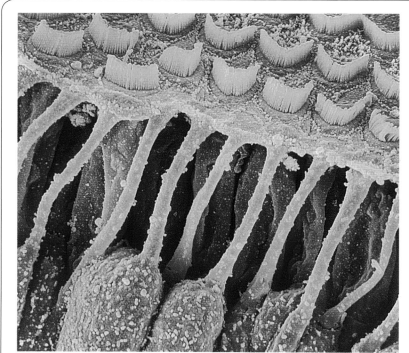

Sensorische Haarzellen des Innenohrs

Das Ohr wandelt Schallwellen in Nervenimpulse um. Dazu werden die Stereozilien am Ende der Haarzellen (rosafarben und braun) stimuliert. Die Schallwellen bewegen die Flüssigkeit im Innenohr, die Härchen werden niedergedrückt; dabei entstehen Nervenimpulse, die über den Hörnerv ans Gehirn geschickt werden.

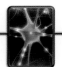

Zunge und Geschmackssinn

Der Geschmackssinn ist an Geschmacksknospen gekoppelt, die sich als Chemorezeptoren im Inneren des Mundes und insbesondere auf der Zunge finden. Mit ihnen können wir fünf grundlegende Geschmackswahrnehmungen differenzieren: Bitter, Süß, Salzig, Sauer und die von den Japanern entdeckte Geschmacksrichtung Umami, was so viel wie fleischig und herzhaft oder wohlschmeckend bedeutet. Umami wird durch bestimmte Aminosäuren wie z.B. Glutamat und Aspartat hervorgerufen. Hinzu kommt möglicherweise noch eine sechste Geschmackswahrnehmung, fettig, die durch bestimmte Fettsäuren wie z.B. Linolsäure hervorgerufen wird.

Wie der Geschmack funktioniert

Mittlerweile gehen Forscher davon aus, dass sich unsere Geschmackswahrnehmung nicht nur aus diesen fünf oder sechs Grundbausteinen zusammensetzt, sondern aus einer kontinuierlichen Geschmackswahrnehmung besteht, die der Farbwahrnehmung ähnelt. Denn auch der Geruchssinn sowie die Wahrnehmung von Textur, Temperatur, Adstringenz und Spritzigkeit vermitteln uns Geschmacksnuancen; hinzu kommen visuelle und auditive Reize.

Für die Übermittlung der Informationen von den Geschmacksknospen an das Gehirn sind mehrere Hirnnerven zuständig (siehe S. 74). Das Gehirn sammelt sämtliche Informationen über die Speise und interpretiert sie.

DIE WALLPAPILLEN (PAPILLAE VALLATAE)
reagieren auf die Geschmacksrichtungen Sauer und Bitter.

UMAMI

SAUER

BITTER

SALZIG

SÜSS

DIE PILZPAPILLEN (PAPILLAE FUNGIFORMES)
sammeln sich um die Zungenspitze herum an. Da sie gut mit Blut versorgt sind, sehen sie wie rote Punkte aus. Sie nehmen alle Geschmacksrichtungen wahr.

FADENPAPILLEN (PAPILLAE FILIFORMES)

JEDER ZUNGENBEREICH
kann alle Geschmacksrichtungen wahrnehmen. Dennoch reagieren manche Bereiche empfindlicher auf bestimmte Geschmäcker; außerdem hat jeder vierte Mensch einen insgesamt ausgeprägteren Geschmackssinn. Diese sogenannten Superschmecker verfügen über mehr Pilzpapillen auf der Zunge.

Zungenmuskeln

Die intrinsischen, d.h. in der Zunge liegenden Muskeln verfügen über Fasern, die sowohl längs als auch quer verlaufen. Die extrinsischen, d.h. außerhalb der Zunge liegenden Muskeln (M. hyoglossus, M. styloglossus, M. genioglossus und M. geniohyoideus) helfen der Zunge beim Sprechen, Kauen und Schlucken.

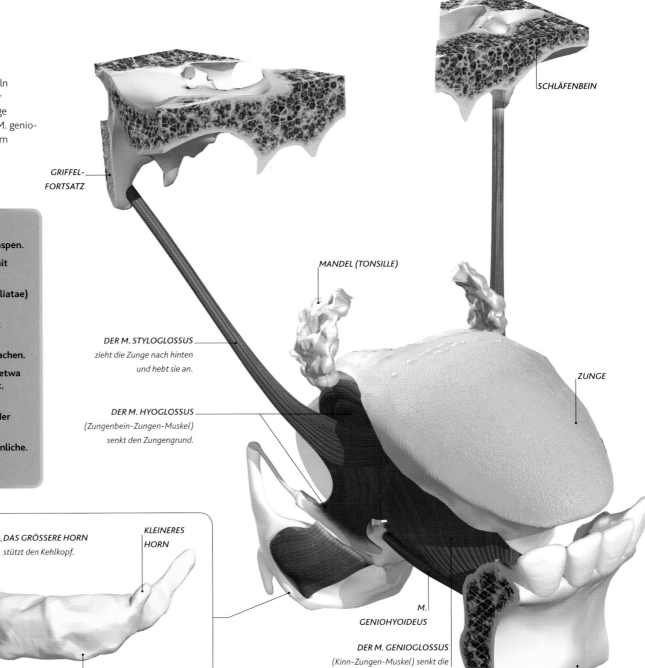

SCHLÄFENBEIN

GRIFFEL-FORTSATZ

MANDEL (TONSILLE)

DER M. STYLOGLOSSUS
zieht die Zunge nach hinten und hebt sie an.

DER M. HYOGLOSSUS
(Zungenbein-Zungen-Muskel) senkt den Zungengrund.

ZUNGE

M. GENIOHYOIDEUS

DER M. GENIOGLOSSUS
(Kinn-Zungen-Muskel) senkt die Zunge und streckt sie vor.

UNTERKIEFER

Zungenbein

Der U-förmige Knochen liegt unter und hinter dem Unterkiefer. Das Zungenbein ist der einzige Knochen des Skeletts, der nicht direkt mit einem anderen Knochen verbunden ist, sondern durch Halsmuskeln gehalten wird. Am Zungenbein setzen einige Zungenmuskeln an.

DAS GRÖSSERE HORN
stützt den Kehlkopf.

KLEINERES HORN

AM KÖRPER DES ZUNGENBEINS
setzen Muskeln des Kehlkopfs, der Zunge und des Rachens an.

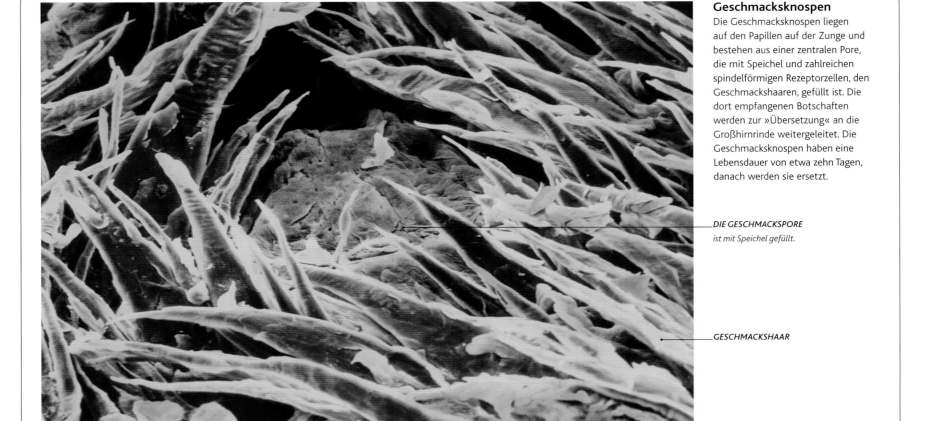

Geschmacksknospen

Die Geschmacksknospen liegen auf den Papillen auf der Zunge und bestehen aus einer zentralen Pore, die mit Speichel und zahlreichen spindelförmigen Rezeptorzellen, den Geschmackshaaren, gefüllt ist. Die dort empfangenen Botschaften werden zur »Übersetzung« an die Großhirnrinde weitergeleitet. Die Geschmacksknospen haben eine Lebensdauer von etwa zehn Tagen, danach werden sie ersetzt.

DIE GESCHMACKSPORE
ist mit Speichel gefüllt.

GESCHMACKSHAAR

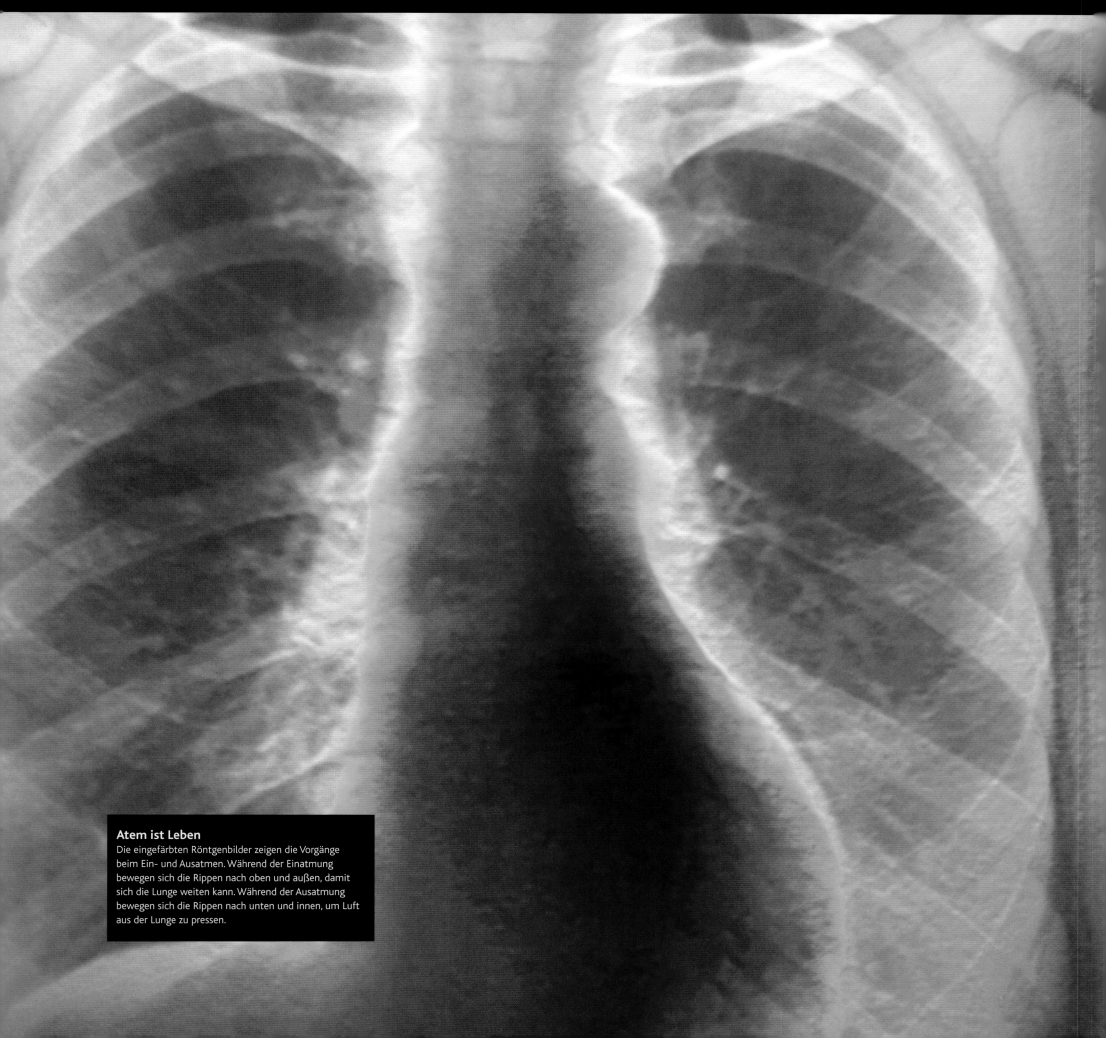

Atem ist Leben

Die eingefärbten Röntgenbilder zeigen die Vorgänge beim Ein- und Ausatmen. Während der Einatmung bewegen sich die Rippen nach oben und außen, damit sich die Lunge weiten kann. Während der Ausatmung bewegen sich die Rippen nach unten und innen, um Luft aus der Lunge zu pressen.

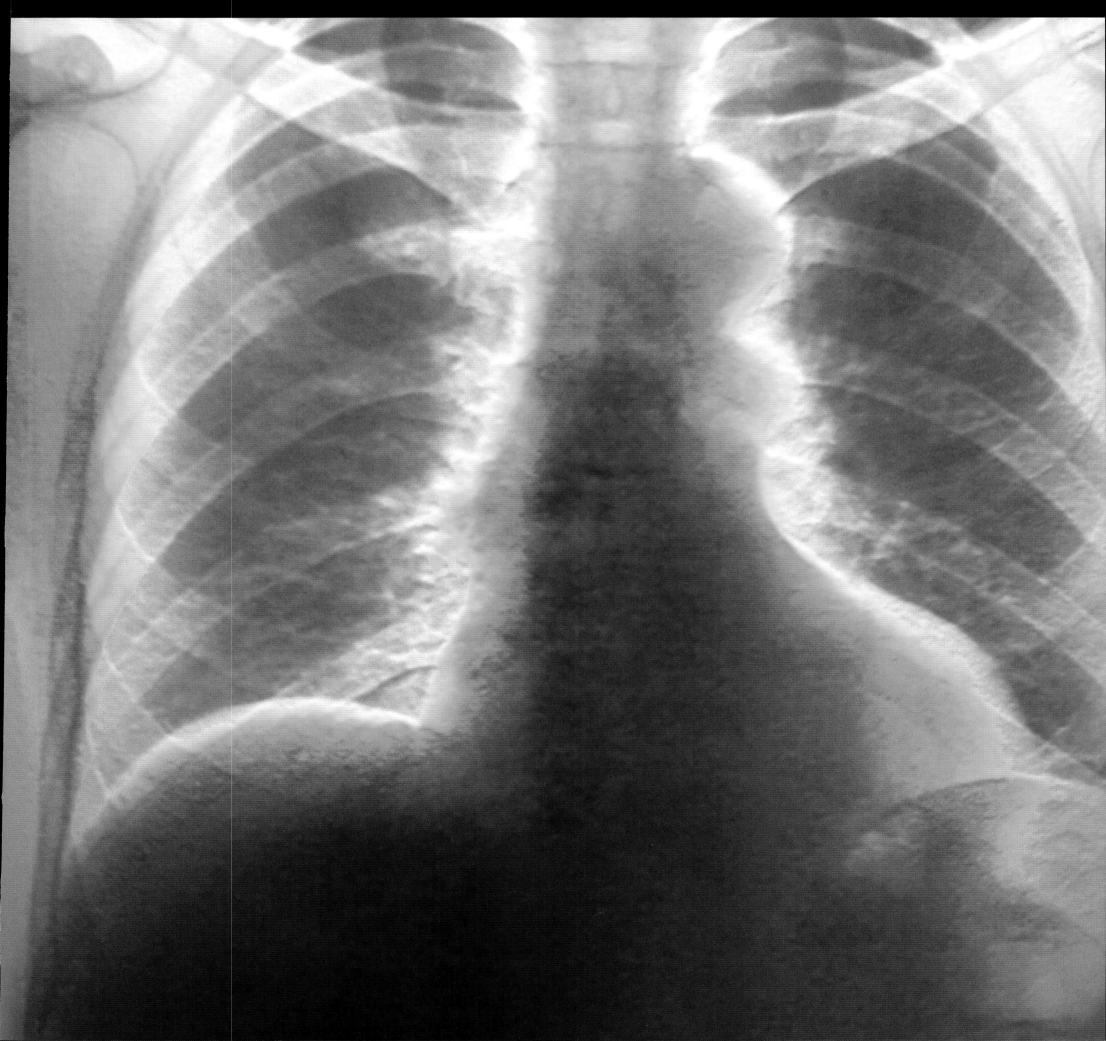

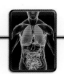

Obere Atemwege

Normalerweise ziehen wir die Luft beim Atmen durch die Nase, manchmal auch durch den Mund ein. Die Nase hat zwei Eingänge: den linken und den rechten Nasenflügel. Sie werden durch die Nasenscheidewand getrennt.

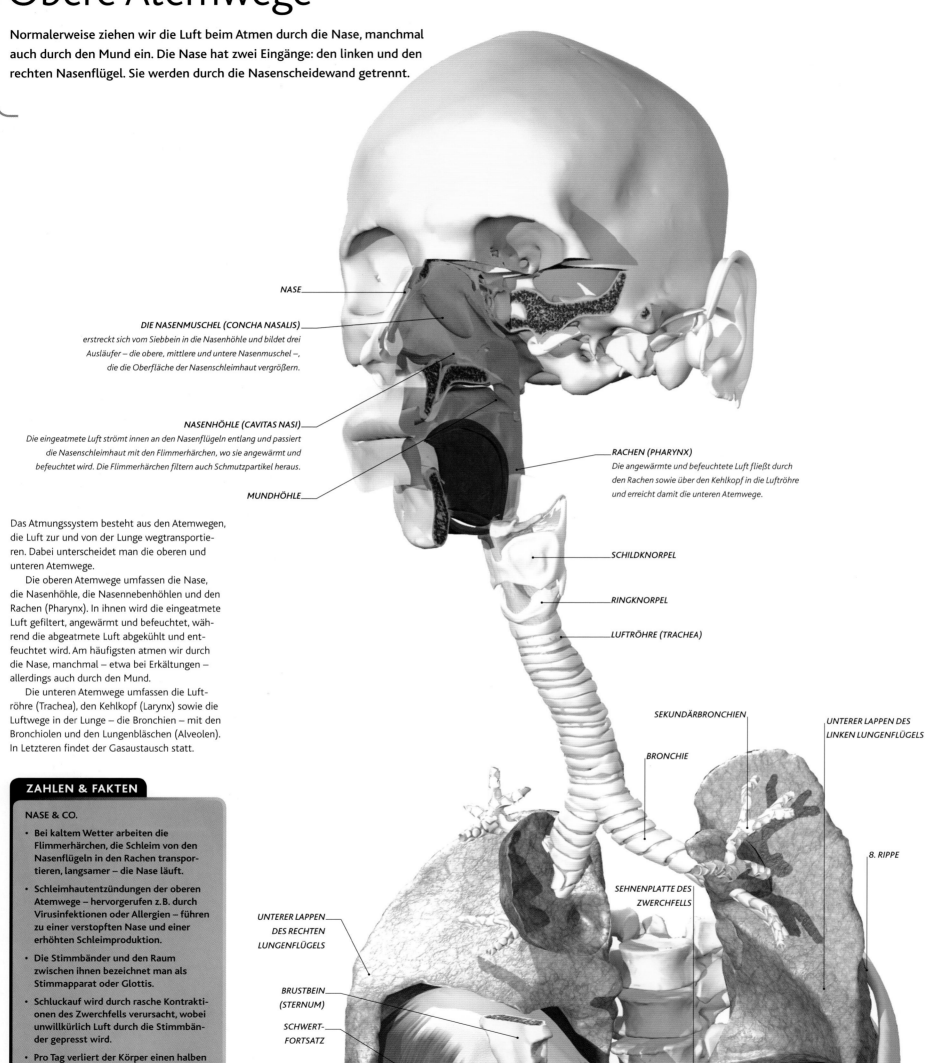

NASE

DIE NASENMUSCHEL (CONCHA NASALIS)
erstreckt sich vom Siebbein in die Nasenhöhle und bildet drei Ausläufer – die obere, mittlere und untere Nasenmuschel –, die die Oberfläche der Nasenschleimhaut vergrößern.

NASENHÖHLE (CAVITAS NASI)
Die eingeatmete Luft strömt innen an den Nasenflügeln entlang und passiert die Nasenschleimhaut mit den Flimmerhärchen, wo sie angewärmt und befeuchtet wird. Die Flimmerhärchen filtern auch Schmutzpartikel heraus.

MUNDHÖHLE

RACHEN (PHARYNX)
Die angewärmte und befeuchtete Luft fließt durch den Rachen sowie über den Kehlkopf in die Luftröhre und erreicht damit die unteren Atemwege.

SCHILDKNORPEL

RINGKNORPEL

LUFTRÖHRE (TRACHEA)

SEKUNDÄRBRONCHIEN

UNTERER LAPPEN DES LINKEN LUNGENFLÜGELS

BRONCHIE

8. RIPPE

SEHNENPLATTE DES ZWERCHFELLS

UNTERER LAPPEN DES RECHTEN LUNGENFLÜGELS

BRUSTBEIN (STERNUM)

SCHWERT-FORTSATZ

ZWERCHFELL (DIAPHRAGMA)

Das Atmungssystem besteht aus den Atemwegen, die Luft zur und von der Lunge wegtransportieren. Dabei unterscheidet man die oberen und unteren Atemwege.

Die oberen Atemwege umfassen die Nase, die Nasenhöhle, die Nasennebenhöhlen und den Rachen (Pharynx). In ihnen wird die eingeatmete Luft gefiltert, angewärmt und befeuchtet, während die abgeatmete Luft abgekühlt und entfeuchtet wird. Am häufigsten atmen wir durch die Nase, manchmal – etwa bei Erkältungen – allerdings auch durch den Mund.

Die unteren Atemwege umfassen die Luftröhre (Trachea), den Kehlkopf (Larynx) sowie die Luftwege in der Lunge – die Bronchien – mit den Bronchiolen und den Lungenbläschen (Alveolen). In Letzteren findet der Gasaustausch statt.

ZAHLEN & FAKTEN

NASE & CO.

- Bei kaltem Wetter arbeiten die Flimmerhärchen, die Schleim von den Nasenflügeln in den Rachen transportieren, langsamer – die Nase läuft.

- Schleimhautentzündungen der oberen Atemwege – hervorgerufen z.B. durch Virusinfektionen oder Allergien – führen zu einer verstopften Nase und einer erhöhten Schleimproduktion.

- Die Stimmbänder und den Raum zwischen ihnen bezeichnet man als Stimmapparat oder Glottis.

- Schluckauf wird durch rasche Kontraktionen des Zwerchfells verursacht, wobei unwillkürlich Luft durch die Stimmbänder gepresst wird.

- Pro Tag verliert der Körper einen halben Liter Wasser über die Lunge.

Der Kehlkopf

Der Kehlkopf schützt den Zugang zur Luftröhre und beherbergt die Stimmbänder. Er besteht aus neun Knorpeln: dem Schildknorpel, dem Ringknorpel, dem Kehldeckel, zwei Stellknorpeln, zwei Hörnchenknorpeln und zwei Keilknorpeln.

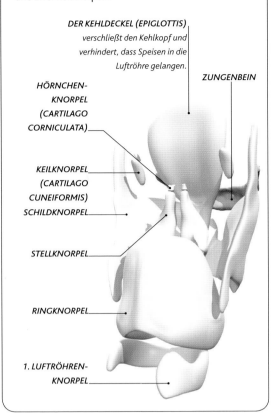

DER KEHLDECKEL (EPIGLOTTIS)
verschließt den Kehlkopf und
verhindert, dass Speisen in die
Luftröhre gelangen.

ZUNGENBEIN

HÖRNCHEN-
KNORPEL
(CARTILAGO
CORNICULATA)

KEILKNORPEL
(CARTILAGO
CUNEIFORMIS)
SCHILDKNORPEL

STELLKNORPEL

RINGKNORPEL

1. LUFTRÖHREN-
KNORPEL

So funktioniert die Lautbildung

Die elastischen Stimmbänder verlaufen horizontal über den Kehlkopf. Vorn haften sie am Schildknorpel an, hinten an den Stellknorpeln. In entspanntem Zustand sind die Stimmbänder geöffnet, damit Luft ein- und ausströmen kann. Schließen sich die Stimmbänder, werden sie durch den Luftstrom bei der Ausatmung zum Vibrieren gebracht, was Töne erzeugt.

ARYEPIGLOTTISCHE FALTE
STIMMBAND
OBERE LUFTRÖHRE

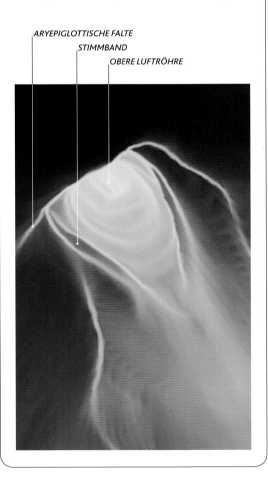

Atemreflexe

Die Atmung wird vom Atemzentrum im Gehirn gesteuert. Seine Informationen erhält es von Rezeptoren, die auf Sauerstoff, Kohlendioxid und den Säurespiegel im Blut reagieren; weitere Informationen liefern Blutdruckrezeptoren, Rezeptoren, die die Dehnung der Lunge anzeigen, sowie Empfindungen wie Schmerz oder eine Reizung der Nasenschleimhaut. Das alles beeinflusst das Atemmuster: Wir atmen schneller oder langsamer, flacher oder tiefer. Bestimmte Reflexe verhindern, dass die Lunge überdehnt wird. Meist läuft die Atmung unbewusst ab, sie kann aber durch Gedanken und Gefühle verändert werden.

Husten

Beim Husten wird Luft stoßweise aus der Lunge gepresst. Es macht die Luftröhre und Bronchien frei, wenn die Hustenrezeptoren durch eingeatmete Partikel oder übermäßigen Schleim gereizt werden. Das Husten beginnt mit einem tiefen Einatmen, woraufhin sich die Stimmbänder schließen und Luft in der Lunge verbleibt. Dann ziehen sich das Zwerchfell und andere Atemmuskeln heftig zusammen; durch den dabei entstehenden Druck öffnen sich die Stimmbänder, und die Luft wird explosionsartig entlassen. Mit Schleimtröpfchen (rechts) werden Bakterien und Staubpartikel aus dem Körper befördert.

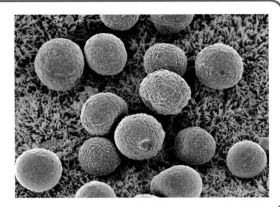

Niesen

Niesen macht die oberen Atemwege frei, wenn die Nasenschleimhaut durch eingeatmete Partikel, starke Gerüche oder eine Infektion gereizt wird. Zu Beginn atmen wir mehrmals tief ein (ha … ha … ha …); durch einen Reflex schließen sich die Stimmbänder und die Augen. Anschließend öffnen sich die Stimmbänder durch die heftige Kontraktion der Atemmuskeln wieder, und Luft wird aus Nase und Mund herausgepresst (… tschi!). Blockiert die Zunge den Racheneingang, niesen wir durch die Nase. Bei jedem Dritten wird der Niesreflex ausgelöst, wenn man sich plötzlich hellem Licht ausgesetzt sieht (photischer Niesreflex). Dann ruft die Überreizung des Sehnerven (II. Hirnnerv) eine Reaktion im Drillingsnerv (V. Hirnnerv) hervor. Der photische Niesreflex ist ererbt, also genetisch fixiert.

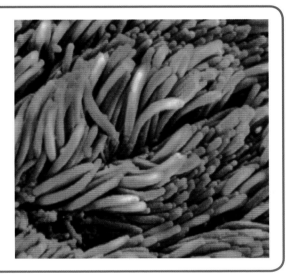

Gähnen

Den unwillkürlichen Vorgang des Gähnens erlernen wir während der Embryonalentwicklung. Alle Wirbeltiere gähnen, der Mechanismus hält selbst bei einem Hirnschaden an. Ausgelöst wird das Gähnen wahrscheinlich durch einen erhöhten Kohlendioxidspiegel im Blut; durch das Gähnen soll mehr Sauerstoff in die Lunge gelangen, und auch der Sauerstoffspiegel im Blut soll erhöht werden. Außerdem haben Wissenschaftler herausgefunden, dass durch das Gähnen das im Gehirn zirkulierende Blut abgekühlt wird.

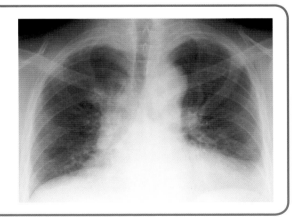

Schluckauf

Bei einem Schluckauf zieht sich das Zwerchfell plötzlich unwillkürlich zusammen. Wissenschaftler vermuten, der Schluckauf stamme noch aus der Zeit unserer amphibischen Vorfahren, die teils im Wasser und teils an Land lebten. Beim Schluckauf schließen sich die Stimmbänder — was verhindert hätte, dass Wasser in die primitive Lunge dringt. Auch ein Fötus kann im Fruchtwasser des Mutterleibs einen Schluckauf bekommen; möglicherweise soll der Reflex auch verhindern, dass beim Stillen Milch in die Lunge gelangt. Ausgelöst wird der Reflex durch Nerven im Zwerchfell, die die Aktivität der Muskeln dort steuern.

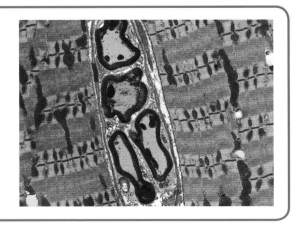

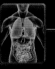

Untere Atemwege

Die unteren Atemwege umfassen die Luftröhre (Trachea), die Bronchien und ihre Unterteilungen sowie den linken und rechten Lungenflügel, wo der Gasaustausch stattfindet.

Luftröhre und Bronchien

Der größte Atemweg im unteren Atemtrakt ist die Luftröhre. Sie erstreckt sich vom Kehlkopf bis zum oberen Teil der Brust, wo sie sich in die rechte und linke Bronchie teilt. Jede dieser Hauptbronchien führt zu einem Lungenflügel. Die Verzweigung findet etwa auf Höhe des vierten oder fünften Brustwirbels statt. Die rechte Bronchie ist breiter und kürzer und verläuft senkrechter als die linke.

Jede Hauptbronchie verzweigt sich zu kleineren Bronchien, die sich wiederum zu Bronchiolen in der Lunge verzweigen. Am Ende der Bronchiolen befinden sich die Lungenbläschen (Alveolen), die Sauerstoff aus dem Blut aufnehmen und Kohlendioxid an das Blut abgeben.

Die Lunge

Die Lunge ist ein paariges Organ mit zwei Lungenflügeln. Diese spitzen sich zum oberen Ende hin zu, an der Basis verbreitern sie sich. Der rechte Lungenflügel besitzt drei Lungenlappen, der linke nur zwei, um Platz für das Herz zu lassen. Die Lungenlappen sind in weitere Segmente unterteilt, die durch Bindegewebe voneinander getrennt sind.

Pleurasäcke

Jeder Lungenflügel ist von einem Pleurasack umhüllt, der aus zwei Schichten besteht. Die äußere Schicht, das Rippenfell (Pleura parietalis), haftet an der Brustwand an, während die innere Schicht, das Lungenfell (Pleura visceralis), an dem jeweiligen Lungenflügel anhaftet. Voneinander getrennt sind die beiden Schichten durch eine Flüssigkeit, die die reibungslose Bewegung der Lungenflügel während der Atmung ermöglicht.

Schutz der Bronchien

Die Wände der Luftröhre und der Hauptbronchien werden durch Knorpelgewebe gestützt. Bronchien und Bronchiolen verfügen über glatte Muskulatur, die sie verengt oder weitet. Die Lungenflügel sind von Membranen, den Pleurasäcken, umgeben.

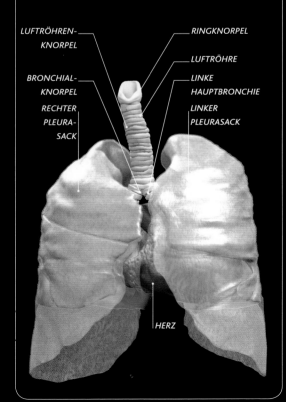

LUFTRÖHREN-KNORPEL

RINGKNORPEL

LUFTRÖHRE

BRONCHIAL-KNORPEL

LINKE HAUPTBRONCHIE

RECHTER PLEURA-SACK

LINKER PLEURASACK

HERZ

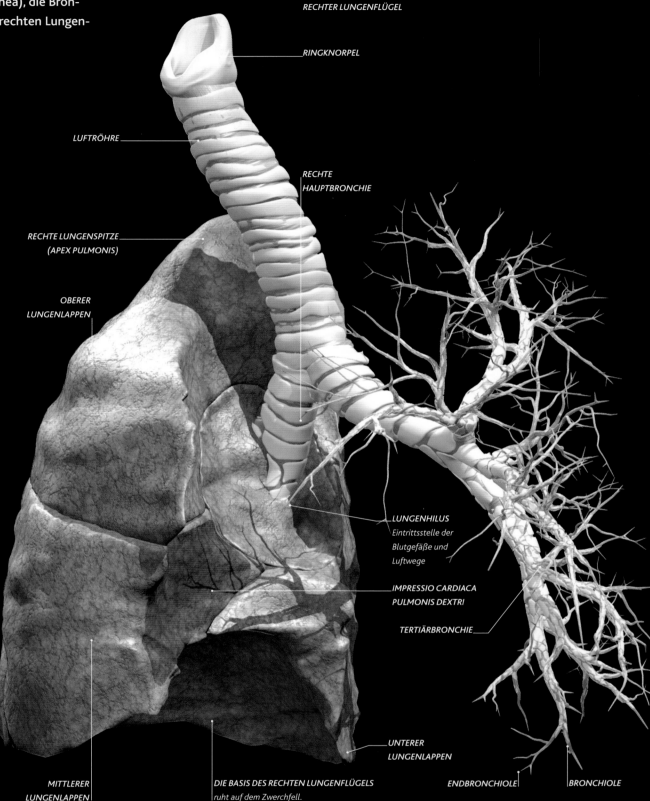

RECHTER LUNGENFLÜGEL

RINGKNORPEL

LUFTRÖHRE

RECHTE HAUPTBRONCHIE

RECHTE LUNGENSPITZE (APEX PULMONIS)

OBERER LUNGENLAPPEN

LUNGENHILUS
Eintrittsstelle der Blutgefäße und Luftwege

IMPRESSIO CARDIACA PULMONIS DEXTRI

TERTIÄRBRONCHIE

UNTERER LUNGENLAPPEN

MITTLERER LUNGENLAPPEN

DIE BASIS DES RECHTEN LUNGENFLÜGELS
ruht auf dem Zwerchfell.

ENDBRONCHIOLE

BRONCHIOLE

ZAHLEN & FAKTEN

ALLES ÜBER DIE ATMUNG

- In Ruhe atmen wir 12- bis 15-mal pro Minute, wenn wir uns bewegen, steigt die Atemfrequenz auf 20-mal pro Minute oder mehr. Das summiert sich auf über zehn Millionen Atemzüge pro Jahr und mehr als 750 Millionen Atemzüge in einer durchschnittlichen Lebensspanne. Meist läuft die Atmung automatisch ab.

- Ein Neugeborenes atmet rund 44-mal pro Minute.

- Kleine Kinder atmen rund 30-mal pro Minute.

- Größere Kinder atmen rund 20-mal pro Minute.

- Bei Sportlern steigt die Atemfrequenz auf 60-mal pro Minute oder mehr.

- Beim Husten wird Luft mit einer Geschwindigkeit von 1,5 bis 2,9 Metern pro Sekunde hinausgeschleudert.

- Beim Niesen beträgt die Geschwindigkeit bis zu 2,6 Kilometer pro Sekunde.

- Wir können nicht mit offenen Augen niesen.

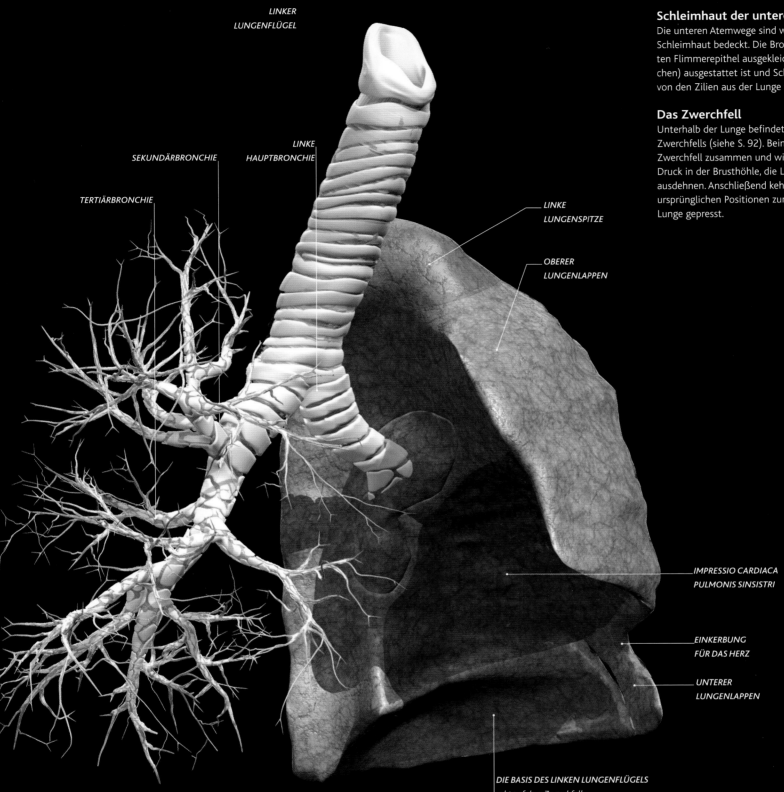

LINKER
LUNGENFLÜGEL

SEKUNDÄRBRONCHIE

LINKE
HAUPTBRONCHIE

TERTIÄRBRONCHIE

LINKE
LUNGENSPITZE

OBERER
LUNGENLAPPEN

IMPRESSIO CARDIACA
PULMONIS SINSISTRI

EINKERBUNG
FÜR DAS HERZ

UNTERER
LUNGENLAPPEN

DIE BASIS DES LINKEN LUNGENFLÜGELS
ruht auf dem Zwerchfell.

Schleimhaut der unteren Atemwege

Die unteren Atemwege sind wie die oberen auch mit einer Schleimhaut bedeckt. Die Bronchien werden vom sogenannten Flimmerepithel ausgekleidet, das mit Zilien (Flimmerhärchen) ausgestattet ist und Schleim absondert. Dieser wird von den Zilien aus der Lunge transportiert.

Das Zwerchfell

Unterhalb der Lunge befindet sich die Muskelschicht des Zwerchfells (siehe S. 92). Beim Einatmen zieht sich das Zwerchfell zusammen und wird flacher. Dies reduziert den Druck in der Brusthöhle, die Lunge kann sich nach unten ausdehnen. Anschließend kehren Zwerchfell und Lunge in ihre ursprünglichen Positionen zurück, und die Luft wird aus der Lunge gepresst.

Bronchiolen und Alveolen

Die beiden Hauptbronchien verzweigen sich in der Lunge in immer kleinere Bronchien. Die rechte Hauptbronchie bildet drei Sekundärbronchien aus, die linke zwei. Diese verzweigen sich immer weiter und bilden schließlich Bronchiolen. In den Endbronchiolen befindet sich ein Netzwerk winziger Lungenbläschen (Alveolen); dort findet der Gasaustausch statt.

In der Mitte dieser Abbildung aus dem Elektronenmikroskop, die einen Abschnitt eines menschlichen Lungenflügels zeigt, sieht man das obere Ende einer Bronchiole, die von einer Bronchie abzweigt. Die Wände der Bronchiolen werden nicht durch Knorpel gestützt und sind nicht mit Schleimzellen ausgekleidet.

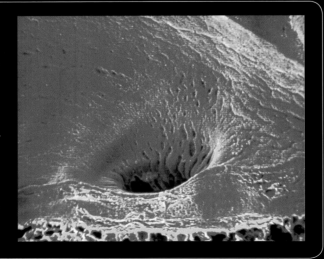

LUFTZUSAMMENSETZUNG & GASAUSTAUSCH

Die Luft, die wir ein- und ausatmen, besteht zu etwa 78 Prozent aus dem reaktionsträgen Gas Stickstoff. Zu rund 21 Prozent besteht die eingeatmete Luft aus Sauerstoff, die ausgeatmete hingegen nur zu etwa 16 Prozent. Der restliche Sauerstoff wird vom Körper verwertet.

Die eingeatmete Luft enthält einen winzigen Anteil – 0,038 Prozent – Kohlendioxid, die ausgeatmete Luft hingegen enthält vier Prozent Kohlendioxid. Denn unsere Stoffwechselprozesse erzeugen Kohlendioxid, das entsorgt werden muss, bevor es auf einen toxischen Spiegel ansteigt. Die Sauerstoffaufnahme und die Kohlendioxidabgabe erfolgen während des Gasaustauschs in der Lunge.

HERZ-KR
SYSTEM

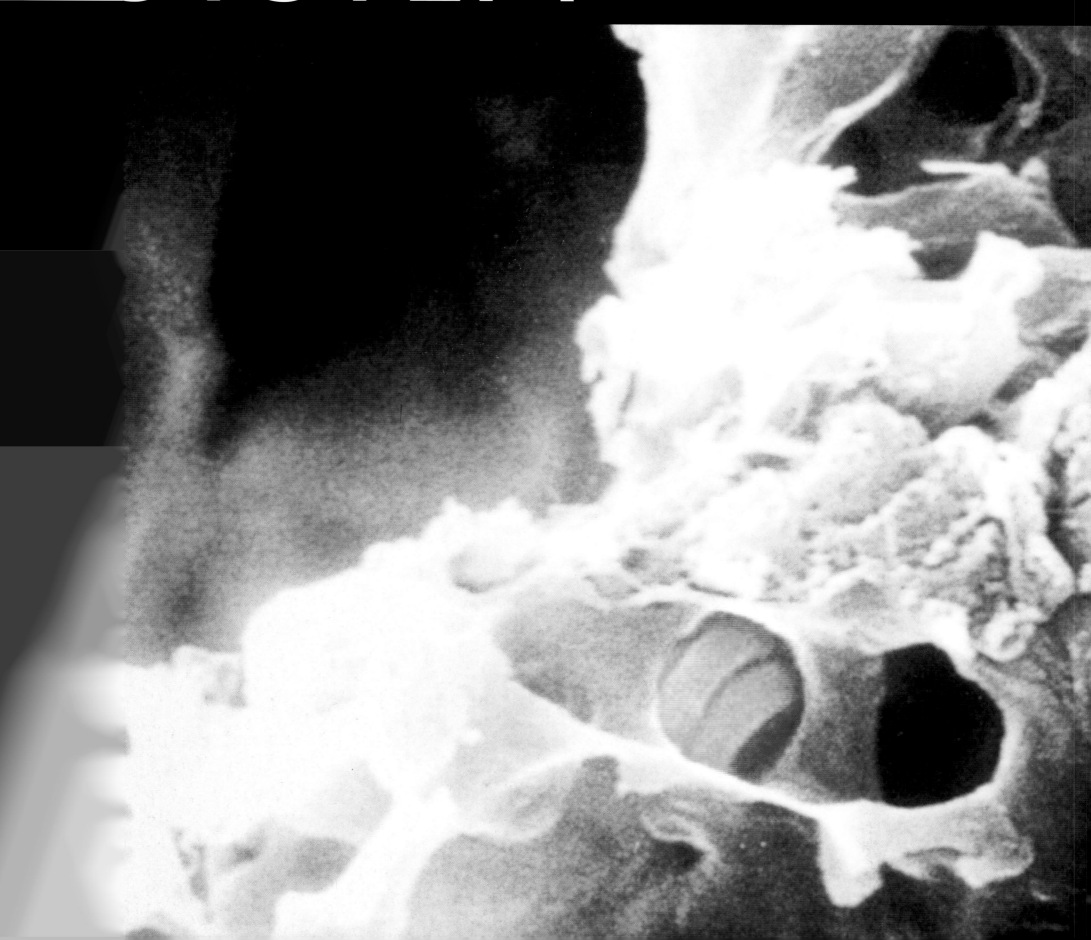

EISLAUF –

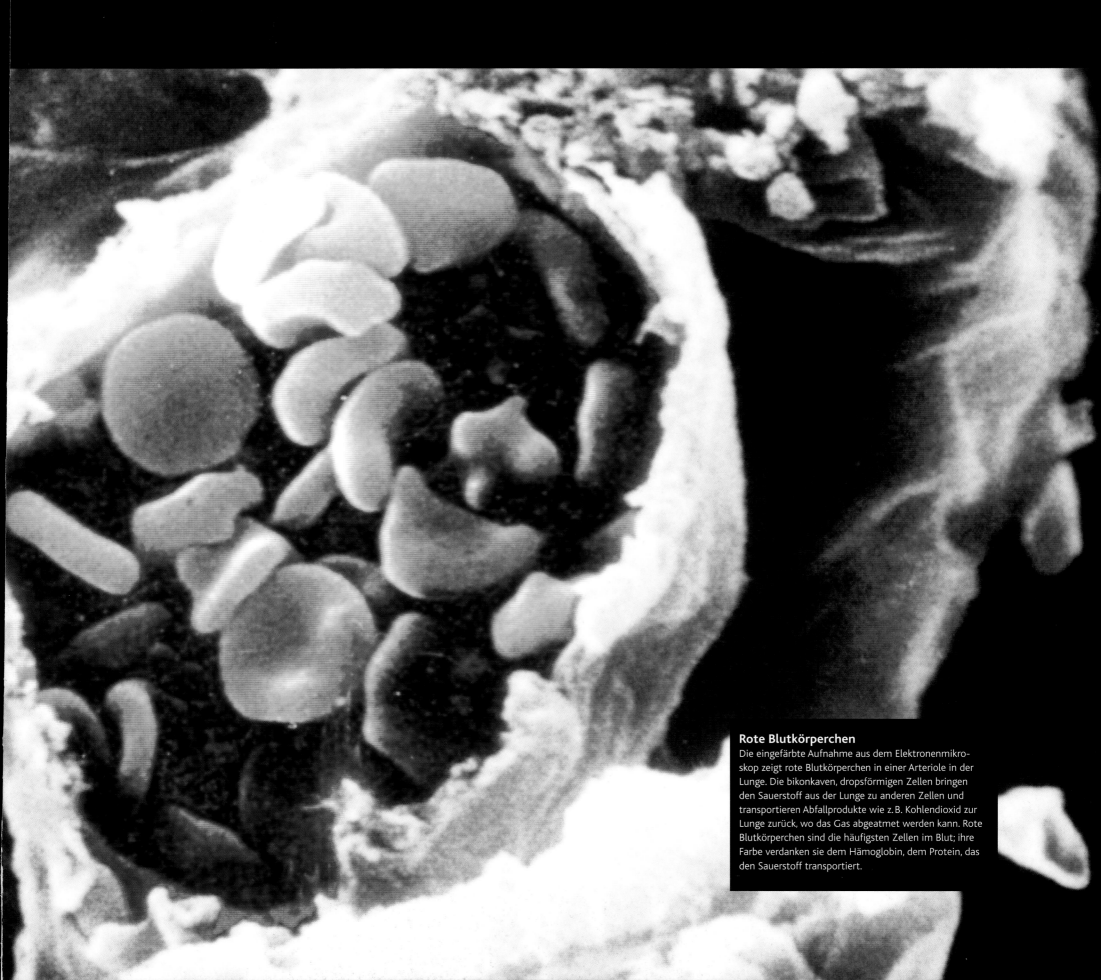

Rote Blutkörperchen
Die eingefärbte Aufnahme aus dem Elektronenmikroskop zeigt rote Blutkörperchen in einer Arteriole in der Lunge. Die bikonkaven, dropsförmigen Zellen bringen den Sauerstoff aus der Lunge zu anderen Zellen und transportieren Abfallprodukte wie z. B. Kohlendioxid zur Lunge zurück, wo das Gas abgeatmet werden kann. Rote Blutkörperchen sind die häufigsten Zellen im Blut; ihre Farbe verdanken sie dem Hämoglobin, dem Protein, das den Sauerstoff transportiert.

Überblick

Das Herz-Kreislauf-System umfasst Herz, Arterien, Kapillaren und Venen. Es transportiert das Blut durch den Körper und versorgt die Gewebe mit Sauerstoff, Glukose und anderen Nährstoffen. Abfallprodukte wie Kohlendioxid, Milchsäure und Harnstoff werden entsorgt.

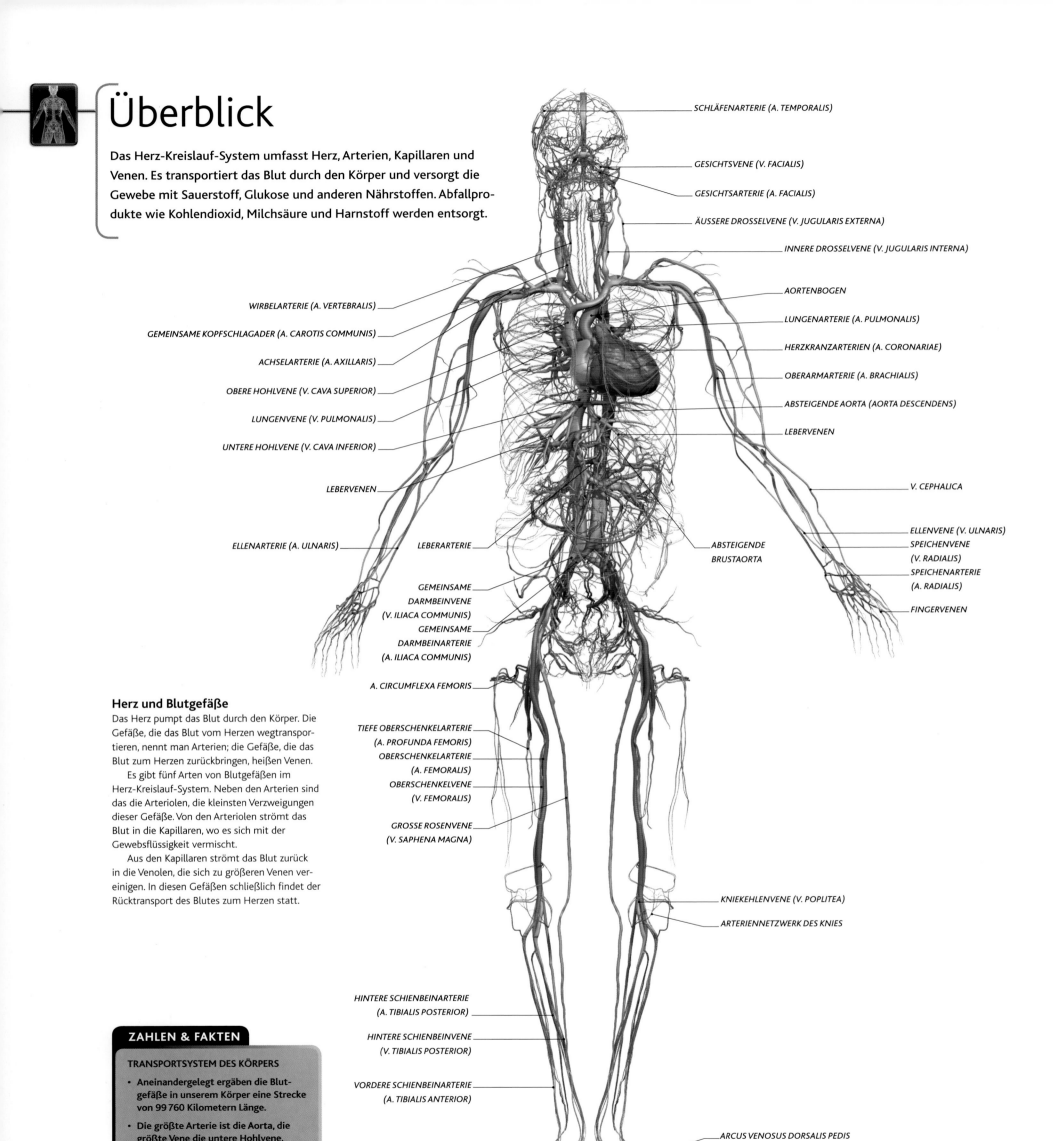

SCHLÄFENARTERIE (A. TEMPORALIS)

GESICHTSVENE (V. FACIALIS)

GESICHTSARTERIE (A. FACIALIS)

ÄUSSERE DROSSELVENE (V. JUGULARIS EXTERNA)

INNERE DROSSELVENE (V. JUGULARIS INTERNA)

AORTENBOGEN

LUNGENARTERIE (A. PULMONALIS)

HERZKRANZARTERIEN (A. CORONARIAE)

OBERARMARTERIE (A. BRACHIALIS)

ABSTEIGENDE AORTA (AORTA DESCENDENS)

LEBERVENEN

V. CEPHALICA

ELLENVENE (V. ULNARIS)

SPEICHENVENE (V. RADIALIS)

SPEICHENARTERIE (A. RADIALIS)

FINGERVENEN

WIRBELARTERIE (A. VERTEBRALIS)

GEMEINSAME KOPFSCHLAGADER (A. CAROTIS COMMUNIS)

ACHSELARTERIE (A. AXILLARIS)

OBERE HOHLVENE (V. CAVA SUPERIOR)

LUNGENVENE (V. PULMONALIS)

UNTERE HOHLVENE (V. CAVA INFERIOR)

LEBERVENEN

ELLENARTERIE (A. ULNARIS)

LEBERARTERIE

ABSTEIGENDE BRUSTAORTA

GEMEINSAME DARMBEINVENE (V. ILIACA COMMUNIS)

GEMEINSAME DARMBEINARTERIE (A. ILIACA COMMUNIS)

A. CIRCUMFLEXA FEMORIS

TIEFE OBERSCHENKELARTERIE (A. PROFUNDA FEMORIS)

OBERSCHENKELARTERIE (A. FEMORALIS)

OBERSCHENKELVENE (V. FEMORALIS)

GROSSE ROSENVENE (V. SAPHENA MAGNA)

KNIEKEHLENVENE (V. POPLITEA)

ARTERIENNETZWERK DES KNIES

HINTERE SCHIENBEINARTERIE (A. TIBIALIS POSTERIOR)

HINTERE SCHIENBEINVENE (V. TIBIALIS POSTERIOR)

VORDERE SCHIENBEINARTERIE (A. TIBIALIS ANTERIOR)

ARCUS VENOSUS DORSALIS PEDIS

FUSSRÜCKENSEITIGE TIEFE MITTELFUSSARTERIEN (AA. METATARSALES DORSALES)

Herz und Blutgefäße

Das Herz pumpt das Blut durch den Körper. Die Gefäße, die das Blut vom Herzen wegtransportieren, nennt man Arterien; die Gefäße, die das Blut zum Herzen zurückbringen, heißen Venen.

Es gibt fünf Arten von Blutgefäßen im Herz-Kreislauf-System. Neben den Arterien sind das die Arteriolen, die kleinsten Verzweigungen dieser Gefäße. Von den Arteriolen strömt das Blut in die Kapillaren, wo es sich mit der Gewebsflüssigkeit vermischt.

Aus den Kapillaren strömt das Blut zurück in die Venolen, die sich zu größeren Venen vereinigen. In diesen Gefäßen schließlich findet der Rücktransport des Blutes zum Herzen statt.

ZAHLEN & FAKTEN

TRANSPORTSYSTEM DES KÖRPERS

- Aneinandergelegt ergäben die Blutgefäße in unserem Körper eine Strecke von 99 760 Kilometern Länge.

- Die größte Arterie ist die Aorta, die größte Vene die untere Hohlvene.

- Die einzigen Arterien, die sauerstoffarmes Blut führen, sind die Lungenarterien.

- Für eine Reise durch den Körper braucht eine Blutzelle rund eine Minute.

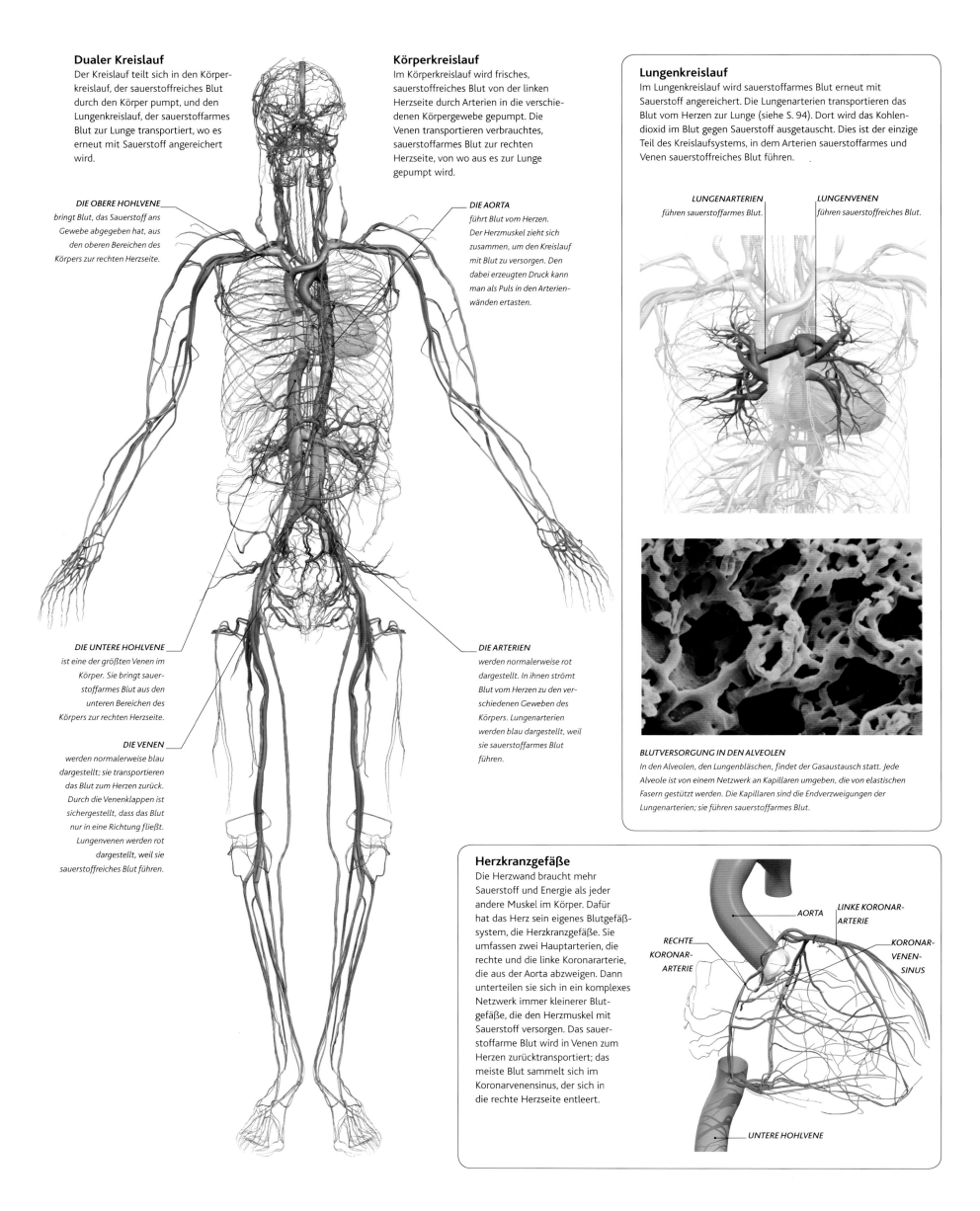

Dualer Kreislauf

Der Kreislauf teilt sich in den Körperkreislauf, der sauerstoffreiches Blut durch den Körper pumpt, und den Lungenkreislauf, der sauerstoffarmes Blut zur Lunge transportiert, wo es erneut mit Sauerstoff angereichert wird.

DIE OBERE HOHLVENE

bringt Blut, das Sauerstoff ans Gewebe abgegeben hat, aus den oberen Bereichen des Körpers zur rechten Herzseite.

DIE UNTERE HOHLVENE

ist eine der größten Venen im Körper. Sie bringt sauerstoffarmes Blut aus den unteren Bereichen des Körpers zur rechten Herzseite.

DIE VENEN

werden normalerweise blau dargestellt; sie transportieren das Blut zum Herzen zurück. Durch die Venenklappen ist sichergestellt, dass das Blut nur in eine Richtung fließt. Lungenvenen werden rot dargestellt, weil sie sauerstoffreiches Blut führen.

Körperkreislauf

Im Körperkreislauf wird frisches, sauerstoffreiches Blut von der linken Herzseite durch Arterien in die verschiedenen Körpergewebe gepumpt. Die Venen transportieren verbrauchtes, sauerstoffarmes Blut zur rechten Herzseite, von wo aus es zur Lunge gepumpt wird.

DIE AORTA

führt Blut vom Herzen. Der Herzmuskel zieht sich zusammen, um den Kreislauf mit Blut zu versorgen. Den dabei erzeugten Druck kann man als Puls in den Arterienwänden ertasten.

DIE ARTERIEN

werden normalerweise rot dargestellt. In ihnen strömt Blut vom Herzen zu den verschiedenen Geweben des Körpers. Lungenarterien werden blau dargestellt, weil sie sauerstoffarmes Blut führen.

Lungenkreislauf

Im Lungenkreislauf wird sauerstoffarmes Blut erneut mit Sauerstoff angereichert. Die Lungenarterien transportieren das Blut vom Herzen zur Lunge (siehe S. 94). Dort wird das Kohlendioxid im Blut gegen Sauerstoff ausgetauscht. Dies ist der einzige Teil des Kreislaufsystems, in dem Arterien sauerstoffarmes und Venen sauerstoffreiches Blut führen.

LUNGENARTERIEN
führen sauerstoffarmes Blut.

LUNGENVENEN
führen sauerstoffreiches Blut.

BLUTVERSORGUNG IN DEN ALVEOLEN

In den Alveolen, den Lungenbläschen, findet der Gasaustausch statt. Jede Alveole ist von einem Netzwerk an Kapillaren umgeben, die von elastischen Fasern gestützt werden. Die Kapillaren sind die Endverzweigungen der Lungenarterien; sie führen sauerstoffarmes Blut.

Herzkranzgefäße

Die Herzwand braucht mehr Sauerstoff und Energie als jeder andere Muskel im Körper. Dafür hat das Herz sein eigenes Blutgefäßsystem, die Herzkranzgefäße. Sie umfassen zwei Hauptarterien, die rechte und die linke Koronararterie, die aus der Aorta abzweigen. Dann unterteilen sie sich in ein komplexes Netzwerk immer kleinerer Blutgefäße, die den Herzmuskel mit Sauerstoff versorgen. Das sauerstoffarme Blut wird in Venen zum Herzen zurücktransportiert; das meiste Blut sammelt sich im Koronarvenensinus, der sich in die rechte Herzseite entleert.

AORTA

LINKE KORONARARTERIE

RECHTE KORONARARTERIE

KORONARVENENSINUS

UNTERE HOHLVENE

Das Herz

Die kräftige Muskelpumpe ist in zwei Hälften geteilt, die durch die Herz-scheidewand (Septum) voneinander getrennt sind. Jede Hälfte wiederum ist in zwei Kammern unterteilt: in den oberen Vorhof (Atrium) und in den unteren Herzventrikel (Ventriculus cordis).

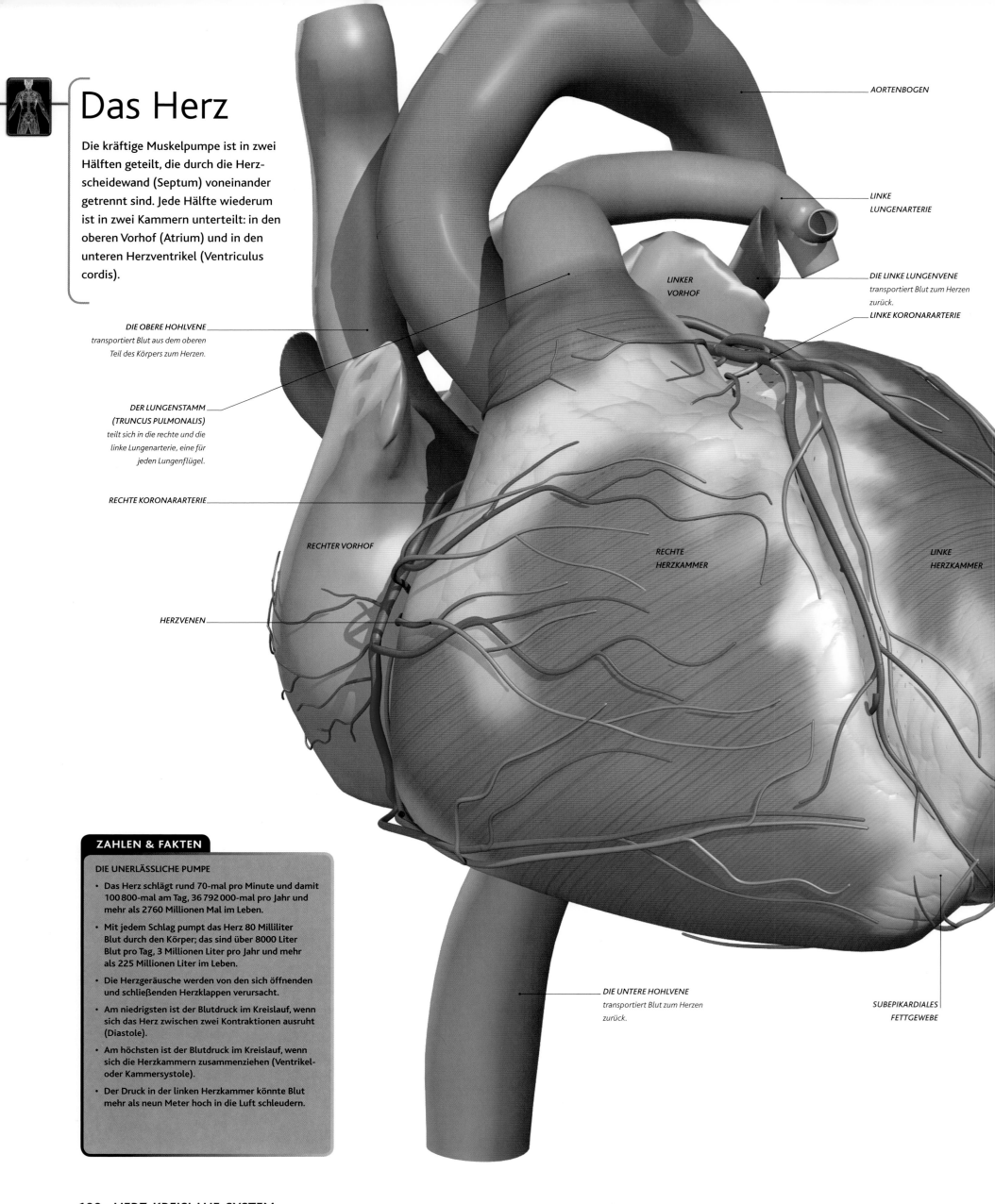

AORTENBOGEN

LINKE LUNGENARTERIE

DIE LINKE LUNGENVENE
transportiert Blut zum Herzen zurück.

LINKE KORONARARTERIE

LINKER VORHOF

DIE OBERE HOHLVENE
transportiert Blut aus dem oberen Teil des Körpers zum Herzen.

DER LUNGENSTAMM
(TRUNCUS PULMONALIS)
teilt sich in die rechte und die linke Lungenarterie, eine für jeden Lungenflügel.

RECHTE KORONARARTERIE

RECHTER VORHOF

RECHTE HERZKAMMER

LINKE HERZKAMMER

HERZVENEN

DIE UNTERE HOHLVENE
transportiert Blut zum Herzen zurück.

SUBEPIKARDIALES FETTGEWEBE

ZAHLEN & FAKTEN

DIE UNERLÄSSLICHE PUMPE

- Das Herz schlägt rund 70-mal pro Minute und damit 100 800-mal am Tag, 36 792 000-mal pro Jahr und mehr als 2760 Millionen Mal im Leben.

- Mit jedem Schlag pumpt das Herz 80 Milliliter Blut durch den Körper; das sind über 8000 Liter Blut pro Tag, 3 Millionen Liter pro Jahr und mehr als 225 Millionen Liter im Leben.

- Die Herzgeräusche werden von den sich öffnenden und schließenden Herzklappen verursacht.

- Am niedrigsten ist der Blutdruck im Kreislauf, wenn sich das Herz zwischen zwei Kontraktionen ausruht (Diastole).

- Am höchsten ist der Blutdruck im Kreislauf, wenn sich die Herzkammern zusammenziehen (Ventrikel- oder Kammersystole).

- Der Druck in der linken Herzkammer könnte Blut mehr als neun Meter hoch in die Luft schleudern.

Elektrische Impulse

Das Herz verfügt über spezialisierte Herzmuskelzellen (siehe S. 20). Der Sinusknoten erzeugt regelmäßige elektrische Impulse, auf die der Herzmuskel reagiert, indem er sich rhythmisch zusammenzieht. Zudem wird die Herzfrequenz von Nerven des Sympathikus und des Parasympathikus gesteuert: Sie beschleunigen oder verlangsamen sie je nach Notwendigkeit.

Der elektrische Impuls wird über spezialisierte Nervenfasern durch den Herzmuskel geleitet und löst eine geordnete Kontraktion aller Muskelfasern aus. Dabei besteht jeder Herzschlag aus drei Phasen: Zunächst veranlasst der elektrische Impuls die Muskeln der Vorhöfe dazu, sich zusammenzuziehen, dann die Muskeln der Herzkammern. In der dritten Phase schließlich entspannen sich die Muskeln wieder.

Die elektrischen Impulse im Herzen können im Elektrokardiogramm (EKG) aufgezeichnet werden.

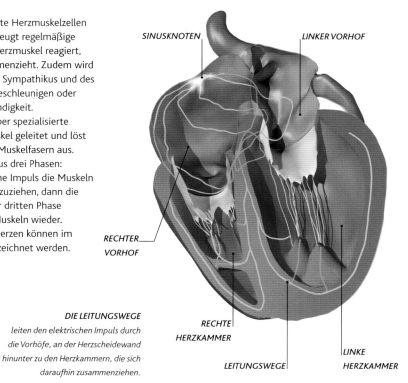

SINUSKNOTEN

LINKER VORHOF

RECHTER VORHOF

RECHTE HERZKAMMER

LEITUNGSWEGE

LINKE HERZKAMMER

DIE LEITUNGSWEGE
leiten den elektrischen Impuls durch die Vorhöfe, an der Herzscheidewand hinunter zu den Herzkammern, die sich daraufhin zusammenziehen.

Die Herzklappen

Das Herz funktioniert wie eine doppelte Pumpe und besteht aus vier Kammern: dem linken und rechten Vorhof sowie der linken und rechten Herzkammer. Jeder dieser Bereiche fasst etwa die gleiche Menge Blut – rund 80 Milliliter. Da die Vorhöfe das Blut nur in die Herzkammern pumpen, sind ihre Wände relativ dünn. Die Herzkammern hingegen müssen das Blut in die Lunge bzw. in den Rest des Körpers pumpen, und das gegen einen nicht unerheblichen Widerstand. Sie verfügen deshalb über dickere, muskulösere Wände.

Die vier Bereiche sind jeweils mit einer Herzklappe ausgestattet, die dafür sorgt, dass das Blut nur in eine Richtung fließt, wenn die Muskeln kontrahieren.

Die rechte Herzkammer ist vom rechten Vorhof durch die Trikuspidalklappe getrennt. Der linke Vorhof ist von der linken Herzkammer durch die Mitral- oder Bikuspidalklappe getrennt.

Die Pulmonalklappe schützt den Eingang zum Lungenstamm, der Blut vom Herzen zur Lunge transportiert. Die Aortenklappe schützt den Eingang zur Aorta, die sauerstoffreiches Blut vom Herzen zum Rest des Körpers pumpt.

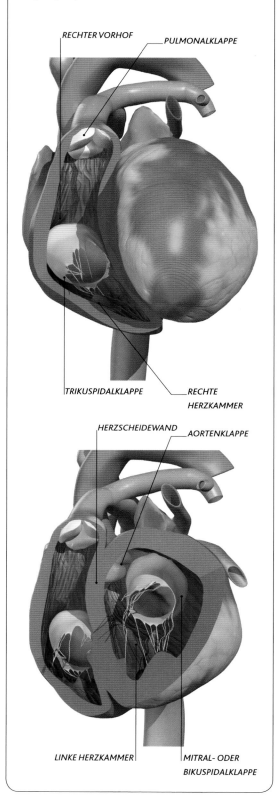

RECHTER VORHOF

PULMONALKLAPPE

TRIKUSPIDALKLAPPE

RECHTE HERZKAMMER

HERZSCHEIDEWAND

AORTENKLAPPE

LINKE HERZKAMMER

MITRAL- ODER BIKUSPIDALKLAPPE

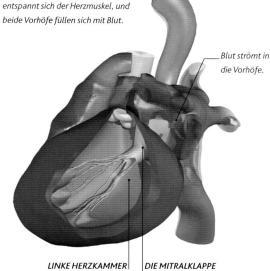

IN DER DIASTOLISCHEN PHASE
entspannt sich der Herzmuskel, und beide Vorhöfe füllen sich mit Blut.

Blut strömt in die Vorhöfe.

LINKE HERZKAMMER

DIE MITRALKLAPPE
lässt ein wenig Blut in die Herzkammern.

Phasen des Herzschlags

Jeder Herzschlag besteht aus drei Phasen: aus der Kontraktion der Vorhöfe, aus der Kontraktion der Herzkammern und aus der Ruhephase. Während der Ruhephase (Diastole) füllt sich die rechte Herzseite mit sauerstoffarmem Blut aus dem Körper und die linke mit sauerstoffreichem Blut aus der Lunge. In der Phase der Vorhofsystole ziehen sich die beiden Vorhöfe simultan zusammen, um Blut in die beiden Herzkammern zu pressen. In der Phase der Kammersystole ziehen sich die beiden Herzkammern zusammen und schließen sich – in der Abbildung unten grün dargestellt; dabei wird das Blut von der rechten Herzkammer zur Lunge gepumpt und von der linken in den Rest des Körpers. Sind die Herzkammern leer, folgt wieder die Ruhephase (Diastole), und der Zyklus beginnt von Neuem.

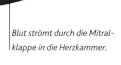

BEI DER VORHOFSYSTOLE
ziehen sich die Vorhöfe zusammen und pressen Blut in die Herzkammern; dabei öffnet sich die Mitralklappe.

Die Vorhöfe ziehen sich zusammen.

Die Herzkammer füllt sich.

Blut strömt durch die Mitralklappe in die Herzkammer.

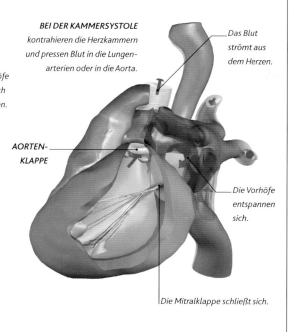

BEI DER KAMMERSYSTOLE
kontrahieren die Herzkammern und pressen Blut in die Lungenarterien oder in die Aorta.

Das Blut strömt aus dem Herzen.

AORTENKLAPPE

Die Vorhöfe entspannen sich.

Die Mitralklappe schließt sich.

Blutzirkulation

Durch den Kreislauf sind alle Körpersysteme miteinander verbunden. Das Blut versorgt die Gewebe mit Sauerstoff und Nährstoffen und entsorgt Stoffwechselabfallprodukte. Es transportiert die Stoffe, die zur Regulierung der Körpersysteme notwendig sind – etwa Hormone –, ebenso wie die, die in den verschiedenen Zellen hergestellt werden, u. a. Cholesterin und Triglyzeride. Zudem bringt das Blut Nährstoffe aus dem Verdauungstrakt zur Weiterverarbeitung in die Leber.

Wie das Blut zirkuliert

Sauerstoffreiches Blut aus der linken Herzkammer wird durch immer kleinere Arterien bis in die kleinsten Verzweigungen, die Arteriolen, gepumpt. Hier geht das Blut ins Netzwerk der Kapillaren über, wo Sauerstoff und Nährstoffe ins Gewebe entlassen und gegen Kohlendioxid und andere Abfallprodukte ausgetauscht werden. Das sauerstoffarme Blut geht von den Kapillaren in die kleinsten Verzweigungen der Venen – Venolen – über, wo sich der Gasaustausch noch in geringem Umfang fortsetzt. Dann gelangt das Blut in größere Venen und erreicht schließlich die Hohlvenen, die sich in die rechte Seite des Herzens entleeren. Von dort wird das Blut über den Lungenkreislauf zur Lunge gepumpt und erneut mit Sauerstoff angereichert, bevor es wieder in die linke Herzkammer gelangt.

Arterien und Venen

In der Regel verlaufen diese Blutgefäße parallel zueinander in dem Körperbereich, den sie versorgen, und bilden mit den zugehörigen Nerven ein neurovaskuläres Bündel. Der Blutdruck in den Arterien ist sehr hoch, wohingegen er in den Venen und Venolen noch nicht einmal die Schwerkraft überwinden kann. Deshalb verfügen die langen Beinvenen über Venenklappen, die einen Rückfluss des Blutes verhindern.

Kapillaren

Die eigentliche Arbeit des Herz-Kreislauf-Systems findet in den Kapillaren statt. Sie bilden Netzwerke um Muskelfasern, im Bindegewebe und unter den Basalschichten des Epithels. Die Wände der Kapillaren sind sehr dünn, damit sie Sauerstoff und Nährstoffe ins Gewebe entlassen und überschüssige Flüssigkeit sowie Abfallprodukte aufnehmen können. Manche Kapillaren sind so fein, dass die roten Blutkörperchen sie nur einzeln passieren können. Ihr Durchmesser wird von den Muskeln in den Wänden der Arteriolen und Venolen gesteuert. Einige Kapillaren verfügen über einen präkapillaren Schließmuskel, der diesen Bereich der Gefäße für den Blutstrom sperren kann. Der Blutdruck in den Kapillaren ist sehr niedrig.

Aufbau der Arterien

Die Wände der Blutgefäße bestehen aus drei Schichten. Die Tunica intima, die innerste Schicht, schließt bei Arterien eine dicke Schicht elastischer Fasern mit ein. Die Tunica media, die mittlere Schicht, besteht aus Muskelfasern. Die Tunica externa schließlich, die äußere Schicht, besteht aus Bindegewebe.

Die Arterienwände sind relativ dick. Der Gefäßdurchmesser variiert je nach Blutdruck und Blutmenge. Die Tunica media enthält mehr glatte Muskeln und elastisches Gewebe als die der Venen, da sie mehr Druck aushalten muss.

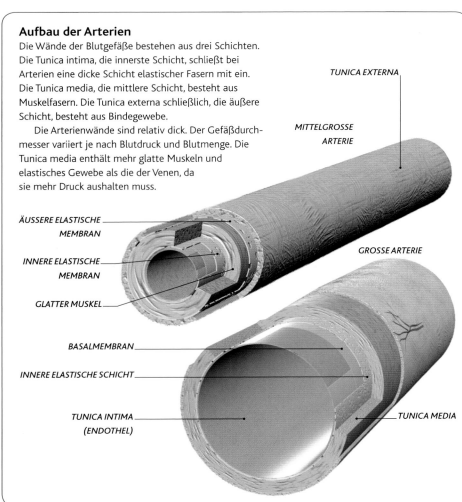

TUNICA EXTERNA

MITTELGROSSE ARTERIE

ÄUSSERE ELASTISCHE MEMBRAN

INNERE ELASTISCHE MEMBRAN

GLATTER MUSKEL

GROSSE ARTERIE

BASALMEMBRAN

INNERE ELASTISCHE SCHICHT

TUNICA INTIMA (ENDOTHEL)

TUNICA MEDIA

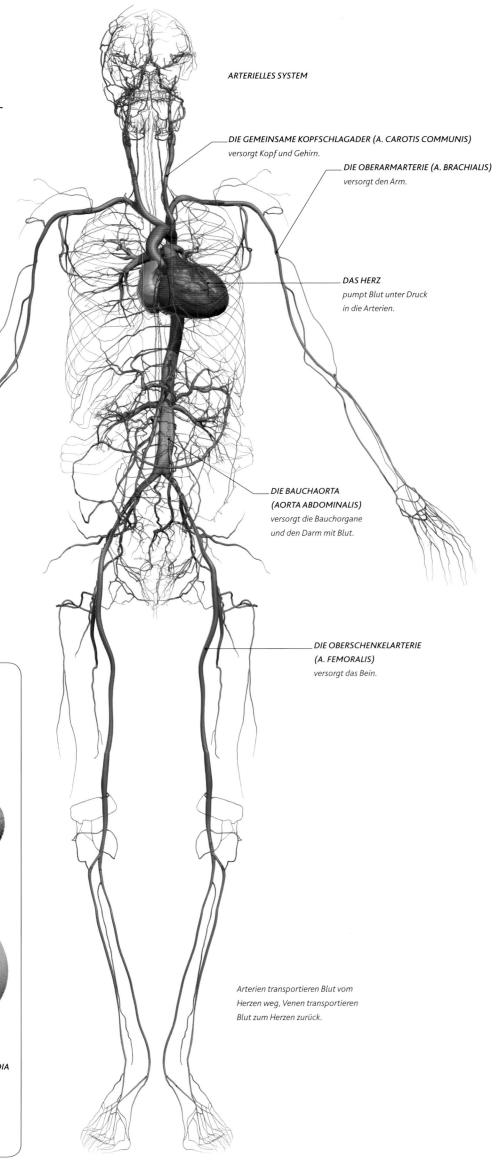

ARTERIELLES SYSTEM

DIE GEMEINSAME KOPFSCHLAGADER (A. CAROTIS COMMUNIS) versorgt Kopf und Gehirn.

DIE OBERARMARTERIE (A. BRACHIALIS) versorgt den Arm.

DAS HERZ pumpt Blut unter Druck in die Arterien.

DIE BAUCHAORTA (AORTA ABDOMINALIS) versorgt die Bauchorgane und den Darm mit Blut.

DIE OBERSCHENKELARTERIE (A. FEMORALIS) versorgt das Bein.

Arterien transportieren Blut vom Herzen weg, Venen transportieren Blut zum Herzen zurück.

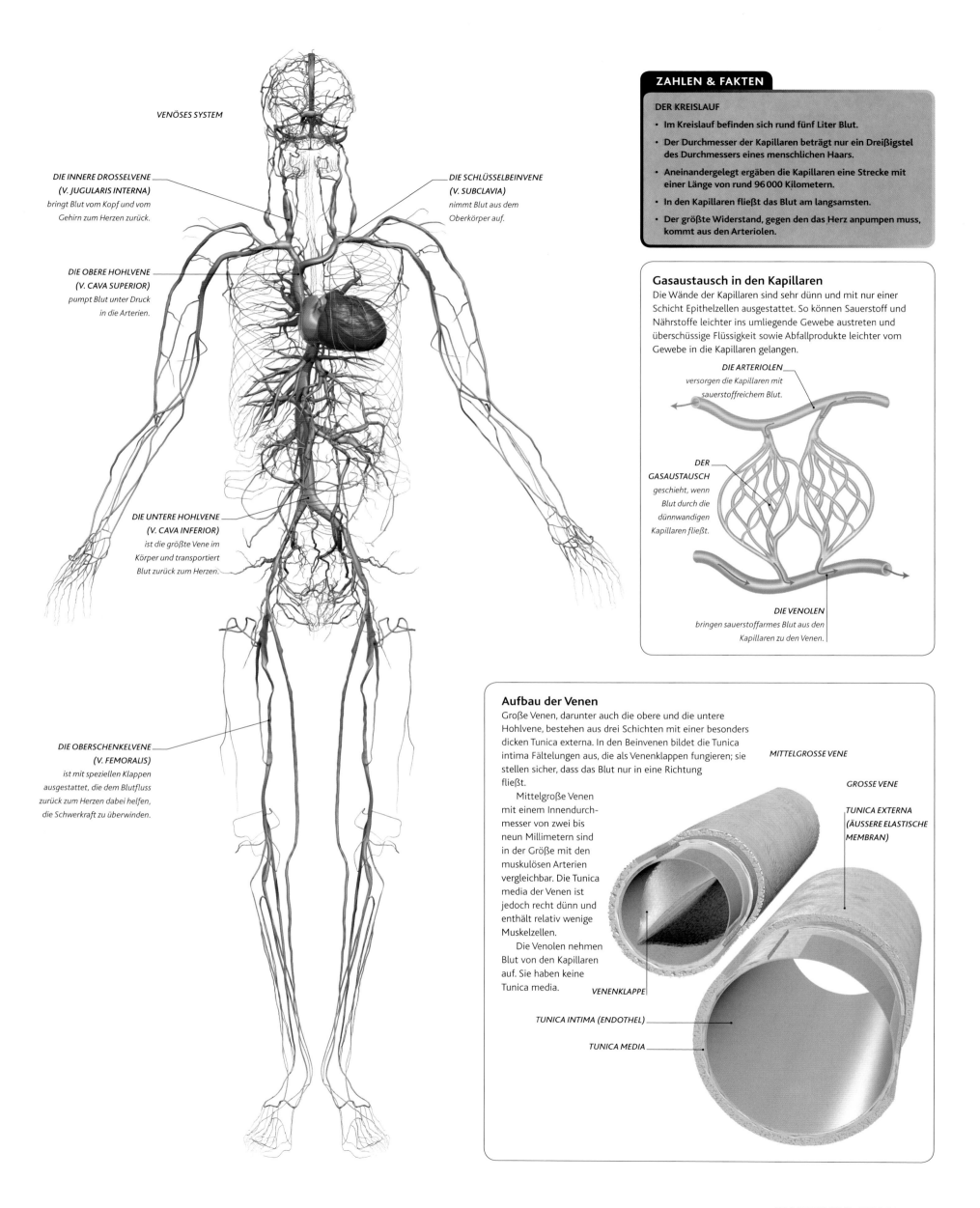

VENÖSES SYSTEM

DIE INNERE DROSSELVENE
(V. JUGULARIS INTERNA)
bringt Blut vom Kopf und vom
Gehirn zum Herzen zurück.

DIE SCHLÜSSELBEINVENE
(V. SUBCLAVIA)
nimmt Blut aus dem
Oberkörper auf.

DIE OBERE HOHLVENE
(V. CAVA SUPERIOR)
pumpt Blut unter Druck
in die Arterien.

DIE UNTERE HOHLVENE
(V. CAVA INFERIOR)
ist die größte Vene im
Körper und transportiert
Blut zurück zum Herzen.

DIE OBERSCHENKELVENE
(V. FEMORALIS)
ist mit speziellen Klappen
ausgestattet, die dem Blutfluss
zurück zum Herzen dabei helfen,
die Schwerkraft zu überwinden.

Gasaustausch in den Kapillaren

Die Wände der Kapillaren sind sehr dünn und mit nur einer Schicht Epithelzellen ausgestattet. So können Sauerstoff und Nährstoffe leichter ins umliegende Gewebe austreten und überschüssige Flüssigkeit sowie Abfallprodukte leichter vom Gewebe in die Kapillaren gelangen.

DIE ARTERIOLEN
versorgen die Kapillaren mit
sauerstoffreichem Blut.

DER
GASAUSTAUSCH
geschieht, wenn
Blut durch die
dünnwandigen
Kapillaren fließt.

DIE VENOLEN
bringen sauerstoffarmes Blut aus den
Kapillaren zu den Venen.

Aufbau der Venen

Große Venen, darunter auch die obere und die untere Hohlvene, bestehen aus drei Schichten mit einer besonders dicken Tunica externa. In den Beinvenen bildet die Tunica intima Fältelungen aus, die als Venenklappen fungieren; sie stellen sicher, dass das Blut nur in eine Richtung fließt.

Mittelgroße Venen mit einem Innendurchmesser von zwei bis neun Millimetern sind in der Größe mit den muskulösen Arterien vergleichbar. Die Tunica media der Venen ist jedoch recht dünn und enthält relativ wenige Muskelzellen.

Die Venolen nehmen Blut von den Kapillaren auf. Sie haben keine Tunica media.

MITTELGROSSE VENE

GROSSE VENE

TUNICA EXTERNA
(ÄUSSERE ELASTISCHE
MEMBRAN)

VENENKLAPPE

TUNICA INTIMA (ENDOTHEL)

TUNICA MEDIA

Das Blut

Das Blut besteht aus einer Flüssigkeit, dem Plasma, in der Milliarden roter Blutkörperchen (Erythrozyten), weißer Blutkörperchen (Leukozyten – siehe Immunsystem, S. 106–115) und Blutplättchen (Thrombozyten) schwimmen. Zudem enthält das Blutplasma Salze, Hormone, Fette, Zucker und Proteine.

Reife Erythrozyten haben keinen Zellkern und nur wenige Organellen (siehe S. 14f.). Ihre Hauptaufgabe besteht darin, Sauerstoff von der Lunge zum Gewebe zu transportieren. Die biegsamen, dropsähnlichen Scheiben können sich auch durch die engsten Kapillaren zwängen. Die roten Blutkörperchen enthalten den roten Farbstoff Hämoglobin; an ihn ist der meiste Sauerstoff, der im Blut transportiert wird, chemisch gebunden.

Sauerstoff- und Kohlendioxidtransport
Jedes rote Blutkörperchen enthält Millionen von Hämoglobinmolekülen. Jedes einzelne Molekül besteht aus vier ringähnlichen Häm-Gruppen mit je einem Eisenatom und einer Proteinkette namens Globin. Binden die Eisenatome Sauerstoff, wird daraus das leuchtend rote Oxyhämoglobin. Das Desoxyhämoglobin, aus dem sich der Sauerstoff wieder gelöst hat, ist dagegen dunkel blaurot. Kohlendioxid ist rund 20-mal löslicher als Sauerstoff und löst sich deshalb auch schnell im Blutplasma. Nur etwa 15 Prozent des Kohlendioxids, das im Blut transportiert wird, sind an Hämoglobin gebunden; der Rest ist im Blutplasma und in den Erythrozyten in Form von gelöstem Kohlendioxidgas, Kohlensäure und Bicarbonat-Ionen gelöst. Innerhalb des Hämoglobins bindet sich das Kohlendioxid an die Aminosäuren der Globinketten, nicht an die Häm-Gruppen.

Blutzellenbildung
Die Hämatopoese, die Bildung neuer Blutzellen, findet im roten Knochenmark statt, das in platten Knochen wie dem Becken, dem Brustbein und den Schulterblättern sowie in der Substantia spongiosa von Röhrenknochen wie dem Oberschenkel oder dem Oberarm enthalten ist.

Alle Arten von Blutzellen gehen aus Stammzellen, den Hämozytoblasten, hervor. Die Bildung roter Blutkörperchen, die Erythropoese, geschieht durch die Entwicklung unreifer Erythrozyten, deren Zellkerne und Ribosomen (siehe S. 16) die Hämoglobinsynthese steuern – d.h., die DNA liefert die Vorlage für das Gen, das den Hämoglobincode enthält, und die Ribosomen bringen die notwendigen Aminosäuren in die Reihenfolge, die das Hämoglobin braucht. Ist das rote Blutkörperchen voller Hämoglobin, verliert es seinen Zellkern und die meisten seiner Organellen und tritt als reifer Erythrozyt in den Kreislauf ein.

Wie schnell die roten Blutkörperchen gebildet werden, wird von dem Hormon Erythropoetin bestimmt, das in den Nieren produziert wird. Mangelt es den Nierenzellen an Sauerstoff, produzieren sie mehr Erythropoetin.

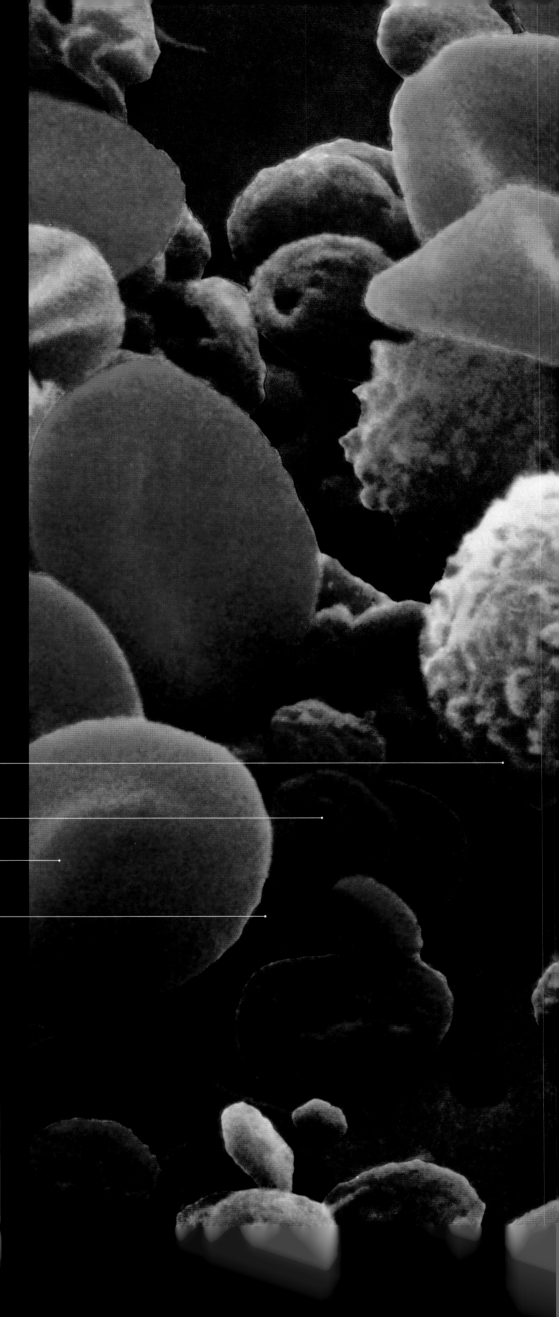

LEUKOZYTEN
sind weiße Blutkörperchen.

BLUTPLÄTTCHEN

ERYTHROZYTEN
sind rote Blutkörperchen.

BLUTPLASMA

ZAHLEN & FAKTEN

ROTE BLUTKÖRPERCHEN

- Es zirkulieren rund 28 000 Milliarden rote Blutkörperchen (Erythrozyten) im Blut.

- Zudem enthält das Blut immer etwa 1680 Milliarden Blutplättchen.

- Die roten Blutkörperchen haben eine Lebensdauer von 100 bis 120 Tagen; danach werden sie aus dem Blut gefiltert und von Leber- und Milzzellen abgebaut.

- Wir bilden rund zwei Millionen neue rote Blutkörperchen pro Sekunde.

- Beim Abbau roter Blutkörperchen fällt Hämoglobin an, aus dem Bilirubin gebildet wird; diesen gelben Farbstoff entsorgt die Leber dann mithilfe der Gallenflüssigkeit.

- Jedes rote Blutkörperchen enthält schätzungsweise 250 Millionen Hämoglobin-moleküle. Jedes Hämoglobinmolekül kann vier Sauerstoffmoleküle binden. Somit kann jeder Erythrozyt eine Milliarde Sauerstoffmoleküle transportieren.

- In jedem Mikroliter Blut finden sich 150 000 bis 400 000 Blutplättchen.

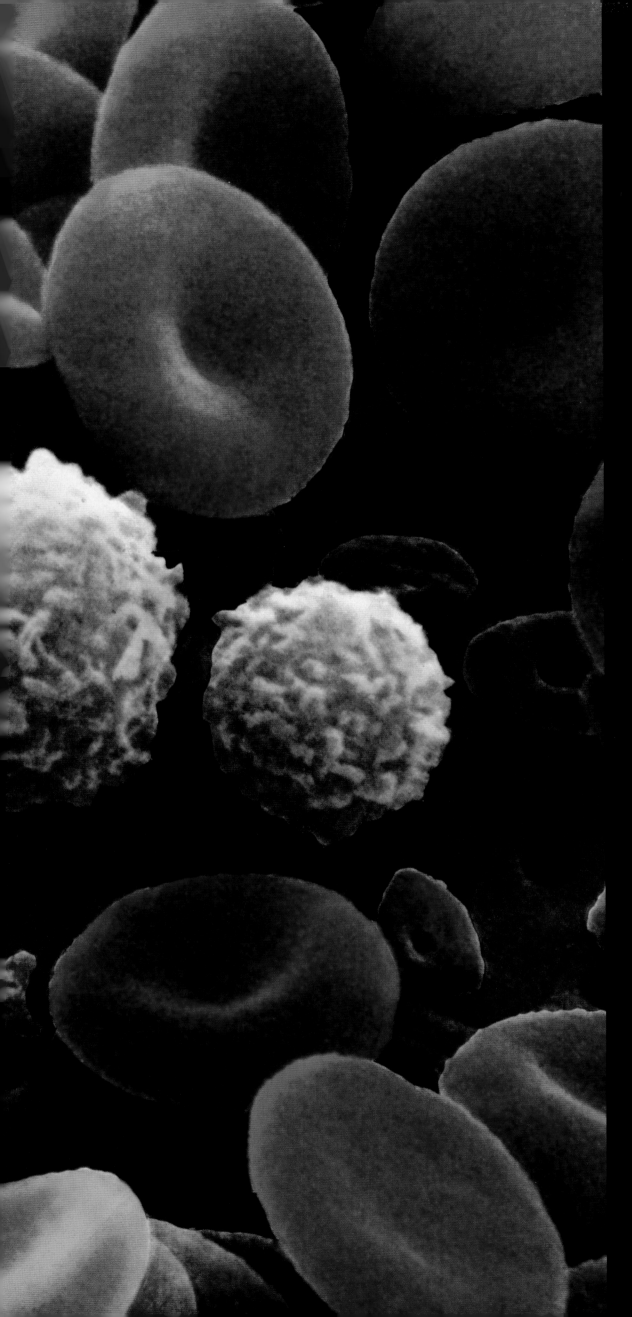

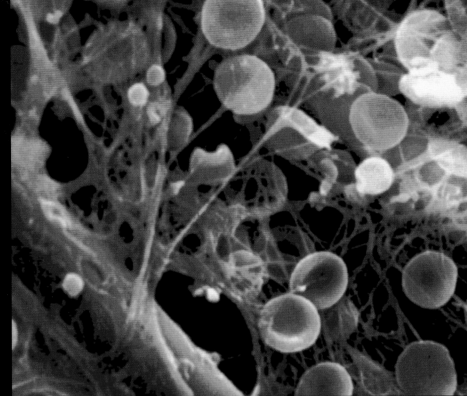

Blutgerinnung

Bei einer Gewebeschädigung koaguliert das Blut, damit die Wunde verschlossen wird, bevor der Körper zu viel Blut verliert.

Wird das Endothel eines Blutgefäßes beschädigt, werden Proteine wie z.B. Kollagen freigesetzt. Dies zieht Blutplättchen an, die sich an das verletzte Gewebe heften und gespeicherte chemische Stoffe ins Blutplasma ausschütten. Diese Stoffe aktivieren weitere Blutplättchen und lösen so eine Kettenreaktion innerhalb der zirkulierenden Proteine aus. Diese Gerinnungskaskade endet mit der Bildung eines klebrigen Netzes unlöslicher Fibrinmoleküle, in dem sich rote Blutkörperchen verfangen. Bei oberflächlichen Verletzungen trocknet das Blut-gerinnsel aus, und es bildet sich Schorf, der die Wunde beim Heilen schützt.

Homöostase

Um die konstante Umgebung der Zellen sicherzustellen, muss die Zusammen-setzung des Blutes genauestens überwacht werden. Die Zellen baden gewisser-maßen in Gewebsflüssigkeit, die auch Blutplasma enthält und die die Zellen einerseits mit Sauerstoff und Nährstoffen versorgt und sie andererseits von Abfallprodukten befreit. Bewegt sich die Zusammensetzung des Blutes und der Gewebsflüssigkeit außerhalb des eng umgrenzten Toleranzbereichs, können die Zellen nicht richtig funktionieren und im schlimmsten Fall sogar absterben. Insbesondere brauchen die Zellen ein konstantes Säuremilieu, gleichbleibende Salzkonzentrationen und eine konstante Temperatur.

Die Regulierung und Erhaltung der Blutzusammensetzung und der Zellumge-bung bezeichnet man als Homöostase. Zu ihren Kontrollinstanzen gehören alle inneren Organe – vor allem Lunge, Leber und Nieren –, die endokrinen Drüsen sowie Sympathikus und Parasympathikus.

Feedbackmechanismen

Die Homöostase wird hauptsächlich durch zwei Mechanismen gesteuert. Zum einen – und am häufigsten – durch die negative Rückkopplung: Wird eine Veränderung aufgespürt, reagiert der Körper mit der Ausschüttung von Hormonen, die die Veränderung rückgängig machen und den Normalzustand wiederherstellen.

Weniger häufig ist die positive Rückkopplung: Dabei verstärkt der Körper die aufgespürte Veränderung, damit die Situation eskaliert. Das geschieht vor allem dann, wenn eine rasche Reaktion vonnöten ist, etwa in einer potenziell lebensgefährlichen Situation. Dann werden verstärkt Blutplättchen und Blut-gerinnungsfaktoren aktiviert. Schließlich übernimmt wieder die negative Rückkopplung, um das Ausmaß des Schadens zu begrenzen.

BLUTGRUPPEN

Die Erythrozyten und viele andere Körperzellen tragen bestimmte Merkmale, die erblich sind und alle zusammen das System der Blutgrup-pen bilden. Mittlerweile sind über 30 verschiedene Antigene bekannt; am häufigsten stützt man sich bei der Beschreibung der Blutgruppen auf das ABO- sowie das Rhesussystem. So können alle Blutproben der Gruppe A, B, AB oder 0 zugeordnet werden; weiterhin wird zwischen Rhesus-positiv und Rhesus-negativ differenziert. Die Blutgruppen zeichnen sich durch das Vorhandensein oder die Abwesenheit bestimmter Antikörper (siehe S. 112) aus; diese Immunproteine bestimmen z.B. darüber, ob der Körper eine Bluttransfusion oder Organverpflanzung toleriert oder abstößt.

DAS IMMU

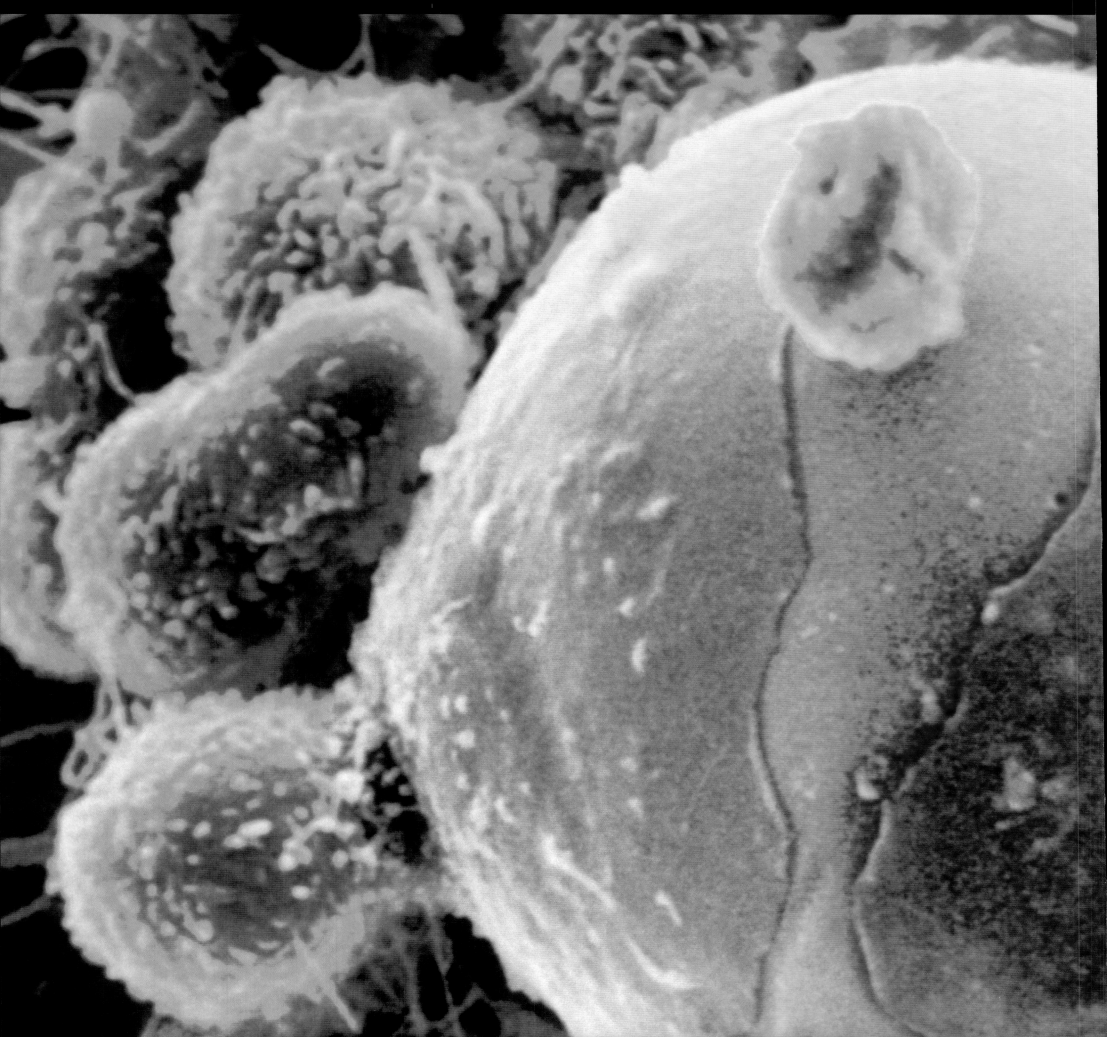

IMMUNSYSTEM

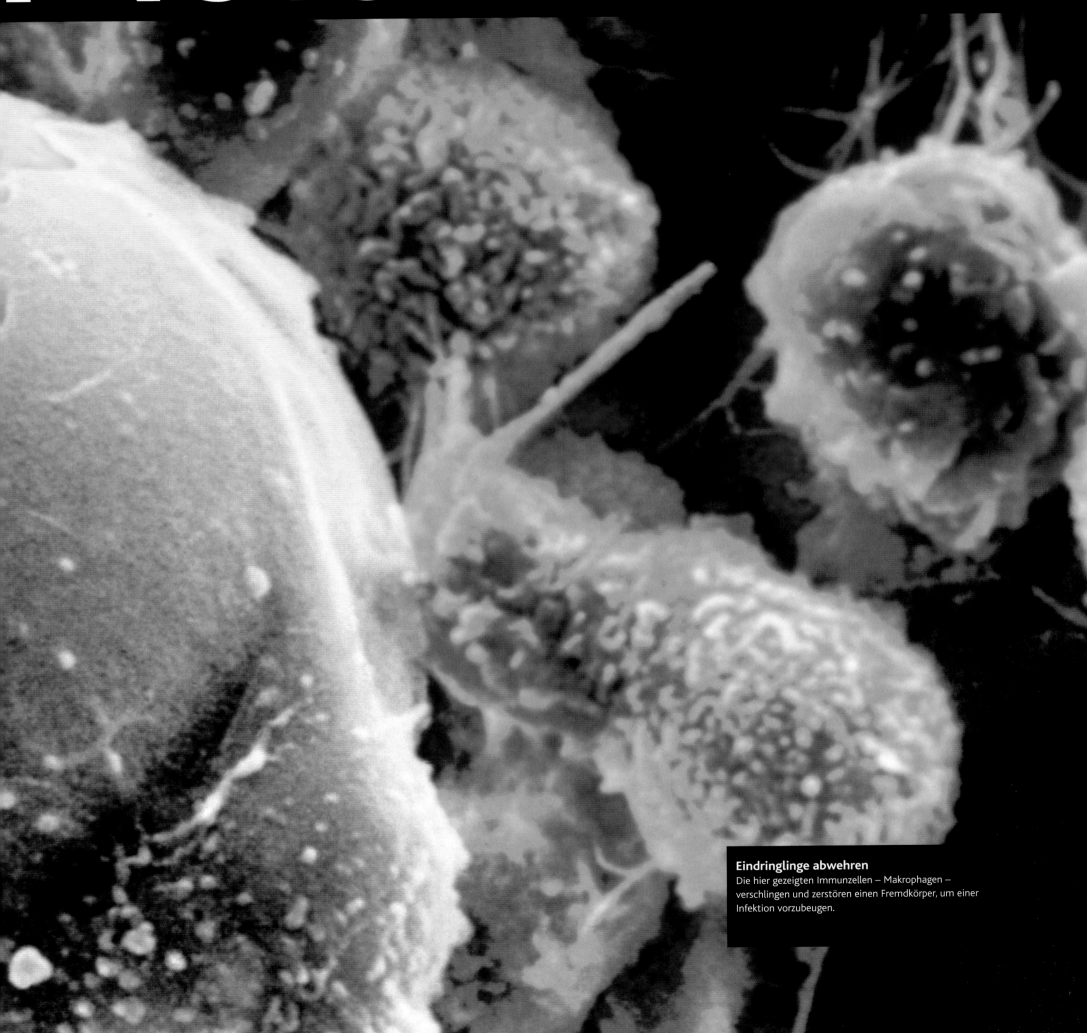

Eindringlinge abwehren
Die hier gezeigten Immunzellen – Makrophagen –
verschlingen und zerstören einen Fremdkörper, um einer
Infektion vorzubeugen.

Überblick: Immunsystem

Unser Körper kann auf eine Reihe von Verteidigungsstrategien zurück-
greifen, um Infektionen zu bekämpfen. Dabei fungiert die Haut als
äußerer Schutzwall; Magensäure und Enzyme töten Bakterien ab, die
über den Mund in den Körper gelangen. Weitere Helfer sind Substanzen
im Speichel, in den Tränen sowie in den Flüssigkeiten des Atmungs-,
Harn-, Fortpflanzungs- und Magen-Darm-Trakts. Am effektivsten
jedoch ist das Immunsystem, zu dem auch das Lymphsystem gehört.

Das Lymphsystem

Die Organe und Gefäße des Lymphsystems spielen bei den
Verteidigungsmechanismen des Körpers eine lebenswichtige
Rolle. Aktiver Teil des Systems ist die Lymphe, eine Flüssigkeit,
die in speziellen Gefäßen durch den Körper transportiert wird.
Die größeren Gefäße verzweigen sich zu winzigen Lymph-
kapillaren, zudem finden sich überall im Lymphsystem
spezielle Filter und Speicherbereiche, die Lymphknoten. Die
Zellen in der Lymphe bekämpfen Infektionen. Auch andere
Organe sind wichtig für das Lymphsystem, darunter die
Mandeln, der Thymus, die Milz und Teile des Darms. Auch das
Knochenmark ist beteiligt, denn hier werden weiße Blutkör-
perchen (Leukozyten) produziert.

So schützt das Immunsystem den Körper

Das Immunsystem verfügt über Millionen »bewaffneter«
Zellen, die den Körper auf der Suche nach Krankheitserregern
durchstreifen. Im Speziellen sollen sie körperfremde
Substanzen aufspüren und vernichten. Dazu gehören:

- Krankheitserreger wie Bakterien, Pilze und Viren
- giftige Proteine (Toxine)
- infizierte oder erkrankte Zellen, die möglicherweise
  abnorme Proteine erzeugen
- körperfremdes Gewebe, etwa nach einer Transplantation
- Fremdkörper wie z. B. Splitter

Es gibt zwei Arten von Verteidigungsstrategien: Die unspezifische Immunantwort wird uns bei der Geburt einprogram-
miert, während sich die erworbene Immunität entwickelt,
wenn der Körper auf einen bestimmten Eindringling oder eine
Infektion trifft.

Erworbene Immunität

Wird der Körper einem Fremdprotein ausgesetzt, entwickelt
er dagegen Immunität. Es bilden sich Gedächtniszellen, die
dieses spezielle Fremdprotein fortan erkennen; sie »patrouillieren« durch den Körper und reagieren erst bei einem
erneuten Auftauchen des Proteins. An dieser spezifischen
Immunantwort sind zwei Arten von Zellen beteiligtl: Die
B-Lymphozyten produzieren Antikörper, und die T-Lymphozyten steuern die Antikörperproduktion (siehe S. 110).

Körpereigenes und Fremdes auseinanderhalten

Immunzellen müssen lernen, zwischen körpereigenen und
körperfremden Stoffen zu unterscheiden, damit sie nicht aus
Versehen körpereigene Zellen zerstören. Zudem müssen sie
erkrankte körpereigene Zellen erkennen, was ihre Aufgabe
noch komplexer macht.

Dafür trägt jede Zelle auf ihrer Oberfläche bestimmte
Identifizierungsmerkmale, Self-Marker, die sie als körper-
eigene Zelle ausweisen. Diese sogenannten HLAs (humane
Leukozytenantigene) werden von Genen codiert, die dem
Hauptgewebeverträglichkeitskomplex (Major Histocom-
patibility Complex, kurz: MHC) angehören. Die Immunzellen
lernen im Laufe der embryonalen Entwicklung, die HLA-
Self-Marker zu erkennen.

Unsere Körperzellen sind stets damit beschäftigt,
körpereigene Proteine zu verarbeiten und aufzuspalten;
Fragmente dieser Proteine werden zur Zellmembran
transportiert und dort mit den HLA-Proteinen präsentiert.
So kann die Zelle mit Immunzellen kommunizieren. Spürt
die Immunzelle neben dem Self-Marker ein Fremdprotein,
beispielsweise ein Virusprotein, auf, wird sie normalerweise
als unerwünscht erkannt und zerstört.

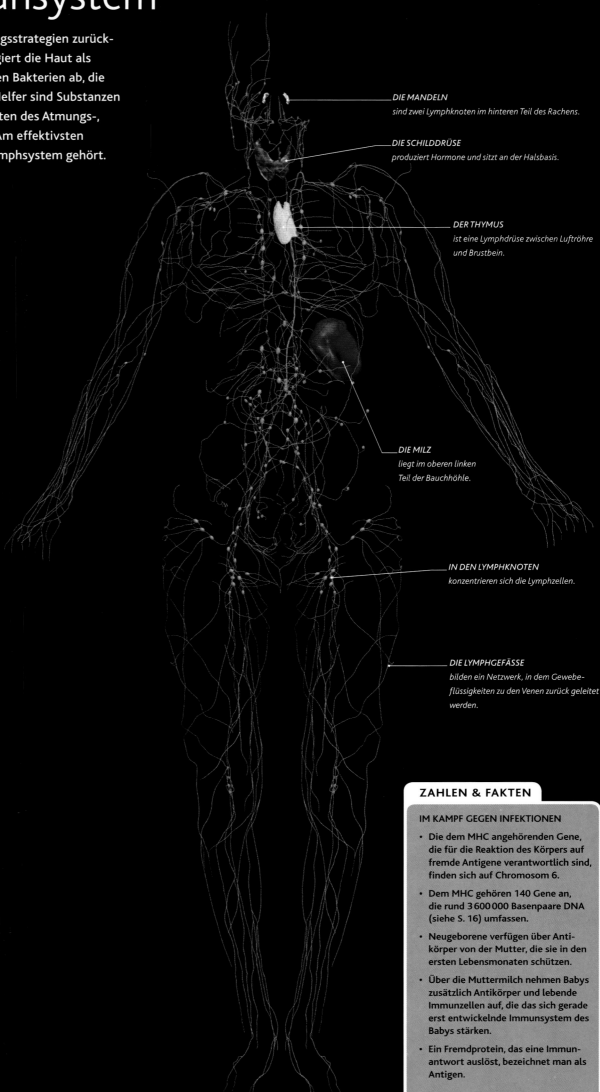

DIE MANDELN
sind zwei Lymphknoten im hinteren Teil des Rachens.

DIE SCHILDDRÜSE
produziert Hormone und sitzt an der Halsbasis.

DER THYMUS
ist eine Lymphdrüse zwischen Luftröhre
und Brustbein.

DIE MILZ
liegt im oberen linken
Teil der Bauchhöhle.

IN DEN LYMPHKNOTEN
konzentrieren sich die Lymphzellen.

DIE LYMPHGEFÄSSE
bilden ein Netzwerk, in dem Gewebe-
flüssigkeiten zu den Venen zurück geleitet
werden.

ZAHLEN & FAKTEN

IM KAMPF GEGEN INFEKTIONEN

- Die dem MHC angehörenden Gene,
  die für die Reaktion des Körpers auf
  fremde Antigene verantwortlich sind,
  finden sich auf Chromosom 6.

- Dem MHC gehören 140 Gene an,
  die rund 3 600 000 Basenpaare DNA
  (siehe S. 16) umfassen.

- Neugeborene verfügen über Antikörper von der Mutter, die sie in den
  ersten Lebensmonaten schützen.

- Über die Muttermilch nehmen Babys
  zusätzlich Antikörper und lebende
  Immunzellen auf, die das sich gerade
  erst entwickelnde Immunsystem des
  Babys stärken.

- Ein Fremdprotein, das eine Immunantwort auslöst, bezeichnet man als
  Antigen.

Der Thymus

Dieses wichtige Organ des Lymphsystems liegt oberhalb des Herzens knapp hinter dem Brustbein. Es ist schon bei der Geburt groß und wächst bis zur Pubertät weiter; ab der Pubertät schrumpft es, wobei das Lymphgewebe allmählich durch Fettgewebe ersetzt wird.

In der Thymusdrüse entwickeln, differenzieren und vermehren sich die Vorläuferzellen der T-Lymphozyten; dort erhalten sie ihre Antigenspezifizität und Immuntoleranz zu körpereigenem Gewebe. Innen besteht der Thymus hauptsächlich aus Bindegewebe mit nur wenig Lymphgewebe. Das Äußere ist in Läppchen geteilt.

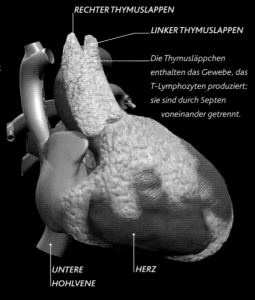

RECHTER THYMUSLAPPEN

LINKER THYMUSLAPPEN

Die Thymusläppchen enthalten das Gewebe, das T-Lymphozyten produziert; sie sind durch Septen voneinander getrennt.

UNTERE HOHLVENE

HERZ

Die Milz

Dieses Organ liegt zwischen Magen und Zwerchfell im linken Oberbauch. Es empfängt sauerstoffreiches Blut über die Milzarterie, aus dem es Abfallprodukte sowie verbrauchte rote Blutkörperchen herausfiltert. Zudem übergibt es Antigene an die Immunzellen. So fungiert die Milz als großer Lymphknoten; sie enthält Makrophagen und Lymphozyten, aber nur ausleitende – efferente – Lymphgefäße. Die aus dem Blut gefilterte Flüssigkeit wird über die efferenten Lymphgefäße in die Lymphbahnen und von dort in den Lymphsammelstamm in der Brusthöhle sowie schließlich in die linke Schlüsselbeinvene geleitet.

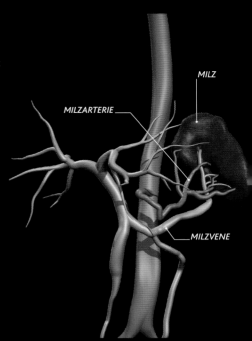

MILZ

MILZARTERIE

MILZVENE

Lymphgefäße

Die Lymphgefäße ähneln in ihrem Aufbau den Blutgefäßen, doch sind die Lymphkapillaren an einem Ende durch eine Art Ventil verschlossen. So gelangt die Lymphe in die Lymphknoten, aber nicht mehr zurück in die Gewebsflüssigkeit (Interstitialflüssigkeit). Die Lymphkapillaren leiten die Lymphe in größere Lymphgefäße, in denen Klappen ebenfalls einen Rückfluss verhindern. Befördert wird die Lymphe durch Skelettmuskeln, die kontrahieren, wenn wir uns bewegen, sowie durch rhythmische Kontraktionen der glatten Muskelzellen in den Wänden größerer Lymphgefäße.

Lymphknoten

Die Lymphsammelgefäße teilen sich und bilden afferente Lymphgefäße, die in die Lymphknoten hineinführen. Der Durchmesser der Lymphknoten variiert von 1 bis 20 Millimeter; in ihnen befindet sich eine Vielzahl von Kanälen voller Makrophagen und Lymphozyten. Die Lymphknoten filtern Abfallprodukte und eventuell vorhandene Krankheitserreger aus der Lymphe, die von den Immunzellen sofort zerstört werden. Die gefilterte Lymphe verlässt den Lymphknoten über efferente – ausleitende – Lymphgefäße und strömt entweder in den rechten Lymphgang, der sich in die rechte Schlüsselbeinvene entleert, oder in den Lymphsammelstamm in der Brusthöhle (Ductus thoracicus), der sich in die linke Schlüsselbeinvene entleert.

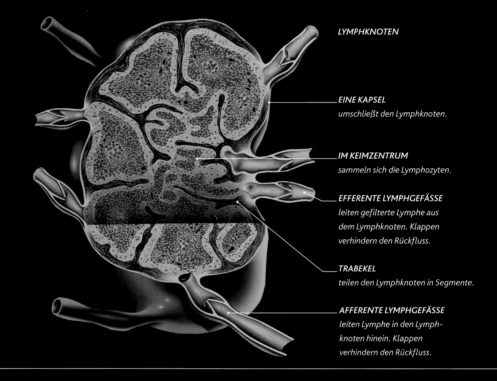

LYMPHKNOTEN

EINE KAPSEL umschließt den Lymphknoten.

IM KEIMZENTRUM sammeln sich die Lymphozyten.

EFFERENTE LYMPHGEFÄSSE leiten gefilterte Lymphe aus dem Lymphknoten. Klappen verhindern den Rückfluss.

TRABEKEL teilen den Lymphknoten in Segmente.

AFFERENTE LYMPHGEFÄSSE leiten Lymphe in den Lymphknoten hinein. Klappen verhindern den Rückfluss.

Peyer-Plaques

Die meisten fremden Antigene nehmen wir mit der Nahrung auf; sie landen deshalb zunächst im Magen-Darm-Trakt. Aus diesem Grund sind die Wände des Magen-Darm-Trakts mit lymphatischem Gewebe ausgekleidet, und im Dünndarm finden sich sogenannte Peyer-Plaques.

Peyer-Plaques verfügen nur über ausleitende Lymphgefäße, die von abgeflachten, gefältelten Epithelzellen, den M-Zellen, überzogen sind. Sie entnehmen dem Darm Antigenproben, umschließen sie mit kleinen Bläschen (Vesikeln) und transportieren sie ins Zentrum der Peyer-Plaques. Hier untersuchen sowohl T- als auch B-Lymphozyten die Antigene; spüren sie eine Infektion auf, reagieren sie mit einer Immunantwort und erzeugen antigenspezifische IgM- und IgA-Antikörper (siehe S. 112).

Die M-Zellen sind hinsichtlich der Antigene, die sie transportieren, wählerisch: Sie nehmen nur Antigene mit, die an spezielle Moleküle auf ihrer Oberfläche andocken können. So reagiert das Immunsystem nicht auf harmlose Antigene in der Nahrung.

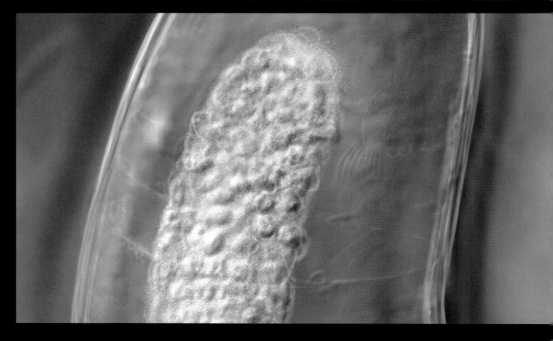

Immunzellen

Als Immunzellen bezeichnet man die weißen Blutkörperchen (Leukozyten), die alle aus im Knochenmark gebildeten Stammzellen hervorgehen. Die unreife Zelle eines bestimmten Typus wandert zur Thymusdrüse, wo sie so programmiert wird, dass aus der reifen Zelle z.B. ein
T-Lymphozyt wird. Die Thymusdrüse besteht aus zwei Lappen im oberen
Teil der Brust. Zu Beginn unseres Lebens, wenn der Körper die erworbene
Immunität aufbaut, ist sie relativ groß; in der Pubertät beginnt sie zu
schrumpfen, bis sie im Erwachsenenalter fast völlig verschwunden ist.

Immunzellenfunktion

Immunzellen lassen sich in zwei Gruppen unterteilen. Für die unspezifische Immunantwort
sind die Makrophagen, die neutrophilen Granulozyten sowie einige natürliche Killerzellen
zuständig. Zu diesem System gehören auch die Immunproteine, das Komplementsystem und
die Interferone (siehe S. 113). Die Lymphozyten hingegen sind ein wichtiger Bestandteil der
erworbenen Immunität. Neutrophile, Monozyten und Makrophagen umschließen fremde
Proteine, Bakterien oder Viren (Antigene) und zerstören sie mithilfe starker Verdauungsenzyme. Diesen Vorgang nennt man Phagozytose.

Immunzellenarten

Die Immunzellen zirkulieren im Blut und im Lymphsystem. Sie kommunizieren mithilfe
chemischer Stoffe, der Zytokine, miteinander. Die Zytokine rufen andere patrouillierende
Immunzellen in einen bestimmten Bereich, wo sie sie überstimulieren, um eine rasche
Immunreaktion auszulösen. Treffen zirkulierende Immunzellen auf Zytokine, dringen sie durch
die Wände der Kapillaren und Lymphgefäße ins umliegende Gewebe und bilden sogenannte
Scheinfüßchen aus.

Lymphozyten

Sie machen 40 Prozent der zirkulierenden weißen Blutkörperchen aus. Die Abbildung
rechts zeigt einen typischen Lymphozyten: Er ist rund und auf seiner Oberfläche mit langen
Mikrovilli, fadenförmigen Zellfortsätzen, ausgestattet. Es gibt drei Hauptarten von Lymphozyten, die alle ihre eigenen Oberflächenproteine und Aktivitätsmuster haben:

- Natürliche Killerzellen (NK-Zellen); zehn Prozent der Lymphozyten
- B-Lymphozyten; 20 Prozent der Lymphozyten; werden im Knochenmark gebildet
- T-Lymphozyten; 70 Prozent der Lymphozyten; werden in der Thymusdrüse gebildet

Natürliche Killerzellen (NK-Zellen)

Sie zerstören abnorme Körperzellen. NK-Zellen werden von Gewebsmakrophagen (siehe
gegenüber) stimuliert und sorgen für eine schnelle Reaktion, während der die spezifischeren
T- und B-Lymphozyten aktiviert werden. Meist sterben NK-Zellen während ihres Angriffs ab.

B-Lymphozyten

Diese Zellen produzieren Antikörper. Wir erben viele verschiedene B-Zellen-Linien, die alle nur
einen spezifischen Antikörper gegen ein bestimmtes Antigen produzieren. Die Antikörper sind
teilweise an der Oberfläche der B-Lymphozyten angesiedelt, um das entsprechende Antigen
rasch aufspüren zu können. Bis sie aktiviert werden, streifen die B-Lymphozyten als B-Gedächtniszellen in geringer Zahl durch den Körper. Trifft diese auf »ihr« Antigen, setzt sie die
Produktion von Antikörpern in Gang. Diese aktivierten Lymphozyten werden als B-Plasmazel-
len bezeichnet; sie teilen sich mehrmals, damit mehr identische Antikörper produziert werden
können. Ist die Infektion vorüber, patrouillieren diese speziellen B-Lymphozyten wiederum als
B-Gedächtniszellen in größerer Menge im Körper. Tritt die Infektion erneut auf, erfolgt die
Immunantwort rascher und heftiger. Meist neutralisiert das Immunsystem die Infektion,
bevor wir Symptome zu spüren bekommen – wir sind gegen den Krankheitserreger immun.

T-Lymphozyten

Diese Lymphzellen reifen in der Thymusdrüse, wo sie mit dem sogenannten T-Zell-Rezeptor
ausgestattet werden. Der T-Zell-Rezeptor entsteht durch willkürliche genetische Neuordnun-
gen; so erkennt jede T-Zelle nur ganz bestimmte Fremdproteine. Die T-Lymphozyten werden
einem rigorosen Selektionsprozess unterzogen: Nur die mit T-Zell-Rezeptoren, die Fremdproteine erkennen können, dürfen sich entwickeln. T-Lymphozyten mit T-Zell-Rezeptoren, die
nur Autoantigene erkennen, werden normalerweise zerstört, um Autoimmunreaktionen zu
vermeiden. Es gibt verschiedene T-Lymphozyten:

- T-Helferzellen stimulieren B-Gedächtniszellen zur Antikörperproduktion.
- Regulatorische T-Zellen stoppen die Antikörperproduktion, wenn die Infektion vorüber ist.
- Zytotoxische T-Zellen stellen die gehobene Version natürlicher Killerzellen dar; sie
  überleben die Immunreaktion.
- TDTH-Zellen (Delayed Hypersensitivity T-Cells) sind an allergischen Reaktionen beteiligt.

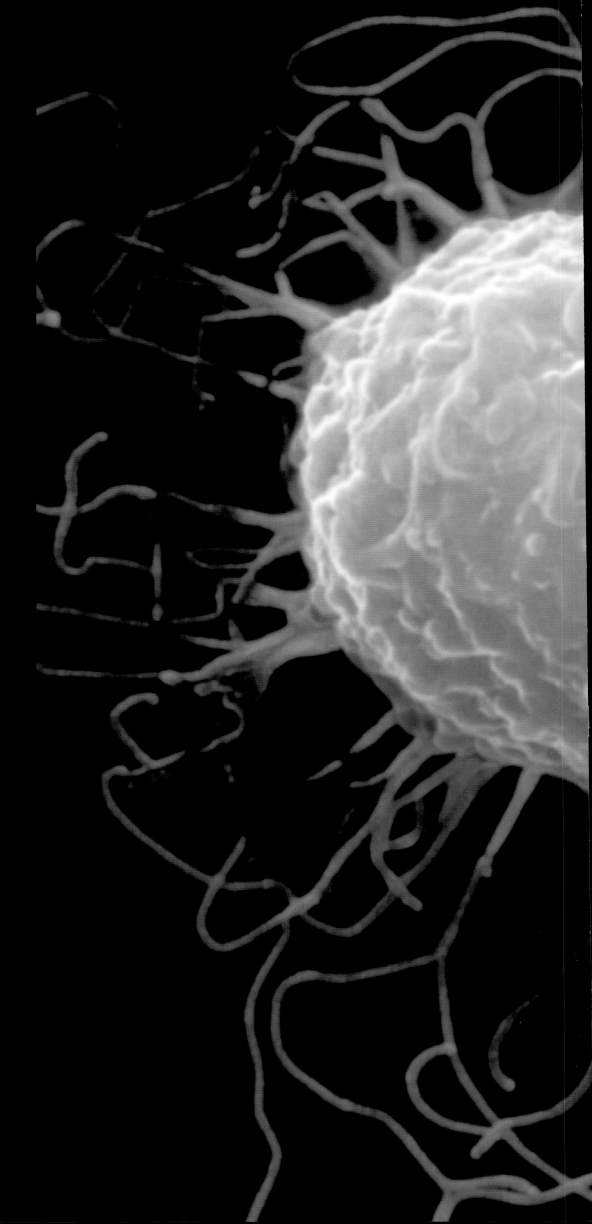

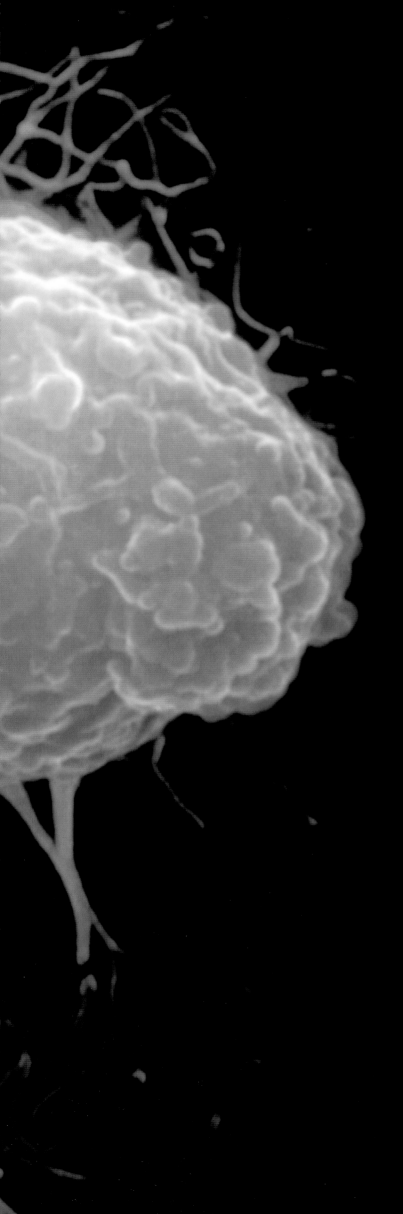

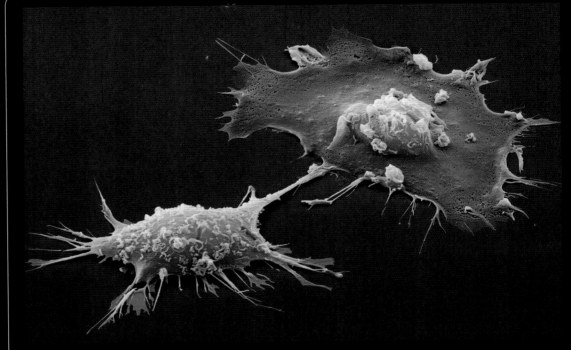

Makrophagen

Im Blut zirkulieren runde Monozyten; sobald diese ins Gewebe übertreten, nennt man sie Makrophagen. Die äußerst langlebigen Zellen verschlingen Bakterien, Viren und Abfallprodukte und konzentrieren sich vor allem in der Leber, in der Milz und in den Lymphknoten. Die beiden oben abgebildeten Makrophagen verschlingen gerade Escherichia-coli-Bakterien (die kleinen roten Stäbchen). An der Oberfläche der Makrophagen sammeln sich recycelte Fremdproteine von Substanzen, die sie verschlungen haben; mit diesen Fremdproteinen stimulieren die Makrophagen die Immunzellen.

Granulozyten

Manche Leukozyten enthalten Granula, körnchenförmige Einlagerungen. Sie werden in drei Unterarten unterteilt, je nachdem, wie sie unter dem Mikroskop auf Gewebefärbemittel reagieren: Neutrophile Granulozyten verfärben sich nicht, basophile Granulozyten weisen eine violette Färbung auf und eosinophile Granulozyten eine rote Färbung.

Neutrophile Granulozyten

Neutrophile Granulozyten (siehe Abbildung rechts) machen 60 Prozent aller zirkulierenden weißen Blutkörperchen aus. Die Zellen »fressen« Bakterien und Viren und interagieren mit Antikörpern und Immunproteinen, den sogenannten Komplementproteinen (siehe S. 113). Neutrophile Granula verfügen über einen Glykogenspeicher, der den Zellen dabei hilft, auch in einer feindlichen Umgebung – etwa in einem Abszess – zu überleben.

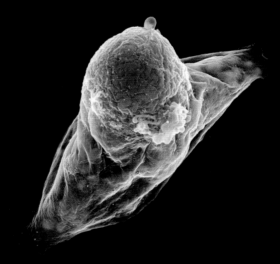

Basophile Granulozyten

Diese Granulozyten machen weniger als ein Prozent aller zirkulierender Leukozyten aus. Ihre Granula enthalten Histamin, einen chemischen Stoff, der an allergischen Reaktionen beteiligt ist.

Eosinophile Granulozyten

Zwischen einem und sechs Prozent der zirkulierenden Leukozyten sind eosinophile Granulozyten. Ihre Granula enthalten Stoffe wie Peroxidase und das sogenannte Major Basic Protein, die an der Bekämpfung von Parasiten wie z. B. Würmern sowie an allergischen Reaktionen beteiligt sind. Sie konzentrieren sich vor allem im unteren Magen-Darm-Trakt, in den Fortpflanzungsorganen, in der Milz und in den Lymphknoten.

ZAHLEN & FAKTEN

IMMUNITÄT: EIN SEHR SPEZIELLES GESCHÄFT

- Wir besitzen rund 56 Milliarden weiße Blutkörperchen.
- Makrophagen leben etwa 120 Tage lang.
- Nicht-aktivierte Neutrophile leben 6 bis 20 Stunden.
- Sind die neutrophilen Granulozyten durch Immunsignale aktiviert, verlassen sie den Blutkreislauf und können bis zu fünf Tage im Gewebe überleben.
- Neutrophile werden mit einer Geschwindigkeit von 100 bis 200 Milliarden Zellen pro Tag ersetzt.
- B-Lymphozyten reifen im Knochenmark.
- T-Lymphozyten reifen in der Thymusdrüse.
- Wir produzieren etwa 35 Milliarden T-Lymphozyten pro Tag.

Abwehrreaktionen

Neben Antikörpern produzieren die Immunzellen auch Komplementproteine und Interferone.
All diese verschiedenen Elemente des Systems arbeiten zusammen, um Infektionen abzuwehren.

Antikörper

Antikörper werden auch als Immunglobuline bezeichnet.
Produziert werden sie von den B-Lymphozyten. Jedes Immunglobulin bildet ein Y-förmiges Molekül, das aus vier Proteinketten besteht: zwei identischen schweren und zwei
identischen leichten Ketten.

Jeder B-Lymphozyt produziert eine bestimmte Art von
Immunglobulin, das nur ein bestimmtes Antigen erkennt,
beispielsweise ein bakterielles Protein, das an einem Ende des
Immunglobulins andockt. Das andere Ende ist innerhalb der
Antikörpergruppe immer gleich. Dieser Abschnitt verbindet
sich entweder mit Komplementproteinen oder mit Immunzellen wie Makrophagen, Neutrophilen oder Lymphozyten.

Verschiedene Antikörpertypen

Die Immunglobuline (Ig) lassen sich je nach Länge der
Proteinkette, die sie enthalten, in fünf Klassen aufteilen.

IgA macht 15 bis 20 Prozent des gesamten Antikörperpools
aus. Es findet sich vor allem in Sekreten, die z. B. den
Atmungs- und Verdauungstrakt schützen.

IgD macht weniger als ein Prozent des Antikörperpools aus.
Es findet sich vor allem an der Oberfläche der B-Lymphozyten, wo es als Rezeptor für Antigene fungiert.

IgE ist normalerweise nur in sehr geringen Mengen vorhanden. Es bietet Schutz vor Parasiten wie z. B. Würmern und ist
an allergischen Reaktionen beteiligt.

IgG ist mit 70 bis 75 Prozent der häufigste Antikörpertyp. Er
bekämpft vor allem Infektionen, die der Körper schon kennt.

IgM macht rund zehn Prozent des gesamten Antikörperpools
aus. Es besteht aus fünf miteinander verknüpften Antikörpern;
begegnet der Körper einer neuen Infektion, wird zuerst IgM
produziert.

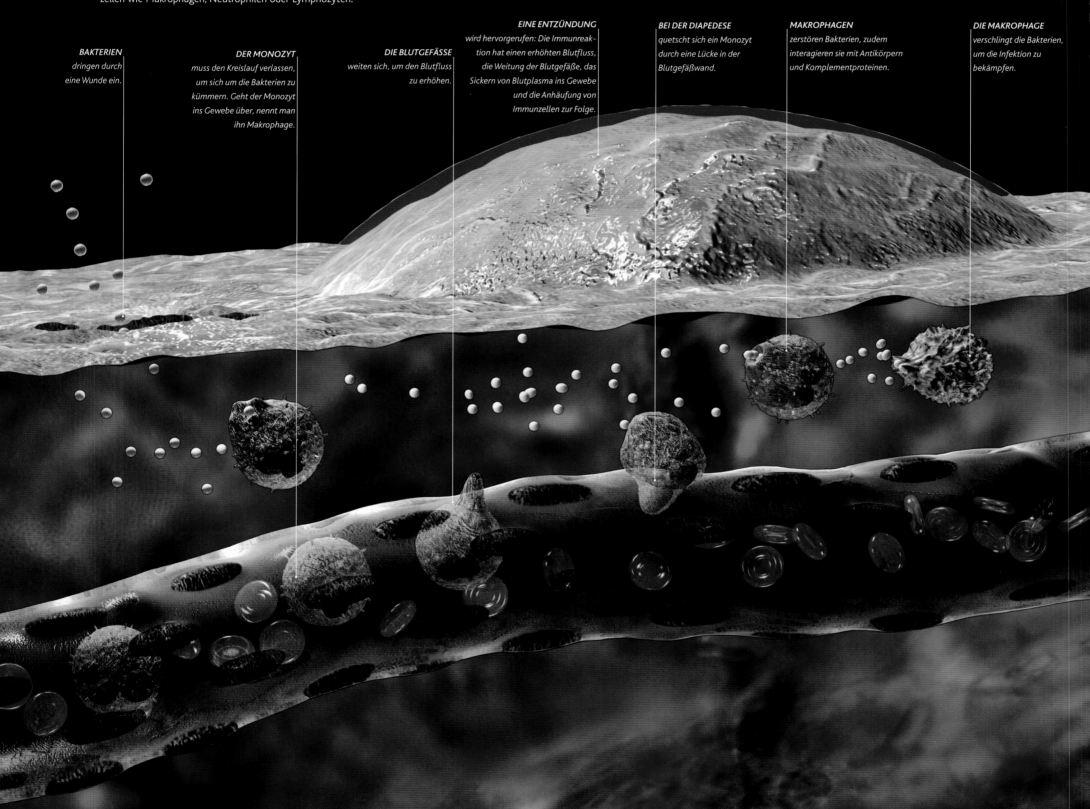

BAKTERIEN
*dringen durch
eine Wunde ein.*

DER MONOZYT
*muss den Kreislauf verlassen,
um sich um die Bakterien zu
kümmern. Geht der Monozyt
ins Gewebe über, nennt man
ihn Makrophage.*

DIE BLUTGEFÄSSE
*weiten sich, um den Blutfluss
zu erhöhen.*

EINE ENTZÜNDUNG
*wird hervorgerufen: Die Immunreak-
tion hat einen erhöhten Blutfluss,
die Weitung der Blutgefäße, das
Sickern von Blutplasma ins Gewebe
und die Anhäufung von
Immunzellen zur Folge.*

BEI DER DIAPEDESE
*quetscht sich ein Monozyt
durch eine Lücke in der
Blutgefäßwand.*

MAKROPHAGEN
*zerstören Bakterien, zudem
interagieren sie mit Antikörpern
und Komplementproteinen.*

DIE MAKROPHAGE
*verschlingt die Bakterien,
um die Infektion zu
bekämpfen.*

Komplementproteine

Das sogenannte Komplementsystem umfasst mehr als 20 Plasma- oder Komplementproteine, die im Blut zirkulieren (siehe unten). Die Proteine koppeln sich in einer bestimmten Sequenz an Antigene und Antikörper. Jeder Teil der Sequenz löst spezifische Reaktionen aus, die eine »Enzymkaskade« zur Folge haben.

Komplementproteine tragen in mehrerlei Hinsicht zur Immunität bei. Die ersten Komplementproteine, der C1-Komplex, docken direkt an die Oberfläche eines Bakteriums, einer infizierten Zelle oder an das »Schwanzende« von IgM- oder IgG-Antikörpern an, deren anderes Ende mit fremden Antigenen verbunden ist. Das Komplementprotein ummantelt das unerwünschte Material und alarmiert in der Nähe befindliche Phagozyten (Fresszellen) wie Makrophagen oder neutrophile Granulozyten.

Ist kein Phagozyt in der Nähe, dockt das nächste Komplementprotein in der Sequenz an den C1-Komplex an und löst eine Komplementkaskade aus. Die nachfolgenden Komplementproteine docken aneinander an und »hämmern« ein Loch in die Wand des eindringenden Organismus bzw. der infizierten Wirtszelle. Durch dieses Loch dringt Flüssigkeit ein, die Zelle platzt. So kann man die Komplementproteine auch als Proteinbomben bezeichnen.

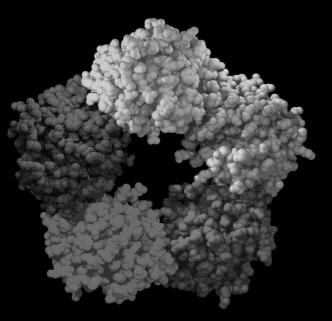

VOLLSTÄNDIGES KOMPLEMENTPROTEIN

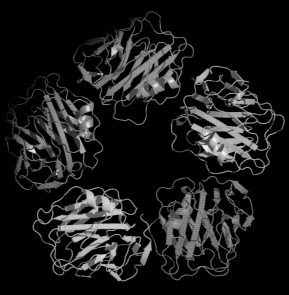

SEKUNDÄRSTRUKTUR: ALPHA-HELIX

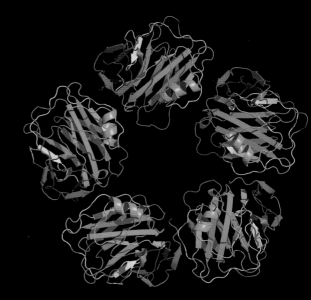

SEKUNDÄRSTRUKTUR: BETA-FALTBLATT

Interferone

Diese Sonderform der Proteine schützt uns vor Virusinfektionen. Die Interferone unterdrücken die Virusreplikation und regen die Immunzellen zu einer heftigen Reaktion auf eindringende Viren an.

Die Interferonproduktion wird ausgelöst, wenn eine Zelle mit einem Virus infiziert wird oder wenn eine Immunzelle Zytokine von anderen Immunzellen aufspürt, die auf ein Virus gestoßen sind. Die Interferone docken an Nachbarzellen an und stimulieren die sofortige Produktion seltener, kurzlebiger Nukleotidmoleküle. Die Nukleotide – Grundbausteine der DNA – aktivieren ein bis dahin inaktives Enzym namens Ribonuclease L (kurz: RNase L), das die ganze virale RNA im Inneren der Zelle zerstört. So können sich die viralen Proteine nicht mehr weiter aufbauen. Die von einer infizierten Zelle produzierten Interferone docken an uninfizierte Nachbarzellen an und stimulieren dort die RNase-L-Produktion; auf diese Weise kann sich die Infektion nicht weiter ausbreiten. Gleichzeitig aktiviert das Interferon ein Enzym (Proteinkinase), das virale Proteine aufspaltet, die vor dem Andocken des Interferons produziert wurden.

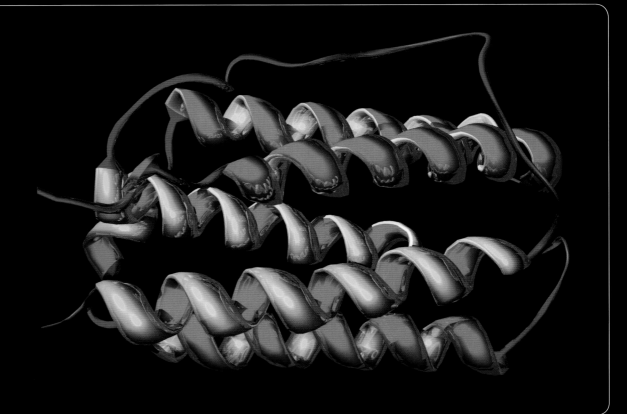

Entzündungen und Wundheilung

Bei entzündlichen Prozessen rötet sich das betroffene Gewebe, es wird heiß, schwillt an, schmerzt und büßt zumindest einen Teil seiner Funktion ein. Ausgelöst werden Entzündungen durch Gewebeverletzungen oder Infektionen – sie stellen eine wichtige biologische Reaktion dar. Ohne Entzündungen würden Wunden nicht heilen. Werden Entzündungen andererseits aber nicht bekämpft, werden sie chronisch und schädigen das Gewebe dauerhaft.

Entzündung – ein essenzieller Vorgang

Unter Wunde versteht man eine Verletzung der Haut oder eines anderen Körpergewebes. Die Heilung verläuft in drei Phasen: Der anfänglichen Entzündung folgt die Bildung neuen Gewebes, das schließlich so gestaltet wird, dass der Schaden repariert werden kann.

Die Entzündung löst die Ausschüttung von Stoffen wie Histamin und Bradykinin aus, die den Blutfluss im verletzten Bereich erhöhen und die Blutgefäße durchlässiger machen. Durch die geweiteten Kapillaren tritt eine proteinreiche Flüssigkeit, ein Exsudat, aus; das betroffene Gewebe wird heiß, schwillt an, rötet sich und schmerzt. Dieser Schmerz ist sehr wichtig, da er dem Gehirn signalisiert, dass etwas nicht in Ordnung ist; zudem löst er schützende Reflexe aus. Das Exsudat enthält eine Reihe von Proteinverbänden, die zusammenarbeiten:

- Die Proteine des Kininsystems initiieren den Entzündungsprozess durch die Weitung der Blutgefäße, die Rötung, Erwärmung und Schwellung des Gewebes sowie durch den Schmerz.
- Die Proteine des Koagulationssystems bilden ein Fibringerüst und sorgen für die Blutgerinnung.
- Die Proteine des Fibrinolysesystems spalten überschüssige Gerinnsel auf.
- Die Proteine des Komplementsystems setzen Immunreaktionen in Gang (siehe S. 113).
- Antikörper bekämpfen gemeinsam mit Komplementproteinen und Immunzellen die Infektion.

Feuchte Wundheilung

Ohne Wundverband bilden die roten Blutkörperchen und die Blutplättchen auf dem Fibringerüst ein Gerinnsel, das zu Schorf austrocknet. Es verschließt das Gewebe, schützt die regenerierenden Zellen und verhindert eine bakterielle Infektion. Der Schorf haftet am lebenden Gewebe darunter und sorgt dafür, dass sich die Wunde zusammenzieht. Damit diese letztlich heilen kann, müssen die wuchernden

Epithelzellen den Schorf aufspalten. Das führt allerdings oft zu Narbenbildung. Deshalb ging man in den 1970er-Jahren dazu über, auch kleinere Wunden feucht zu behandeln, d.h. mit einem Wundverband. Durch diesen bleibt das Exsudat feucht und gerinnt nicht, und die Wunde heilt tatsächlich schneller. Denn so können sich die Epithelzellen auf der Wundoberfläche frei bewegen und müssen sich nicht erst durch den Schorf »graben«. Hält man die Wunde feucht, bildet sich die neue oberflächliche Epithelschicht doppelt so schnell wie bei der trockenen Wundheilung, die Wunde schmerzt weniger, und das Risiko einer Infektion sowie von Narbenbildung ist geringer. Die Abbildung gegenüber zeigt das Protein Fibrin, das die Wunde mit einem Netz oder Gerüst bedeckt, um größere Blutverluste zu verhindern.

ZAHLEN & FAKTEN

FEUCHTE UND TROCKENE WUNDBEHANDLUNG

Vergleicht man die modernere feuchte mit der traditionelleren trockenen Wundbehandlung, ergibt sich folgendes Bild:

Tag	Feucht	Trocken
1–3	Die Wunde ist rötlich-rosa und glänzt.	Rötlich-rosa und glänzend
5	Die Wunde ist rötlich-rosa und glänzt.	Dunkelrot, leicht ausgetrocknet
7	Die Wunde ist kleiner.	Dunkler Schorf
10	Die Wunde ist noch kleiner.	Dunkler Schorf
14	Es bildet sich neue Haut.	Trockener Schorf
21	Die Wunde ist verheilt, minimale Narbenbildung.	Die Wunde hat sich zusammengezogen, eine Narbe hat sich gebildet.

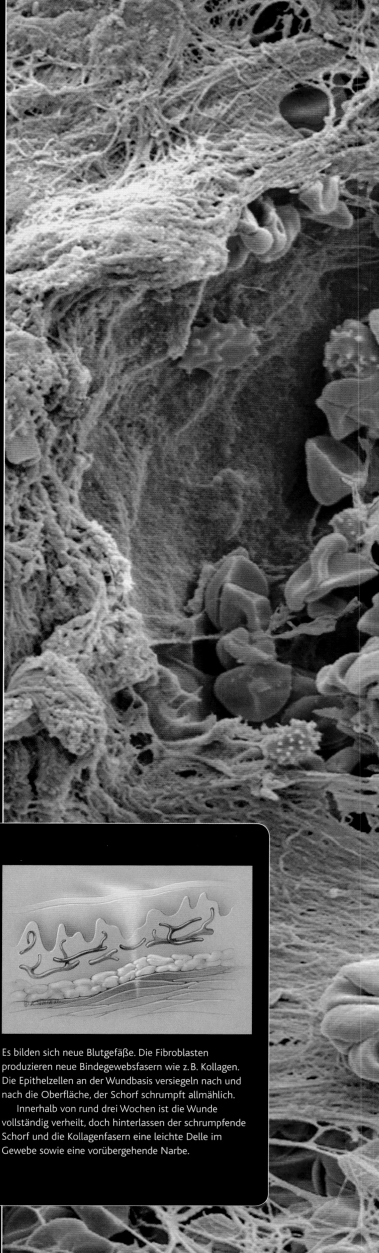

Der Heilungsprozess

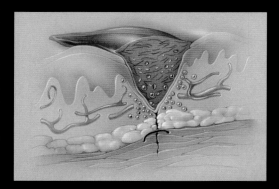

Nach einer Verletzung beginnt die betroffene Stelle zu bluten. Spezialisierte Zellen schütten chemische Stoffe sowie Gewebewachstumsfaktoren aus, die Fibroblasten, Gewebe aufbauende Zellen, anziehen. Dies initiiert den Entzündungsprozess. Der Blutfluss im betroffenen Gebiet erhöht sich.

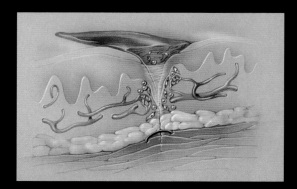

Nach einigen Stunden ist die Wunde mit Fibrin verschlossen, die roten Blutkörperchen und Blutplättchen können oberflächlichen Schorf bilden. Die Fibroblasten beginnen zu wuchern und wandern in das Fibringerüst, während sich die Epithelzellen unter den Schorf bewegen. Phagozyten entsorgen Abfallprodukte, durch den erhöhten Blutfluss wandern mehr Zellen ins betroffene Gebiet. Gerinnsel an den Wundrändern schotten die Region teilweise ab.

Es bilden sich neue Blutgefäße. Die Fibroblasten produzieren neue Bindegewebsfasern wie z.B. Kollagen. Die Epithelzellen an der Wundbasis versiegeln nach und nach die Oberfläche, der Schorf schrumpft allmählich.

Innerhalb von rund drei Wochen ist die Wunde vollständig verheilt, doch hinterlassen der schrumpfende Schorf und die Kollagenfasern eine leichte Delle im Gewebe sowie eine vorübergehende Narbe.

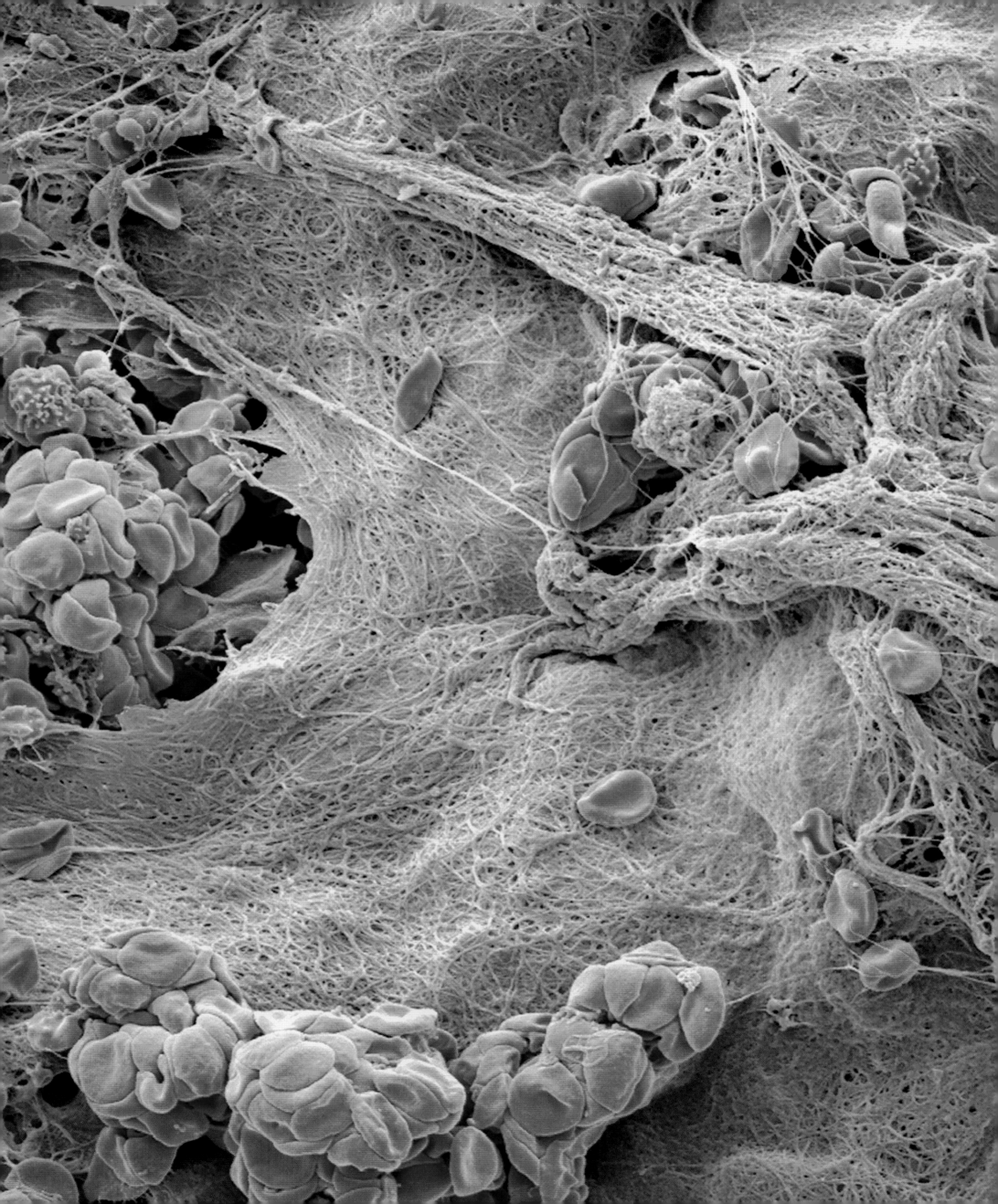

ENDOKRI

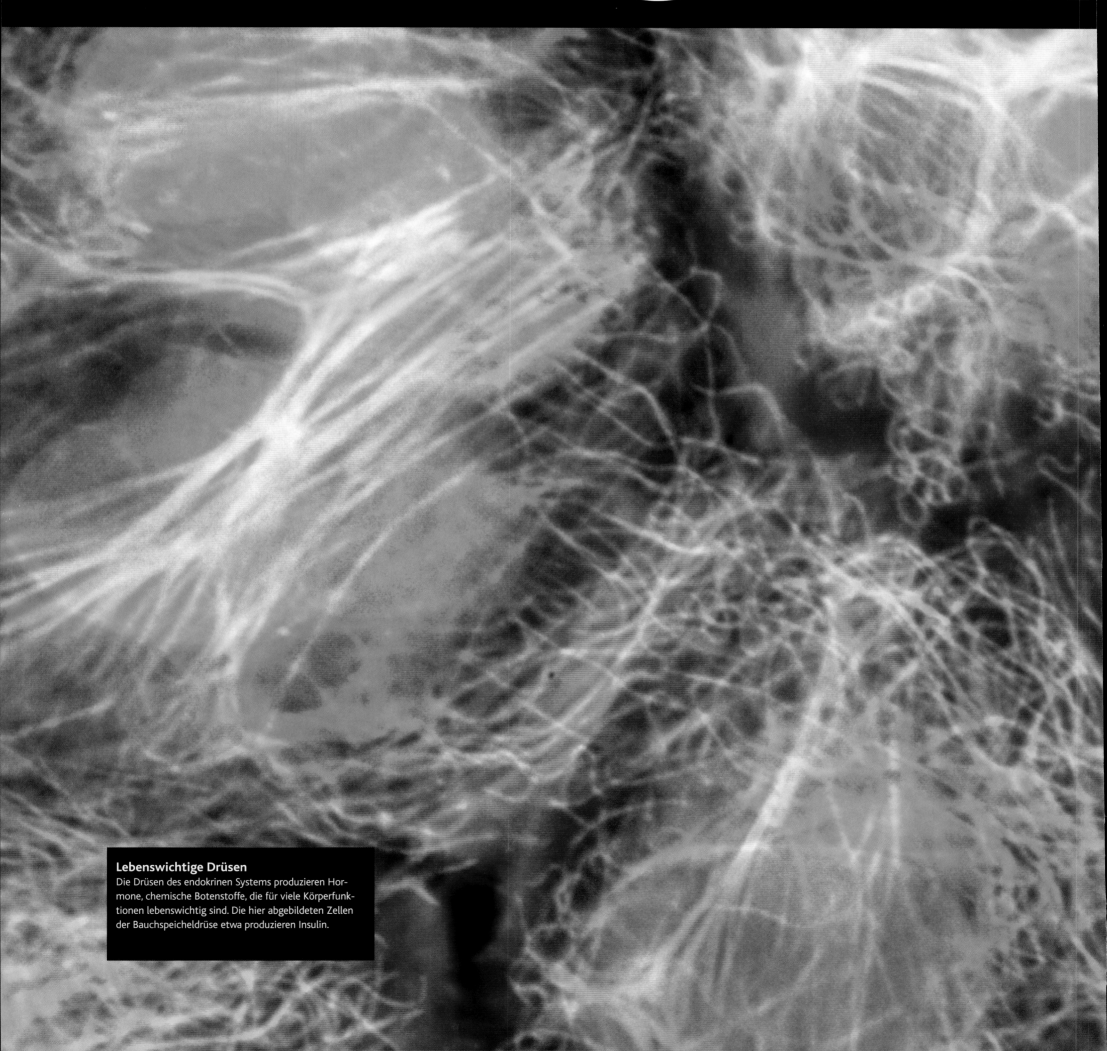

Lebenswichtige Drüsen
Die Drüsen des endokrinen Systems produzieren Hormone, chemische Botenstoffe, die für viele Körperfunktionen lebenswichtig sind. Die hier abgebildeten Zellen der Bauchspeicheldrüse etwa produzieren Insulin.

NES SYSTEM

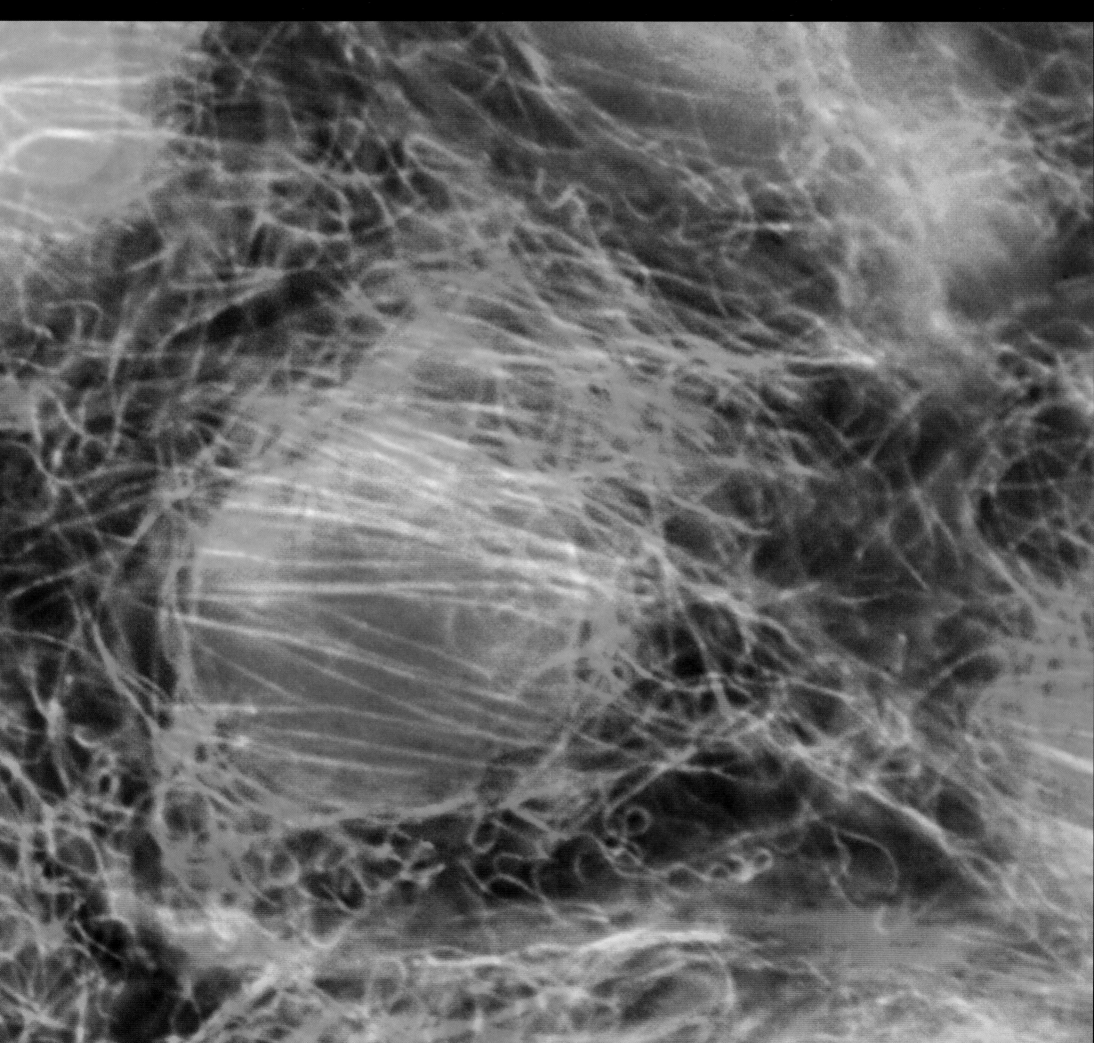

Endokrine Drüsen

Das endokrine System besteht aus Hormon-drüsen, die chemische Botenstoffe – Hormone – direkt in die Blutbahn abgeben. Die Hormone koordinieren Funktionen in den verschiedensten Bereichen des Körpers. Sie steuern so ziemlich alles, vom Appetit über den Stoffwechsel, das Wachstum und die Entwicklung, die Fortpflan-zung und Stressreaktionen bis hin zu Schlaf-wach-Zyklen, dem Flüssigkeitshaushalt und sogar unseren Stimmungen. Dabei muss die Hormonproduktion von Minute zu Minute genauestens abgestimmt werden. Dies über-nimmt in erster Linie die Hirnanhangsdrüse (Hypophyse) – oft auch als Master-Drüse bezeichnet –, deren Hormone die Hormonpro-duktion auch in anderen Drüsen überwachen.

Hormone

Es gibt zwei Hauptarten von Hormonen. Peptid- oder Proteohormone bestehen aus Aminosäuren und docken an Rezeptoren an der Oberfläche einer Zelle an, um eine Reaktion auszulösen. Die chemische Struktur der Steroid-hormone hingegen umfasst vier miteinander verschmolzene Kohlenstoffringe und ähnelt der Struktur des Cholesterins; Steroidhormone dringen in die Zelle ein und docken an Rezeptoren im Zytoplasma an. Anschließend dringt der ganze Komplex in den Zellkern ein, wo er sich mit Chromatin, dem Baustoff der Chromosomen, verbindet und bestimmte Gene aktiviert. Dies wiederum veranlasst die Zelle dazu, verstärkt bestimmte Proteine aufzubauen.

Hormonproduktion

Hormone haben viele verschiedene Funktionen. Sie werden in spezifischen Drüsen sowie in Organen mit Drüsengewebe produziert. So produzieren beispielsweise die Nieren Hormone, sind aber gleichzeitig auch Teil der ableitenden Harnwege; der Darm verarbeitet Nahrung, produziert aber auch Hormone, die diesen Prozess unterstützen.

Die wichtigste Hormondrüse ist die Hirnanhangsdrüse, eine bedeutende Rolle spielen aber auch der Hypothalamus und die Zirbeldrüse im Gehirn. Zu den weiteren entscheidenden Drüsen zählen die Schilddrüse, der Thymus, die Nebennieren und die Bauchspeicheldrüse (Pankreas). Magen, Zwölffingerdarm und Dünndarm produzieren Hormone wie z.B. Cholecystokinin, das die Ausschüttung von Verdauungsenzymen aus der Bauchspeicheldrüse sowie von Galle aus der Gallenblase anregt. Zudem sendet es Sättigungssignale ans Gehirn. Darüber hinaus produzieren die männlichen und weiblichen Geschlechts-organe Hormone, die den Fortpflanzungsprozess steuern.

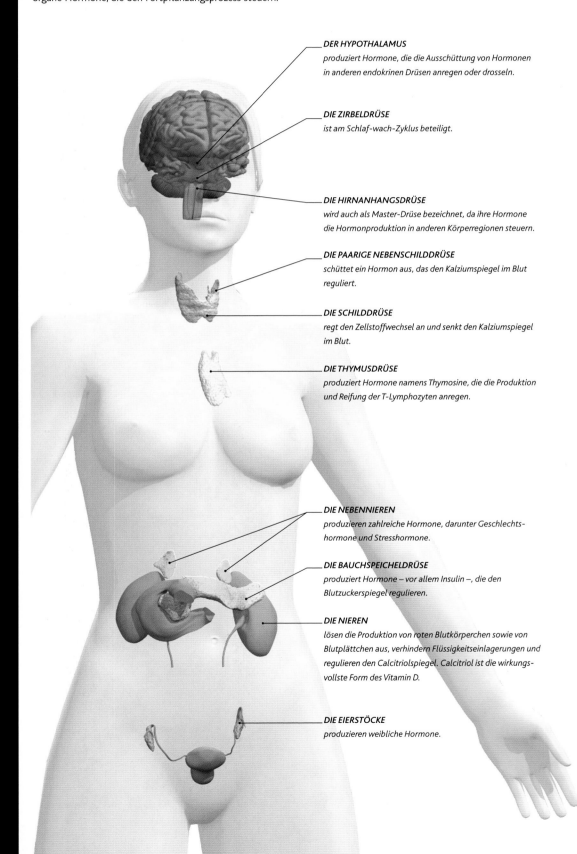

DER HYPOTHALAMUS
produziert Hormone, die die Ausschüttung von Hormonen in anderen endokrinen Drüsen anregen oder drosseln.

DIE ZIRBELDRÜSE
ist am Schlaf-wach-Zyklus beteiligt.

DIE HIRNANHANGSDRÜSE
wird auch als Master-Drüse bezeichnet, da ihre Hormone die Hormonproduktion in anderen Körperregionen steuern.

DIE PAARIGE NEBENSCHILDDRÜSE
schüttet ein Hormon aus, das den Kalziumspiegel im Blut reguliert.

DIE SCHILDDRÜSE
regt den Zellstoffwechsel an und senkt den Kalziumspiegel im Blut.

DIE THYMUSDRÜSE
produziert Hormone namens Thymosine, die die Produktion und Reifung der T-Lymphozyten anregen.

DIE NEBENNIEREN
produzieren zahlreiche Hormone, darunter Geschlechts-hormone und Stresshormone.

DIE BAUCHSPEICHELDRÜSE
produziert Hormone – vor allem Insulin –, die den Blutzuckerspiegel regulieren.

DIE NIEREN
lösen die Produktion von roten Blutkörperchen sowie von Blutplättchen aus, verhindern Flüssigkeitseinlagerungen und regulieren den Calcitriolspiegel. Calcitriol ist die wirkungs-vollste Form des Vitamin D.

DIE EIERSTÖCKE
produzieren weibliche Hormone.

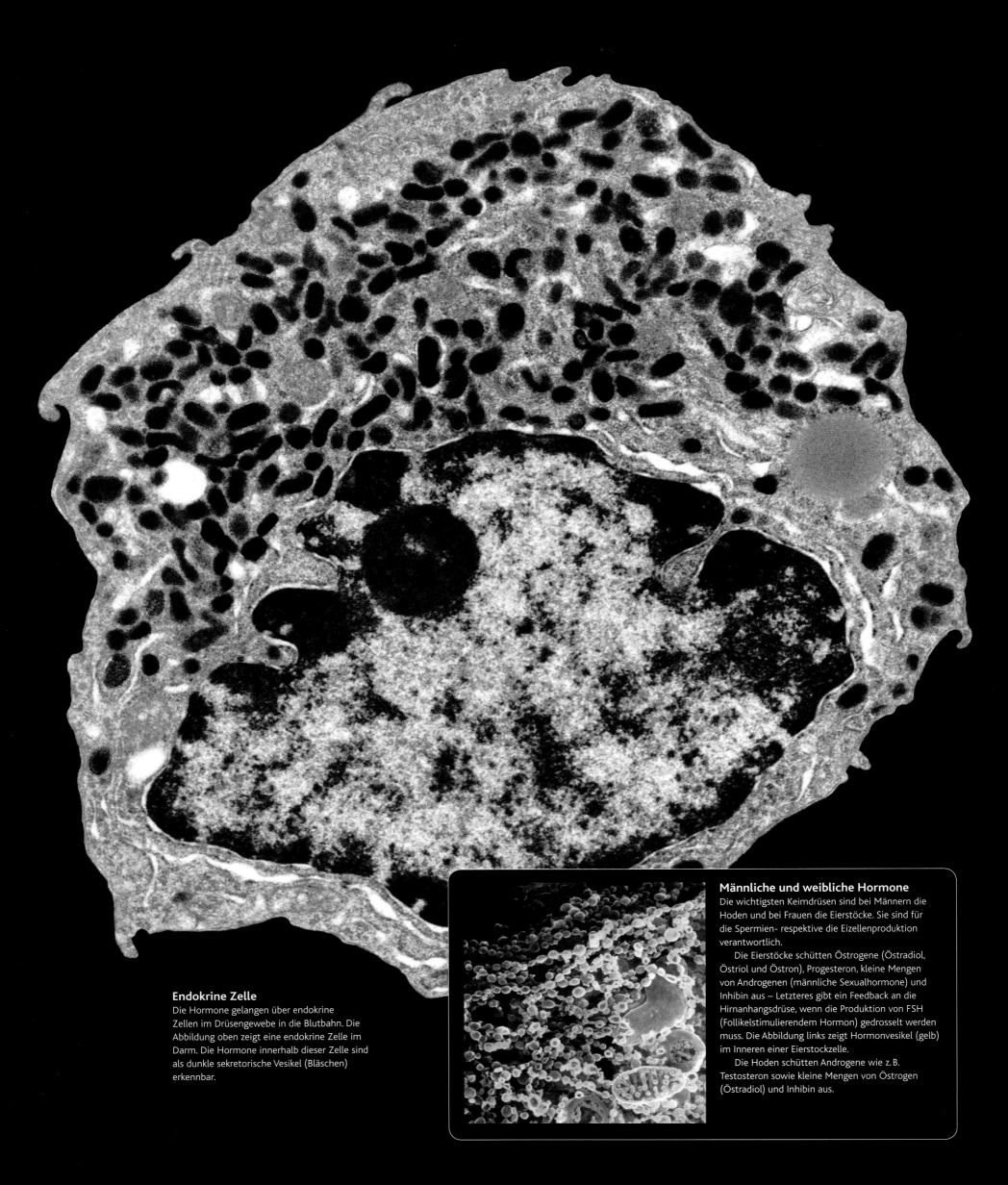

Endokrine Zelle
Die Hormone gelangen über endokrine
Zellen im Drüsengewebe in die Blutbahn. Die
Abbildung oben zeigt eine endokrine Zelle im
Darm. Die Hormone innerhalb dieser Zelle sind
als dunkle sekretorische Vesikel (Bläschen)
erkennbar.

Männliche und weibliche Hormone
Die wichtigsten Keimdrüsen sind bei Männern die
Hoden und bei Frauen die Eierstöcke. Sie sind für
die Spermien- respektive die Eizellenproduktion
verantwortlich.
　　Die Eierstöcke schütten Östrogene (Östradiol,
Östriol und Östron), Progesteron, kleine Mengen
von Androgenen (männliche Sexualhormone) und
Inhibin aus – Letzteres gibt ein Feedback an die
Hirnanhangsdrüse, wenn die Produktion von FSH
(Follikelstimulierendem Hormon) gedrosselt werden
muss. Die Abbildung links zeigt Hormonvesikel (gelb)
im Inneren einer Eierstockzelle.
　　Die Hoden schütten Androgene wie z.B.
Testosteron sowie kleine Mengen von Östrogen
(Östradiol) und Inhibin aus.

Hypothalamus-Hypophysen-Achse

Senden die endokrinen Drüsen Hormonsignale in einer bestimmten Reihenfolge an andere endokrine Drüsen, spricht man von einer Achse. So bilden etwa Hypothalamus und Hypophyse eine Achse, an der im Anschluss auch andere endokrine Drüsen beteiligt sein können, beispielsweise die Nebennieren oder die Schilddrüse.

Hypothalamus

Dieser Teil des Gehirns verbindet das endokrine mit dem zentralen Nervensystem. Der Hypothalamus liegt direkt unterhalb des Thalamus und umfasst eine Reihe von Nervenzellkörperansammlungen wie den Nucleus supraopticus, den Nucleus arcuatus und Mamillarkörper. Der Hypothalamus ist mit der Hypophyse über den Hypophysenstiel (Infundibulum) verbunden. Einige der vom Hypothalamus produzierten Hormone gelangen in die Adenohypophyse (»Hypophysenvorderlappen«) innerhalb des Hypophysenpfortadersystems, in dem die Kapillaren des Hypothalamus über Venolen direkt mit den Kapillaren der Hirnanhangsdrüse verbunden sind. Andere Hormone des Hypothalamus werden über Neuronenaxone direkt in die Neurohypophyse (»Hypophysenhinterlappen«) ausgeschüttet.

Hirnanhangsdrüse (Hypophyse)

Die Hypophyse ist eine kleine, nur etwa erbsengroße Vorwölbung des Hypothalamus an der Hirnbasis. Sie liegt in der Fossa hypophysialis, einer Knochengrube des Keilbeins, und besteht aus drei Lappen: dem Hypophysenvorderlappen (Adenohypophyse), dem Hypophysenzwischenlappen und dem Hypophysenhinterlappen (Neurohypophyse).

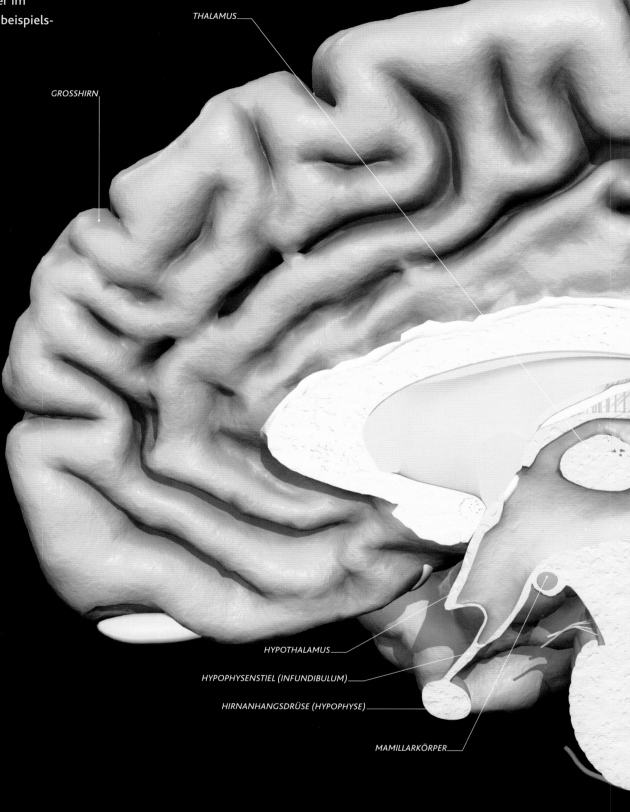

THALAMUS

GROSSHIRN

HYPOTHALAMUS

HYPOPHYSENSTIEL (INFUNDIBULUM)

HIRNANHANGSDRÜSE (HYPOPHYSE)

MAMILLARKÖRPER

Hormone des Hypothalamus
Diese Drüse produziert neun Hormone.

Hormon	Funktion
TRH (Thyrotropin-releasing hormone), auch Thyreoliberin	Regt die Ausschüttung von TSH aus der Adenohypophyse an
GRH (Gonadotropin-releasing hormone)	Regt die Ausschüttung von FSH und LH aus der Adenohypophyse an
GHRH (Growth hormone-releasing hormone), auch Somatoliberin	Regt die Ausschüttung von GH aus der Adenohypophyse an
CRH (Corticotropin-releasing hormone), auch Corticoliberin	Regt die Ausschüttung von ACTH aus der Adenohypophyse an
Somatostatin (Growth hormone-inhibiting hormone)	Hemmt die Ausschüttung von TSH und GH aus der Adenohypophyse
PRH (Prolactin-releasing hormone)	Regt die Prolaktinausschüttung aus der Adenohypophyse an
PIH (Prolactin-inhibiting hormone)	Hemmt die Prolaktinausschüttung aus der Adenohypophyse
Oxytozin (im Hypothalamus produziert, jedoch in der Neurohypophyse gespeichert)	Fungiert als Neurotransmitter im Gehirn und regt die Gebärmutterkontraktion bei der Geburt sowie den Milchfluss in der Brust beim Stillen an
ADH (Antidiuretisches Hormon), auch Vasopressin (im Hypothalamus produziert, jedoch gespeichert und freigesetzt in der Neurohypophyse)	Regt die Einlagerung von Wasser in den Nieren und die Verengung der Blutgefäße an, um den Blutdruck zu erhöhen

ZAHLEN & FAKTEN

HORMONSPIEGEL

- Im Alter zwischen 20 und 60 Jahren sinkt die Produktion des Wachstumshormons um 75 Prozent.

- Oxytozin wird manchmal auch poetisch als das Hormon der Mutterliebe und der treuen Freundschaft bezeichnet – es fungiert gewissermaßen als hormoneller Superkleber, der Menschen emotional aneinander bindet.

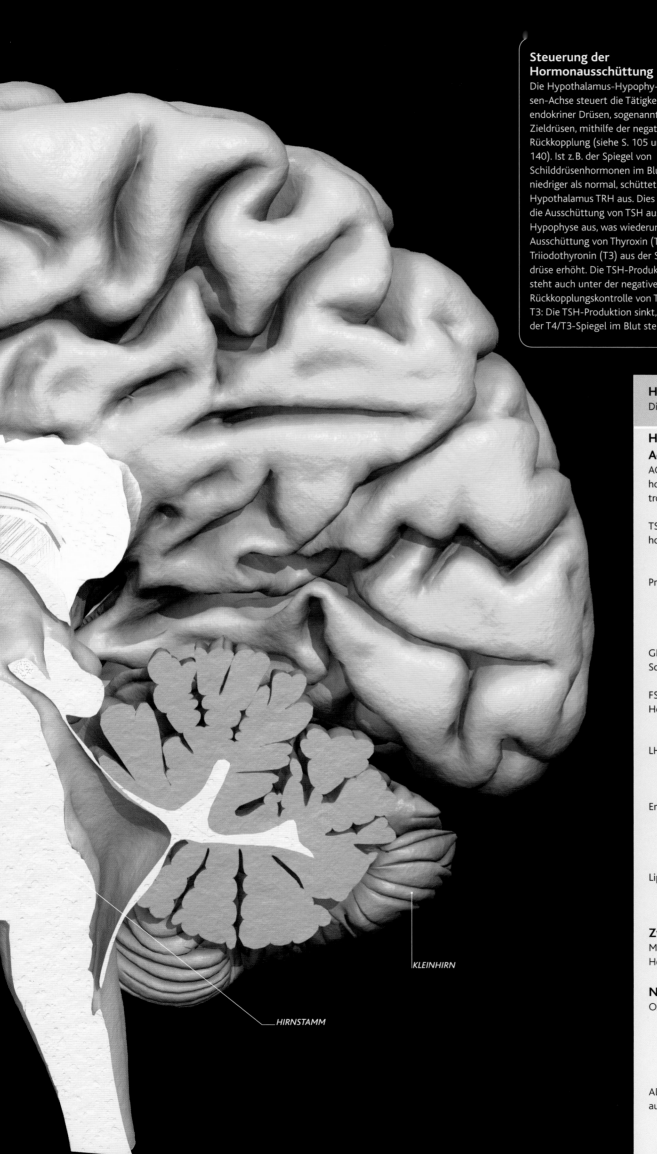

Steuerung der Hormonausschüttung

Die Hypothalamus-Hypophy-sen-Achse steuert die Tätigkeit endokriner Drüsen, sogenannter Zieldrüsen, mithilfe der negativen Rückkopplung (siehe S. 105 und 140). Ist z.B. der Spiegel von Schilddrüsenhormonen im Blut niedriger als normal, schüttet der Hypothalamus TRH aus. Dies löst die Ausschüttung von TSH aus der Hypophyse aus, was wiederum die Ausschüttung von Thyroxin (T4) und Triiodothyronin (T3) aus der Schild-drüse erhöht. Die TSH-Produktion steht auch unter der negativen Rückkopplungskontrolle von T4 und T3: Die TSH-Produktion sinkt, wenn der T4/T3-Spiegel im Blut steigt.

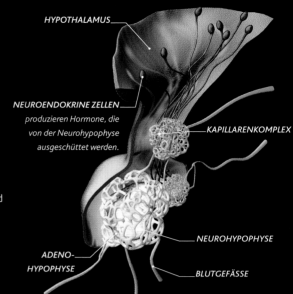

HYPOTHALAMUS

NEUROENDOKRINE ZELLEN
*produzieren Hormone, die
von der Neurohypophyse
ausgeschüttet werden.*

KAPILLARENKOMPLEX

NEUROHYPOPHYSE

ADENO-
HYPOPHYSE

BLUTGEFÄSSE

KLEINHIRN

HIRNSTAMM

Hormone der Hirnanhangsdrüse

Die Hypophyse produziert eine Vielzahl von Hormonen.

Hormon	Funktion
Adenohypophyse	
ACTH (Adrenocorticotropic hormone), auch Adrenocortico-tropin	Regt die Bildung von Corticosteroiden in den Nebennieren an
TSH (Thyroid-stimulating hormone), auch Thyrotropin	Regt die Bildung von Thyroxin und Trijodothyronin in der Schilddrüse an
Prolaktin	Regt die Milchproduktion in den Brustdrüsen an; wird auch beim Orgasmus ausgeschüttet
GH (Growth hormone), auch Somatotropin, Wachstumshormon	Regt das Zellwachstum und die Zellteilung an
FSH (Follikelstimulierendes Hormon)	Regt die Reifung der Eizellen (Ova) in den Eierstöcken und der Sper-mien in den Hoden an
LH (Luteinisierendes Hormon)	Regt bei Frauen den Eisprung und bei Männern die Testosteron-produktion in den Hoden an
Endorphine	Die Opiate senken die Schmerz-wahrnehmung und sorgen für das »High« nach einer sportlichen Anstrengung.
Lipotrophine	Regen die Mobilisierung von Fett-reserven aus den Fettspeichern im Gewebe an
Zwischenlappen	
MSH (Melanozytenstimulierendes Hormon), auch Melanotropin	Regt die Produktion von Melanin in der Haut an
Neurohypophyse	
Oxytozin	Regt die Gebärmutterkontraktion bei der Geburt sowie den Milch-fluss in der Brust beim Stillen an; wird auch beim Orgasmus aus-geschüttet
ADH (Antidiuretisches Hormon), auch Vasopressin	Regt die Einlagerung von Wasser in den Nieren und die Verengung der Blutgefäße an, um den Blutdruck zu erhöhen

Schilddrüse und Nebennieren

Schilddrüse und Nebennieren sind ganz wichtige Drüsen im endokrinen System. Die Form der Schilddrüse erinnert an einen Schmetterling; sie sitzt vor der Geburt noch hinten im Hals, wandert dann aber allmählich nach vorn in ihre finale Position. Manchmal findet sich noch ein dünnes Gewebeband, der Processus pyramidalis, als Überbleibsel der Verbindung zwischen den beiden Positionen.

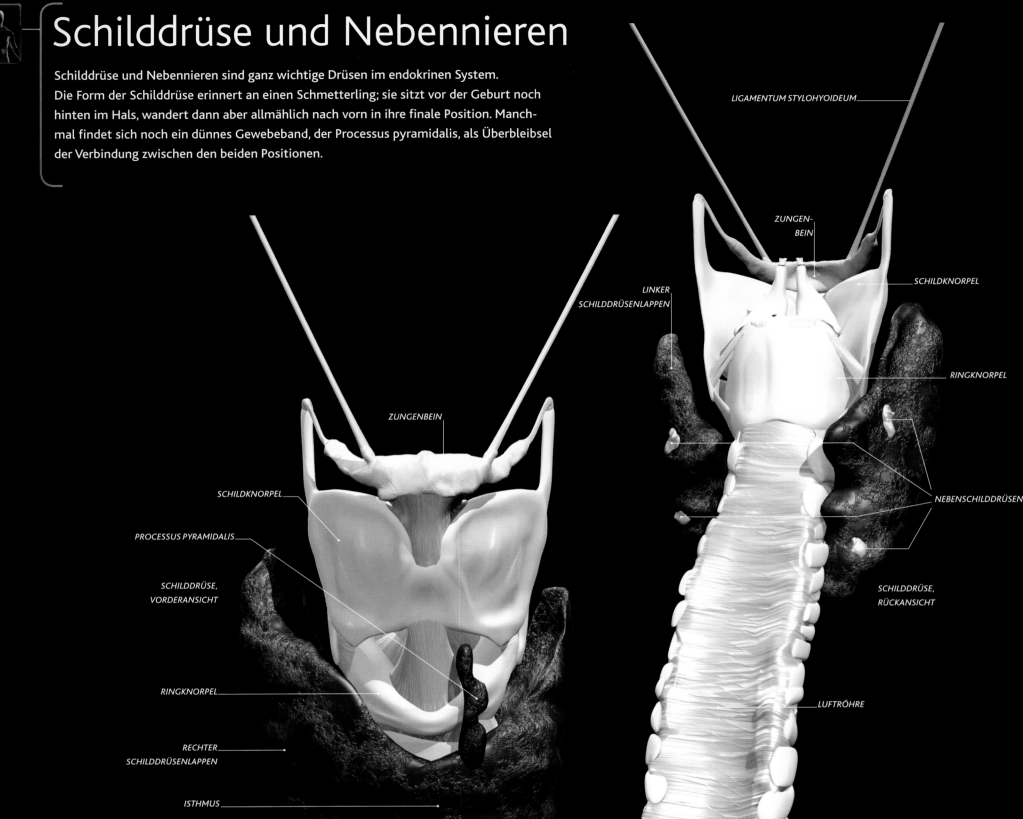

LIGAMENTUM STYLOHYOIDEUM

ZUNGEN-BEIN

SCHILDKNORPEL

LINKER SCHILDDRÜSENLAPPEN

RINGKNORPEL

ZUNGENBEIN

SCHILDKNORPEL

NEBENSCHILDDRÜSEN

PROCESSUS PYRAMIDALIS

SCHILDDRÜSE, VORDERANSICHT

SCHILDDRÜSE, RÜCKANSICHT

RINGKNORPEL

LUFTRÖHRE

RECHTER SCHILDDRÜSENLAPPEN

ISTHMUS

Funktion der Schilddrüse

Die Schilddrüse produziert drei Hormone. Thyroxin (T4) und Trijodothyronin (T3) enthalten Jod und regulieren die Geschwindigkeit des Zellstoffwechsels. Dies beeinflusst das Wachstum und die Funktion jedes Körpersystems. Des Weiteren produziert die Schilddrüse Calcitonin; dieses Hormon senkt erhöhte Kalziumspiegel im Blut, und zwar durch die Reduzierung der Kalziumaufnahme im Darm, die Reduzierung der Kalziumwiederaufnahme aus gefilterten Flüssigkeiten in den Nieren und durch die Drosselung der Kalziumfreisetzung aus Speichern in den Knochen.

Hinter der Schilddrüse, oben und unten an jedem Lappen, befinden sich vier Nebenschilddrüsen, die sich die Blutversorgung mit der Schilddrüse teilen. Ihre Position kann variieren. Die Nebenschilddrüsen produzieren ein Nebenschilddrüsenhormon, das Parathormon, das den Kalziumspiegel im Blut bei Bedarf erhöht. Dafür erhöht es die Freisetzung von Kalzium aus den Knochenspeichern, die Kalziumwiederaufnahme aus gefilterten Flüssigkeiten in den Nieren und die Kalziumaufnahme im Darm.

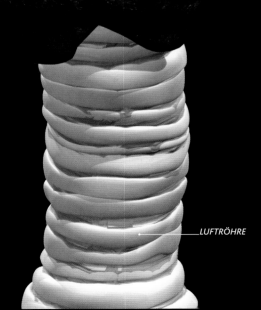

LUFTRÖHRE

ZAHLEN & FAKTEN

DRÜSEN UND IHRE HORMONE

- Ein Viertel der Jodspeicher des Körpers befindet sich in der Schilddrüse.

- Das dünne Gewebeband des Processus pyramidalis zeigt die ursprüngliche Position der Schilddrüse an.

- Manche Menschen haben nur drei Nebenschilddrüsen, andere sechs.

- Thyroxin (T4) ist ein schwaches Prohormon, das in das aktivere Trijodothyronin (T3) umgewandelt wird.

- Adrenalin, Noradrenalin und Dopamin fungieren sowohl als Hormone als auch als Neurotransmitter (Botenstoffe zwischen Nervenzellen).

- Bei akutem Stress steigt der Adrenalin-/Epinephrin-spiegel im Blut in einer Minute um das Tausendfache an.

Kampf-oder-Flucht-Reaktion

Bei Gefahr initiiert der Sympathikus die Kampf-oder-Flucht-Reaktion, indem er die Ausschüttung von Katecholaminen aus dem Nebennierenmark veranlasst. Daraufhin sorgen die Katecholamine Adrenalin, Noradrenalin und Dopamin für die folgenden raschen Veränderungen, die unsere Überlebenschancen erhöhen:

Der Blutzuckerspiegel steigt.

Die Pupillen weiten sich, das Sehfeld vergrößert sich.

Darm und Harnblase, manchmal auch der Magen, entleeren sich; wir sind leichter und können so schneller rennen.

Der Darm wird weniger mit Blut versorgt, dafür die Muskeln umso mehr.

Puls und Blutdruck erhöhen sich; wir atmen tiefer, damit Muskeln und Gehirn mehr mit Blut und damit mit Sauerstoff versorgt werden.

Das Gedächtnis und die Fähigkeit, logisch zu denken, verbessern sich.

Die Schmerzempfindlichkeit wird herabgesetzt.

Die Schweißdrüsen werden aktiviert, die Muskelspannung wird erhöht: Wir sind aktionsbereit.

Blutgerinnung und Verengung der Blutgefäße geschehen rascher, damit wir im Fall einer Wunde nicht zu viel Blut verlieren.

Hält der Stress an, erhöhen die Nebennieren die Ausschüttung des Steroidhormons Cortisol – der Anstieg scheint für unser Überleben entscheidend zu sein.

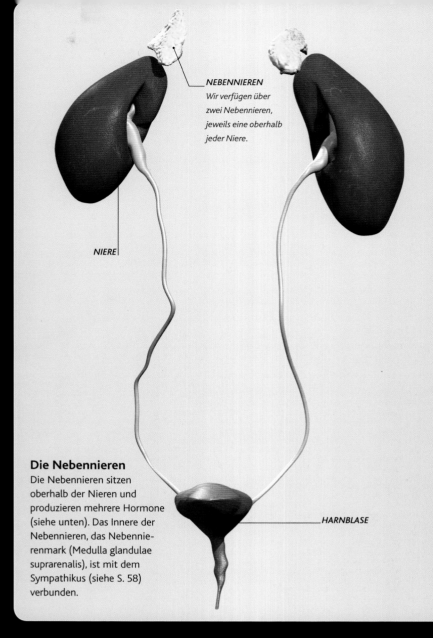

NEBENNIEREN
Wir verfügen über zwei Nebennieren, jeweils eine oberhalb jeder Niere.

NIERE

HARNBLASE

Schilddrüsenfollikel

Das Schilddrüsengewebe besteht aus Zellringen, den sogenannten Follikeln. Im Zentrum dieser Follikel sind die Schilddrüsenhormone gespeichert und warten auf ihre Freisetzung in den Kreislauf, wann immer die Situation es erfordert. Die parafollikulären Zellen zwischen den Follikeln sorgen für die Calcitoninausschüttung.

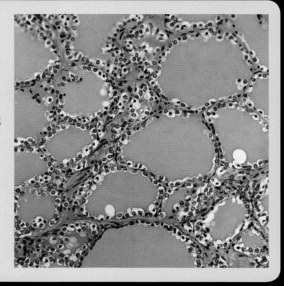

Die Nebennieren

Die Nebennieren sitzen oberhalb der Nieren und produzieren mehrere Hormone (siehe unten). Das Innere der Nebennieren, das Nebennierenmark (Medulla glandulae suprarenalis), ist mit dem Sympathikus (siehe S. 58) verbunden.

Nebennierenhormon	Funktion
Aldosteron	Fördert die Ausscheidung von Kalium über den Urin und erhöht die Einlagerung von Wasser sowie Natrium; die Aldosteronausschüttung wird vom Renin-Angiotensin-Aldosteron-System gesteuert.
Cortisol	Regt den Stoffwechsel an, um den Spiegel von freien Aminosäuren, Fettsäuren und Glukose zu erhöhen; verstärkt die Herzmuskelkontraktionen, erhöht die Wassereinlagerung und hemmt Entzündungsprozesse sowie allergische Reaktionen; die Cortisolausschüttung wird vom ACTH aus der Adenohypophyse gesteuert.
Geschlechtshormone, vor allem die Androgene Testosteron, Dihydrotestosteron und Dehydroepiandrosteron (DHEA)	Regeln bei Männern die sexuelle Reifung, die Ausbildung sekundärer Geschlechtsmerkmale und den Geschlechtstrieb. Auch der weibliche Geschlechtstrieb wird durch kleine Mengen an Androstendion und Androgenen beeinflusst; die meisten dieser Hormone werden jedoch durch das Enzym Aromatase in Östrogene (Östradiol, Östriol und Östron) umgewandelt.
Adrenalin, auch Epinephrin	Unterstützt die Kampf-oder-Flucht-Reaktion
Noradrenalin, auch Norepinephrin	Unterstützt die Kampf-oder-Flucht-Reaktion
Dopamin	Erhöht Herzfrequenz und Blutdruck

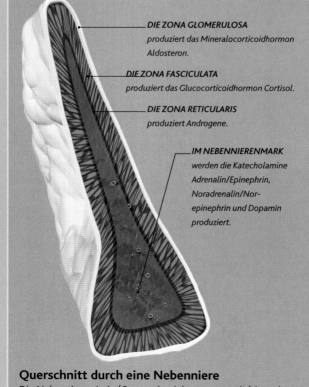

DIE ZONA GLOMERULOSA
produziert das Mineralocorticoidhormon Aldosteron.

DIE ZONA FASCICULATA
produziert das Glucocorticoidhormon Cortisol.

DIE ZONA RETICULARIS
produziert Androgene.

IM NEBENNIERENMARK
werden die Katecholamine Adrenalin/Epinephrin, Noradrenalin/Norepinephrin und Dopamin produziert.

Querschnitt durch eine Nebenniere

Die Nebennierenrinde (Cortex glandulae suprarenalis) besteht aus drei Schichten und umgibt das Nebennierenmark.

Bauchspeicheldrüse

Das Pankreas – die Bauchspeicheldrüse – liegt unterhalb der Leber und schmiegt sich in die Biegung des Zwölffingerdarms. Sie fungiert als exokrine Drüse – sie schüttet Verdauungsenzyme in den Bauchspeicheldrüsengang aus – und als endokrine Drüse, da sie Hormone direkt in die Blutbahn abgibt.

RÜCKANSICHT DER BAUCHSPEICHELDRÜSE

Pankreassekretion

Pro Tag sondern die exokrinen Pankreaszellen rund einen Liter Pankreassaft ab, der sich im Bauchspeicheldrüsengang (Ductus pancreaticus) sammelt und an den Zwölffingerdarm weitergegeben wird. Der Pankreassaft ist stark alkalisch und hilft bei der Entsäuerung des Mageninhalts, nachdem dieser in den Zwölffingerdarm gelangt ist. Dadurch kann der Pankreassaft auf andere Gewebe ätzend wirken und schwere Entzündungen hervorrufen, wenn er unerwünschterweise aus Bauchspeicheldrüse und Darm sickert.

Die sekretorische Funktion der Bauchspeicheldrüse wird von dem Hormon Sekretin gesteuert, das der Zwölffingerdarm in Reaktion auf eintreffenden Chymus – Speisebrei – produziert. An der Sekretinausschüttung ist auch der Vagusnerv beteiligt, der aktiv wird, wenn Nahrung den Magen erreicht. Er stellt sicher, dass die richtigen Enzyme vorhanden sind, wenn der Speisebrei in den Zwölffingerdarm übergeht.

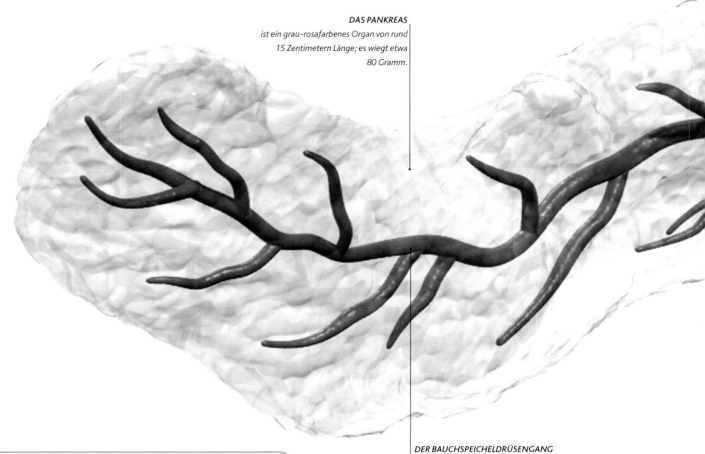

DAS PANKREAS
ist ein grau-rosafarbenes Organ von rund 15 Zentimetern Länge; es wiegt etwa 80 Gramm.

DER BAUCHSPEICHELDRÜSENGANG
beginnt im Schwanz der Bauchspeicheldrüse und verläuft dann an ihrem Körper entlang. Vom Bauchspeicheldrüsengang zweigen in regelmäßigen Abständen Lappengänge ab.

Azinuszellen

Die Azinuszellen machen den größten Teil der Bauchspeicheldrüse aus. Sie sondern Enzyme in winzige Gänge ab und bilden Trauben (Acini), in denen Bicarbonat und die Verdauungsenzyme Trypsin, Chymotrypsin und Exopeptidasen produziert werden; diese Verdauungsenzyme spalten Eiweiß auf. In den Acini wird auch Pankreaslipase produziert, das Fettmoleküle spaltet, und Pankreasamylase, das Stärke in kleinere Einheiten mit nur zwei (Disaccharide) oder drei Glukosemolekülen (Trisaccharide) zerlegt. Die Sekrete gelangen vom Bauchspeicheldrüsengang über die Vater-Ampulle (siehe S. 140) in den Zwölffingerdarm.

ZAHLEN & FAKTEN

PRODUKTIVE BAUCHSPEICHELDRÜSE

- Das Pankreas enthält rund eine Million Langerhanssche Inseln (siehe gegenüber).

- Die Langerhansschen Inseln machen nur etwa zwei Prozent des Gesamtgewichts des Pankreas aus.

- Rund 75 Prozent der Zellen innerhalb der Langerhansschen Inseln sind Beta-Zellen.

- Die Beta-Zellen kommunizieren über elektrische Signale miteinander, aber nicht mit anderen Zellen der Langerhansschen Inseln; ihre Membranen sind durch direkte Kanäle miteinander verbunden.

- Die restlichen 98 Prozent des Gewichts der Bauchspeicheldrüse machen die Azinuszellen aus; sie sind hauptsächlich an der Produktion von Verdauungsenzymen beteiligt.

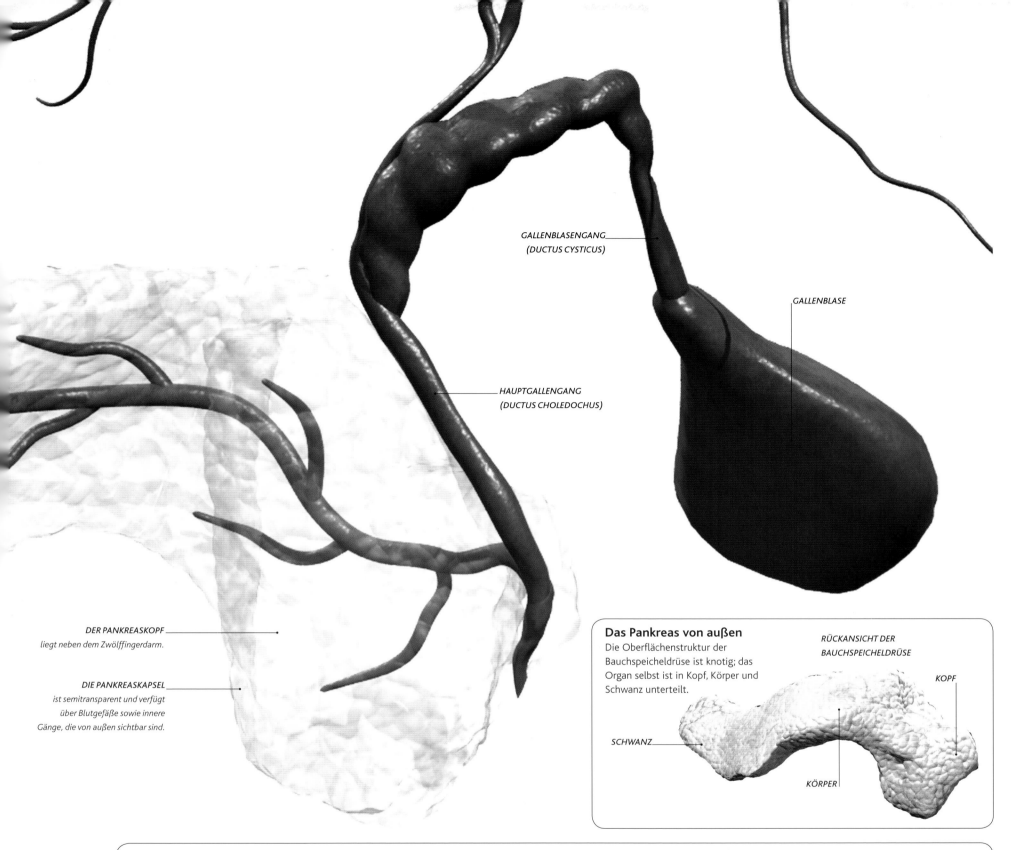

GALLENBLASENGANG
(DUCTUS CYSTICUS)

GALLENBLASE

HAUPTGALLENGANG
(DUCTUS CHOLEDOCHUS)

DER PANKREASKOPF
liegt neben dem Zwölffingerdarm.

DIE PANKREASKAPSEL
ist semitransparent und verfügt
über Blutgefäße sowie innere
Gänge, die von außen sichtbar sind.

Das Pankreas von außen

Die Oberflächenstruktur der
Bauchspeicheldrüse ist knotig; das
Organ selbst ist in Kopf, Körper und
Schwanz unterteilt.

RÜCKANSICHT DER
BAUCHSPEICHELDRÜSE

KOPF

SCHWANZ

KÖRPER

Langerhanssche Inseln

Die exokrinen Zellen der Bauchspeicheldrüse werden auch
als Azinuszellen (siehe gegenüber) bezeichnet, die endokrinen
Zellen bilden sogenannte Langerhanssche Inseln. Diese Zell-
anhäufungen produzieren Hormone, die über die Kapillaren
direkt in die Blutbahn abgegeben werden. Je nach Funktion
unterscheidet man fünf verschiedene Zellarten:

- Die Alpha-Zellen produzieren das Hormon Glukagon, das
  den Blutzuckerspiegel erhöht.
- Die Beta-Zellen produzieren das Hormon Insulin, das den
  Blutzuckerspiegel senkt, sowie das Hormon Amylin, das
  die Magenentleerung und die Verdauung verlangsamt, um
  die Glukoseaufnahme ins Blut zu reduzieren. Zudem
  hemmt Amylin die Glukagonausschüttung.
- Die Delta-Zellen produzieren Somatostatin, das die
  Insulin- und Glukagonausschüttung unterdrückt.
- Die Epsilon-Zellen produzieren Ghrelin, das den Appetit
  anregt.
- Die F-Zellen finden sich überwiegend im Kopf der
  Bauchspeicheldrüse; sie produzieren ein pankreatisches
  Polypeptid, das die exokrinen und endokrinen Aktivitäten
  der Bauchspeicheldrüse steuert.

Die Zellen und Hormone interagieren miteinander und
unterstützen sich gegenseitig in ihrer Tätigkeit.

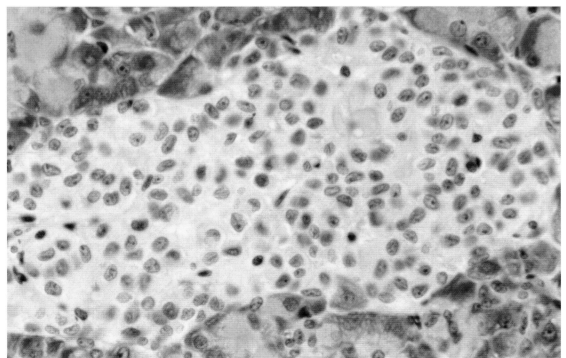

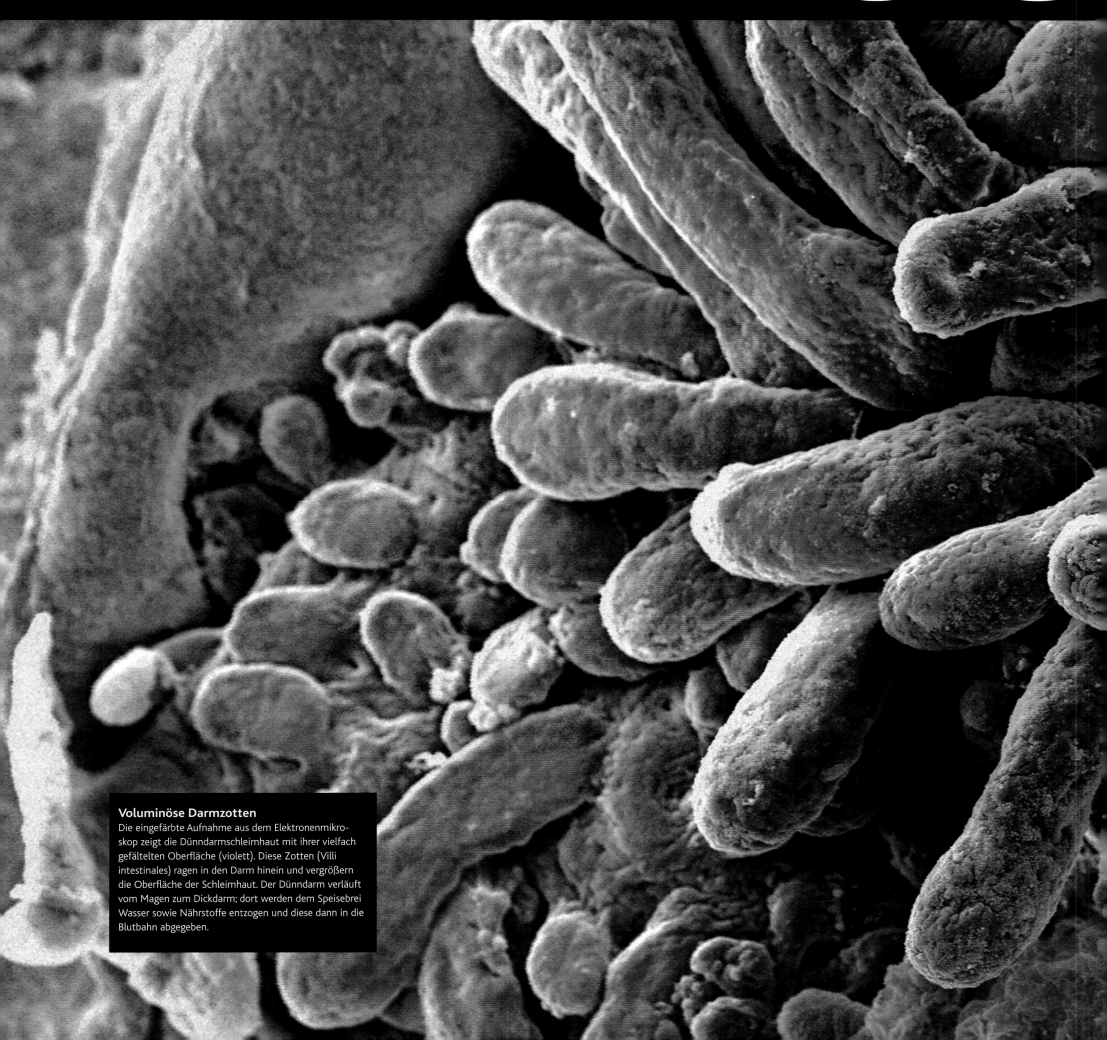

Voluminöse Darmzotten
Die eingefärbte Aufnahme aus dem Elektronenmikroskop zeigt die Dünndarmschleimhaut mit ihrer vielfach
gefältelten Oberfläche (violett). Diese Zotten (Villi
intestinales) ragen in den Darm hinein und vergrößern
die Oberfläche der Schleimhaut. Der Dünndarm verläuft
vom Magen zum Dickdarm; dort werden dem Speisebrei
Wasser sowie Nährstoffe entzogen und diese dann in die
Blutbahn abgegeben.

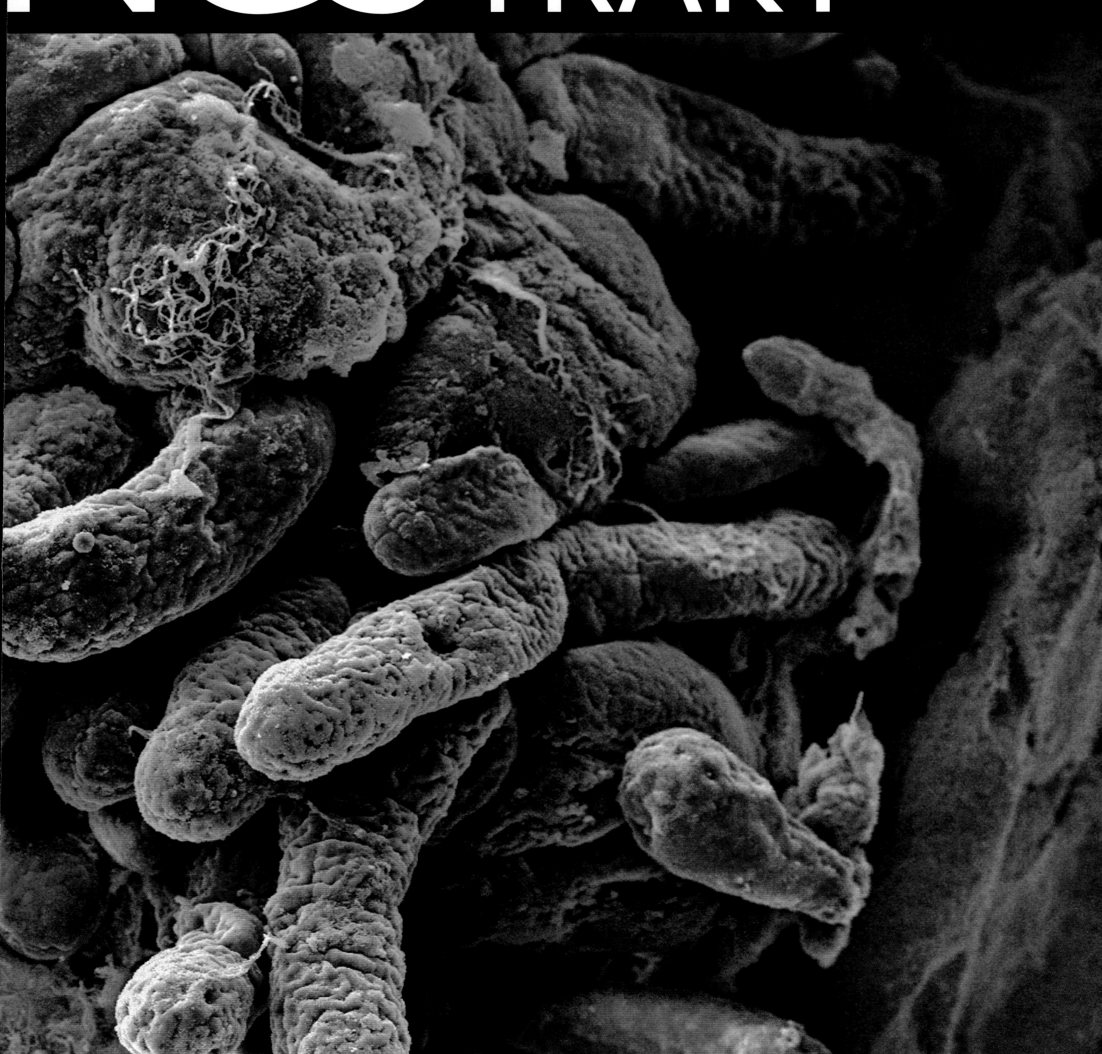

NGS TRAKT

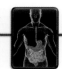

Die Verdauungsorgane

Der Magen-Darm-Trakt bildet eine lange Röhre, die am Mund beginnt und am Afterschließmuskel endet. Am einen Ende dieses Systems werden komplexe Nahrungsmoleküle aufgenommen, die anschließend auf mechanischem und chemischem Wege in absorbierbarere Komponenten zerlegt werden. Die Abfallprodukte, denen in der Regel alle Nährstoffe sowie Wasser entzogen sind, verlassen den Körper am anderen Ende des Verdauungstrakts.

Die mechanische Aufspaltung der Nahrung geschieht durch die Kaubewegungen der Zähne und das Durchmischen des Speisebreis mithilfe der Muskeln in der Magenwand.

Die chemische Aufspaltung geschieht durch von der Magenwand abgesonderte Enzyme und Salzsäure sowie durch Enzyme und Basen in den Säften aus Zwölffingerdarmwand, Leber und Pankreas. Die Säuren, Basen und Enzyme lösen chemische Verbindungen und spalten komplexe Nahrungsmoleküle wie Proteine, Kohlenhydrate und Fette in einfachere Einheiten wie Aminosäuren, Zucker und Fettsäuren, die dann absorbiert werden können.

Die meisten Nährstoffe werden über die Leerdarm- und Krummdarmwand aufgenommen. Überschüssige Flüssigkeiten werden im Grimmdarm absorbiert, die restlichen festen Bestandteile werden schließlich als Kot ausgeschieden.

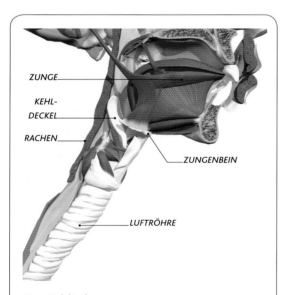

ZUNGE

KEHL-DECKEL

RACHEN

ZUNGENBEIN

LUFTRÖHRE

Der Schluckvorgang

Die Zunge rollt gekaute Nahrung zu einer Kugel (Bolus), die geschluckt werden kann, und schiebt sie in den hinteren Teil des Mundes, wo der Schluckreflex ausgelöst wird.

Der Eingang zum Rachen verengt sich, damit nur ein kleiner Bolus durchpasst, während der hintere Teil der Zunge den Nasenrachen verschließt, damit nicht gleichzeitig eingeatmet wird, was zum Ersticken führen könnte.

Kehlkopf und Zungenbein werden nach oben-vorn gezogen und verschließen den Kehldeckel, damit keine Nahrung in die Luftröhre gelangt.

Die Schlundschnürermuskeln ziehen sich zusammen, um eine Peristaltikwelle auszulösen, die die Nahrung durch die Speiseröhre in den Magen befördert.

Der obere und der untere Speiseröhrenschließmuskel öffnen sich, damit die Nahrung passieren kann, dann schließen sie sich wieder. Der Schluckreflex wird von Zentren im Hirnstamm – der Medulla oblongata und dem Pons – gesteuert.

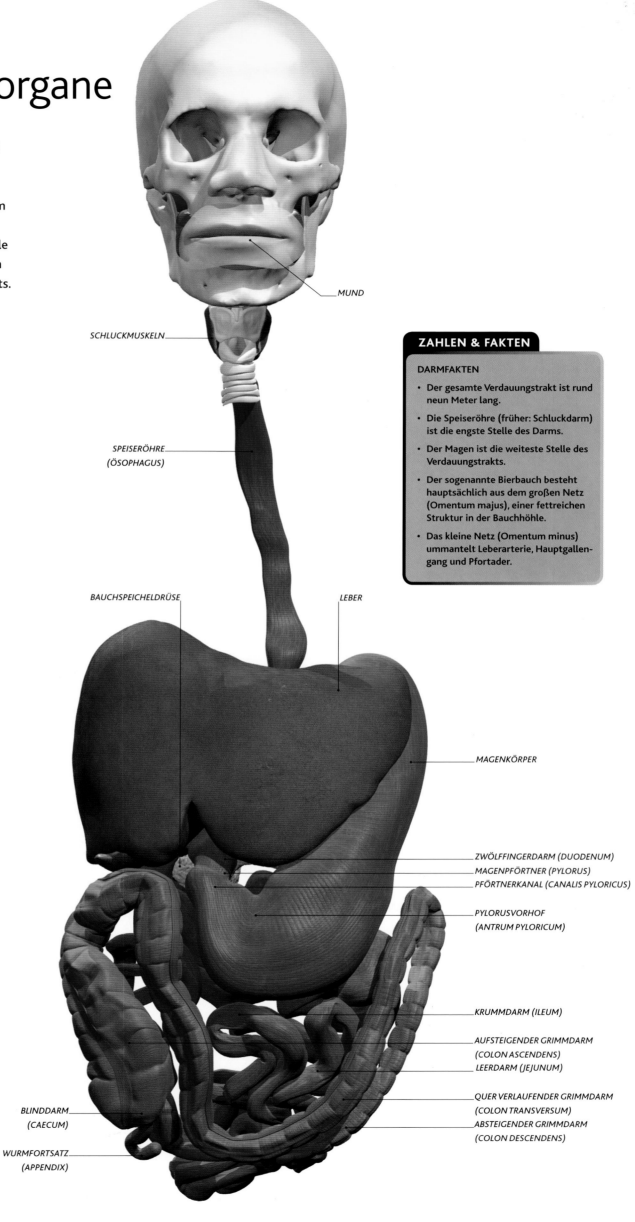

MUND

SCHLUCKMUSKELN

SPEISERÖHRE (ÖSOPHAGUS)

BAUCHSPEICHELDRÜSE

LEBER

MAGENKÖRPER

ZWÖLFFINGERDARM (DUODENUM)

MAGENPFÖRTNER (PYLORUS)

PFÖRTNERKANAL (CANALIS PYLORICUS)

PYLORUSVORHOF (ANTRUM PYLORICUM)

KRUMMDARM (ILEUM)

AUFSTEIGENDER GRIMMDARM (COLON ASCENDENS)

LEERDARM (JEJUNUM)

QUER VERLAUFENDER GRIMMDARM (COLON TRANSVERSUM)

ABSTEIGENDER GRIMMDARM (COLON DESCENDENS)

BLINDDARM (CAECUM)

WURMFORTSATZ (APPENDIX)

Das Bauchfell (Peritoneum)

Der Darm sowie die Bauch- und die Beckenhöhle werden von einer durchsichtigen Membran, dem Bauchfell (Peritoneum), ausgekleidet. Das Bauchfell bildet eine große Ausstülpung mit zwei Schichten. Eine Schicht, das parietale Peritoneum, kleidet die Wände der Bauch- und Beckenhöhlen aus, die andere, das viszerale Peritoneum, überzieht die Bauch- und Beckenorgane. Zwischen den beiden Schichten verringert ein Sekret als »Schmiermittel« die Reibung. Verbunden sind parietales und viszerales Peritoneum zum sogenannten Gekröse. Das Gekröse bietet versorgenden Blut- und Lymphgefäßen sowie Nerven Zugang zum Verdauungstrakt und hält die einzelnen Gewebe während der Peristaltik an Ort und Stelle.

Das Gekröse ist reichlich von Blut- und Lymphgefäßen durchzogen; so wird verhindert, dass Krankheitserreger über den Darm in den Körper gelangen. Zudem dient das Gekröse als internes Bauchfettlager.

Ein Teil des viszeralen Peritoneums hängt von der großen Magenkurvatur herab und bildet das schürzenähnliche große Netz (Omentum majus). Eine andere kleine Bauchfellschicht hängt von der kleinen Magenkurvatur herab und bildet das kleine Netz (Omentum minus). Das Bauchfell ermöglicht es den Organen in der Bauchhöhle, sich mit möglichst geringer Reibung gegeneinander zu bewegen.

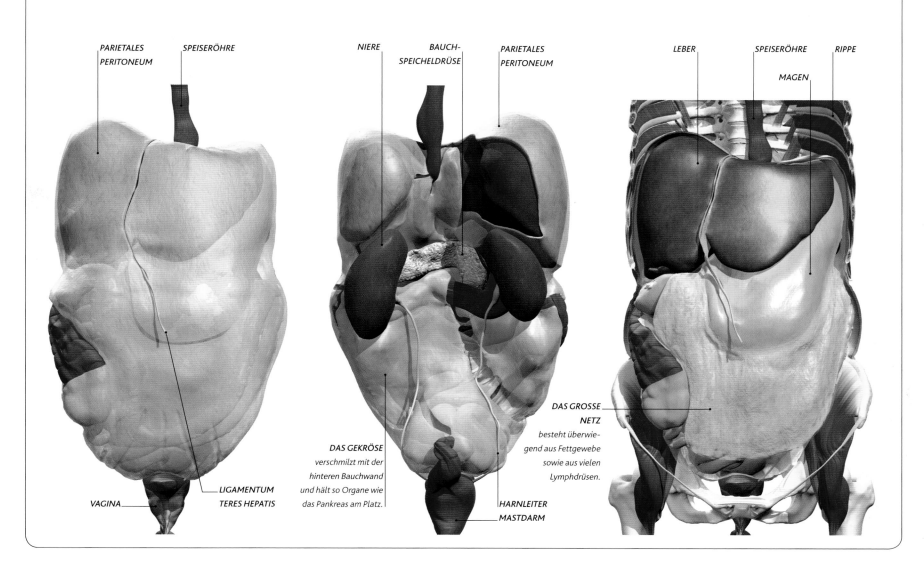

PARIETALES PERITONEUM   SPEISERÖHRE

NIERE   BAUCH-SPEICHELDRÜSE   PARIETALES PERITONEUM

LEBER   SPEISERÖHRE   RIPPE   MAGEN

DAS GEKRÖSE verschmilzt mit der hinteren Bauchwand und hält so Organe wie das Pankreas am Platz.

DAS GROSSE NETZ besteht überwiegend aus Fettgewebe sowie aus vielen Lymphdrüsen.

VAGINA   *LIGAMENTUM TERES HEPATIS*

HARNLEITER   MASTDARM

Darmbewegungen (Peristaltik)

Durch die rhythmischen Kontraktionen glatter Muskeln wird die Nahrung durch den Verdauungstrakt bewegt. In den drei Abbildungen rechts gelangt die Nahrung durch die Speiseröhre in den Dünndarm. Die Abbildung unten zeigt in der dicken äußeren Schicht (orange) die Muskeln, die den Speisebrei vom einen Ende des Darms zum anderen befördern. Glatte Muskeln und Zotten (gelbe und rote Bereiche) vermischen den Speisebrei, während dieser das Lumen (weißer Bereich) passiert.

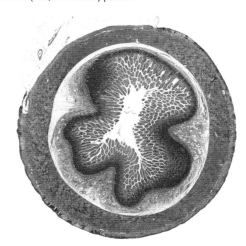

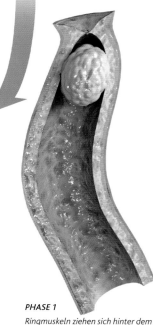

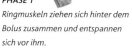

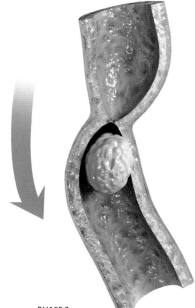

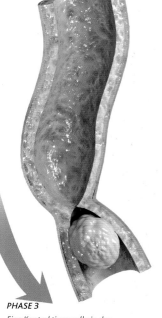

PHASE 1
Ringmuskeln ziehen sich hinter dem Bolus zusammen und entspannen sich vor ihm.

PHASE 2
Längsmuskeln ziehen sich vor dem Bolus zusammen und verkürzen den Darmabschnitt.

PHASE 3
Eine Kontraktionswelle in der Ringmuskelschicht zwängt den Bolus vorwärts.

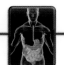

Der Mund

Die Verdauung beginnt im Mund, wo wir die Nahrung durch Beißen und Kauen in schluckbare Portionen zerlegen.

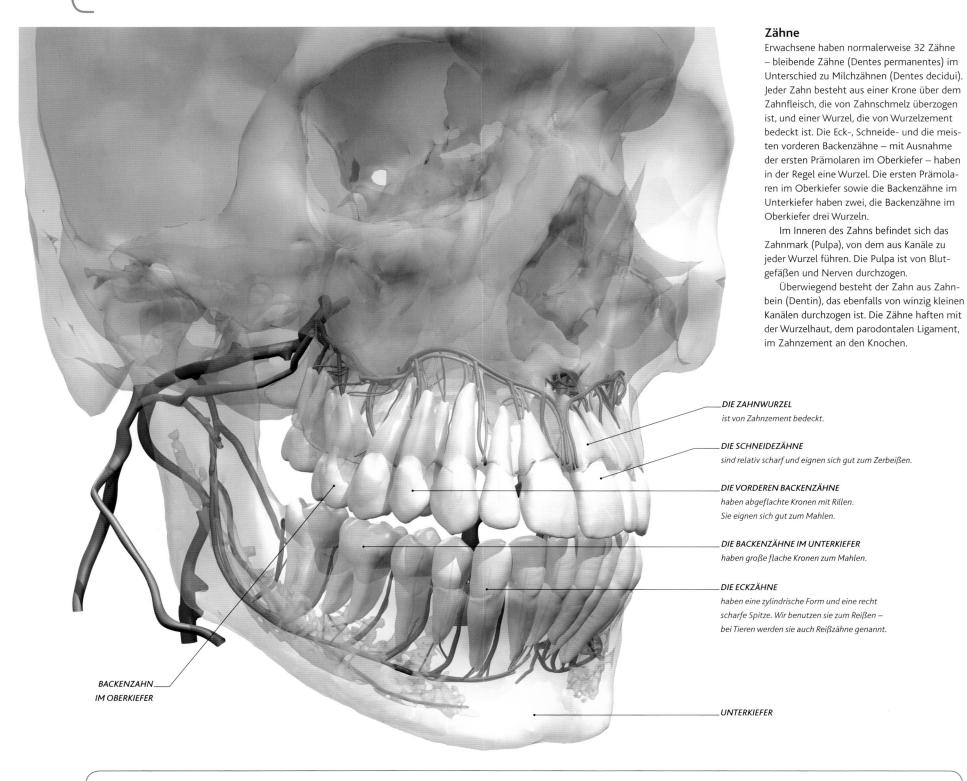

BACKENZAHN
IM OBERKIEFER

UNTERKIEFER

Zähne

Erwachsene haben normalerweise 32 Zähne – bleibende Zähne (Dentes permanentes) im Unterschied zu Milchzähnen (Dentes decidui). Jeder Zahn besteht aus einer Krone über dem Zahnfleisch, die von Zahnschmelz überzogen ist, und einer Wurzel, die von Wurzelzement bedeckt ist. Die Eck-, Schneide- und die meisten vorderen Backenzähne – mit Ausnahme der ersten Prämolaren im Oberkiefer – haben in der Regel eine Wurzel. Die ersten Prämolaren im Oberkiefer sowie die Backenzähne im Unterkiefer haben zwei, die Backenzähne im Oberkiefer drei Wurzeln.

Im Inneren des Zahns befindet sich das Zahnmark (Pulpa), von dem aus Kanäle zu jeder Wurzel führen. Die Pulpa ist von Blutgefäßen und Nerven durchzogen.

Überwiegend besteht der Zahn aus Zahnbein (Dentin), das ebenfalls von winzig kleinen Kanälen durchzogen ist. Die Zähne haften mit der Wurzelhaut, dem parodontalen Ligament, im Zahnzement an den Knochen.

DIE ZAHNWURZEL
ist von Zahnzement bedeckt.

DIE SCHNEIDEZÄHNE
sind relativ scharf und eignen sich gut zum Zerbeißen.

DIE VORDEREN BACKENZÄHNE
haben abgeflachte Kronen mit Rillen.
Sie eignen sich gut zum Mahlen.

DIE BACKENZÄHNE IM UNTERKIEFER
haben große flache Kronen zum Mahlen.

DIE ECKZÄHNE
haben eine zylindrische Form und eine recht scharfe Spitze. Wir benutzen sie zum Reißen – bei Tieren werden sie auch Reißzähne genannt.

Zahnschmelz

Alle freiliegenden Oberflächen der Zähne sind von Zahnschmelz überzogen. Der Zahnschmelz ist das härteste Gewebe in unserem Körper, kann sich aber nicht selbst reparieren, wenn es einmal beschädigt ist. Die glänzende, harte Substanz schützt die darunter liegenden Zahnschichten vor Säure aus der Nahrung sowie vor Hitze und Kälte.

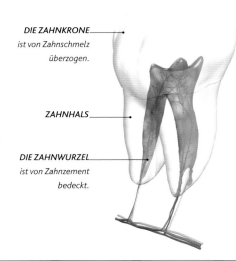

DIE ZAHNKRONE
ist von Zahnschmelz
überzogen.

ZAHNHALS

DIE ZAHNWURZEL
ist von Zahnzement
bedeckt.

Zahnbein (Dentin)

Das zweithärteste Gewebe im Körper ist das Zahnbein unter dem Zahnschmelz. Es ist leicht biegsam, damit die Zähne beim Kauen nicht brechen.

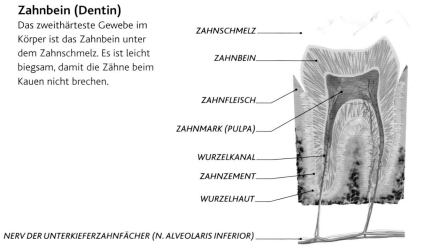

ZAHNSCHMELZ

ZAHNBEIN

ZAHNFLEISCH

ZAHNMARK (PULPA)

WURZELKANAL

ZAHNZEMENT

WURZELHAUT

NERV DER UNTERKIEFERZAHNFÄCHER (N. ALVEOLARIS INFERIOR)

Kauen

Gelangt Nahrung in unseren Mund, wird sie erst einmal einer genauen Analyse unterzogen: Rezeptoren untersuchen sie auf Geschmack, Temperatur und Druck. Dann wird sie von Zähnen, Zunge und Gaumen mechanisch verarbeitet und durch Schleim sowie Speichelsekrete angefeuchtet und aufgeweicht. Dabei findet bereits eine Vorverdauung von Kohlenhydraten mithilfe des Enzyms Speichel-Amylase (Ptyalin) statt.

Danach ist die Nahrung schluckfertig. Die Zungenmuskeln rollen sie zu einer Kugel, dem sogenannten Bolus, und drücken ihn in den hinteren Teil der Mundhöhle. Von dort wird er durch Muskelbewegungen und Nervenreflexe die Speiseröhre (Ösophagus) hinunter in den Magen befördert, wo die weitere Verarbeitung der Nahrung erfolgt (siehe S. 132).

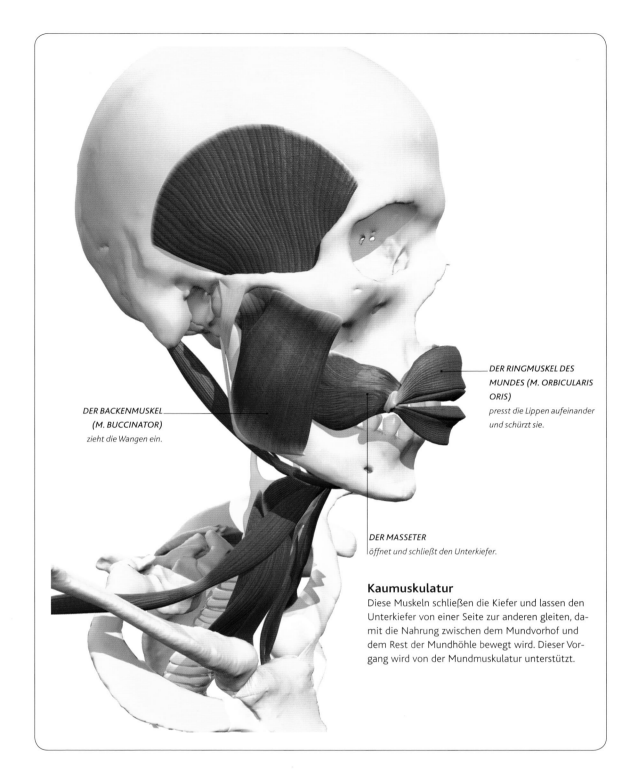

DER BACKENMUSKEL (M. BUCCINATOR)
zieht die Wangen ein.

DER RINGMUSKEL DES MUNDES (M. ORBICULARIS ORIS)
presst die Lippen aufeinander und schürzt sie.

DER MASSETER
öffnet und schließt den Unterkiefer.

Kaumuskulatur

Diese Muskeln schließen die Kiefer und lassen den Unterkiefer von einer Seite zur anderen gleiten, damit die Nahrung zwischen dem Mundvorhof und dem Rest der Mundhöhle bewegt wird. Dieser Vorgang wird von der Mundmuskulatur unterstützt.

Speicheldrüsen

Die Speicheldrüsen sondern Speichel über die Speicheldrüsengänge in den Mund ab. Der Speichel befeuchtet die Nahrung, die Speichelenzyme setzen den Verdauungsprozess in Gang. Speichel-Amylase beginnt mit der Aufspaltung von Stärke in einfachere Kohlenhydrate wie z. B. Maltose, Speichel-Lipase zerlegt Fette aus der Nahrung.

Die beiden Ohrspeicheldrüsen, die auf beiden Seiten über dem Kiefergelenk liegen, sind die größten Speicheldrüsen, produzieren aber nur rund ein Viertel des gesamten Speichels. Der meiste Speichel (70 Prozent) wird von den Unterkieferspeicheldrüsen unter dem Mundboden abgesondert. Fünf Prozent des Speichels werden von den Unterzungenspeicheldrüsen unter der Zunge produziert. Zudem finden sich in der Mundhöhle Hunderte weiterer winziger Speicheldrüsen, die Schleim in den Mund abgeben.

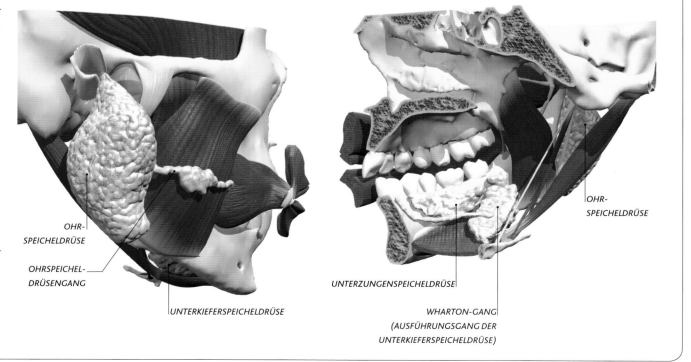

OHR-SPEICHELDRÜSE

OHRSPEICHEL-DRÜSENGANG

UNTERKIEFERSPEICHELDRÜSE

UNTERZUNGENSPEICHELDRÜSE

WHARTON-GANG (AUSFÜHRUNGSGANG DER UNTERKIEFERSPEICHELDRÜSE)

OHR-SPEICHELDRÜSE

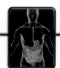

Der Magen

Der Magen, ein hohler, J-förmiger Muskelsack, liegt im linken Oberbauch knapp unterhalb des Zwerchfells. Den oberen Bereich des Magens nennt man Magengrund, den Hauptteil Magenkörper und den unteren Bereich Pylorusvorhof – dieser trichterförmige Abschnitt führt in den Pförtnerkanal und zum Magenpförtner. Der ringförmige Muskel trennt den Magen vom ersten Teil des Dünndarms, dem Zwölffingerdarm. Den Bereich, in dem die Speiseröhre in den Magen mündet, nennt man Kardia; er befindet sich auf Höhe des siebten Rippenknorpels.

Magenschichten

Unter dem viszeralen Peritoneum liegt die Tunica muscularis, die aus drei Muskelschichten (Längs-, Ring- und schräge Muskelfasern) besteht.

Die mittlere Schicht, die Tela submucosa, ist von einem Kapillarennetzwerk durchzogen, das die Magenwand versorgt.

Die Magenschleimhaut besteht ihrerseits aus drei Schichten: einer dünnen Schicht glatter Muskulatur (Muscularis mucosae), einer Bindegewebsschicht (Lamina propria) mit Kapillaren, Lymphgefäßen und Nerven und einem Epithel. Die Magenschleimhaut fältelt sich in Millionen von Magengrübchen auf.

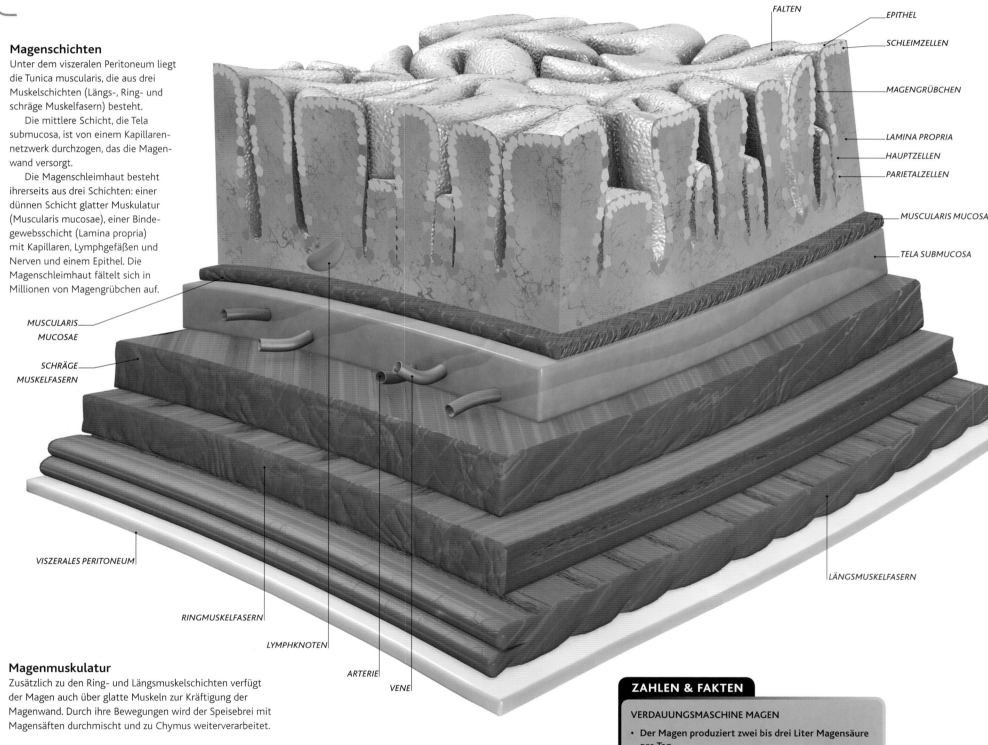

SCHLEIMHAUT-FALTEN

EPITHEL

SCHLEIMZELLEN

MAGENGRÜBCHEN

LAMINA PROPRIA

HAUPTZELLEN

PARIETALZELLEN

MUSCULARIS MUCOSAE

TELA SUBMUCOSA

LÄNGSMUSKELFASERN

MUSCULARIS MUCOSAE

SCHRÄGE MUSKELFASERN

VISZERALES PERITONEUM

RINGMUSKELFASERN

LYMPHKNOTEN

ARTERIE

VENE

Magenmuskulatur

Zusätzlich zu den Ring- und Längsmuskelschichten verfügt der Magen auch über glatte Muskeln zur Kräftigung der Magenwand. Durch ihre Bewegungen wird der Speisebrei mit Magensäften durchmischt und zu Chymus weiterverarbeitet.

Magensekretionen

Die Magengrübchen enthalten Drüsen, die eine Reihe von Substanzen absondern. Die Schleimzellen produzieren Mucine, die mit Wasser vermischt Schleim ergeben. Die Parietalzellen produzieren Salzsäure sowie den Intrinsic-Faktor, der entscheidend an der Aufnahme von Vitamin B12 im Dünndarm beteiligt ist. Die Hauptzellen produzieren die Substanzen Pepsinogen (die Vorstufe des Verdauungsenzyms Pepsin zerlegt Proteine in Aminosäureketten, sogenannte Peptide), Magenlipase (das Enzym spaltet Fette aus der Nahrung) und Rennin oder Chymosin (das Enzym lässt durch die Umwandlung von Caseinogen in Casein Milch gerinnen).

Die Renninproduktion nimmt nach dem Säuglingsalter ab, da die Funktion des Enzyms von Pepsin übernommen wird.

Die Nahrung verbleibt rund sechs Stunden im Magen. Nach einigen Stunden wird sie in halbverdauten Speisebrei, Chymus, umgewandelt. Dieser wird durch rhythmische wellenartige Kontraktionen in Richtung Magenpförtner und von dort in den Zwölffingerdarm bewegt. Leert sich der Magen allmählich, beginnt er zu schrumpfen.

ZAHLEN & FAKTEN

VERDAUUNGSMASCHINE MAGEN

- Der Magen produziert zwei bis drei Liter Magensäure pro Tag.
- Die Magenschleimhaut verhindert, dass sich der Magen selbst verdaut.
- Die Magenzellen werden alle drei bis sechs Tage erneuert.
- Der Magen kann sich auf das 50-Fache seiner entleerten Form vergrößern und in »aufgeblähtem« Zustand zwei bis vier Liter Nahrung fassen.
- Wasser, Salze und einige fettlösliche Substanzen wie Alkohol und Koffein können über die Magenwand in die Blutbahn gelangen.

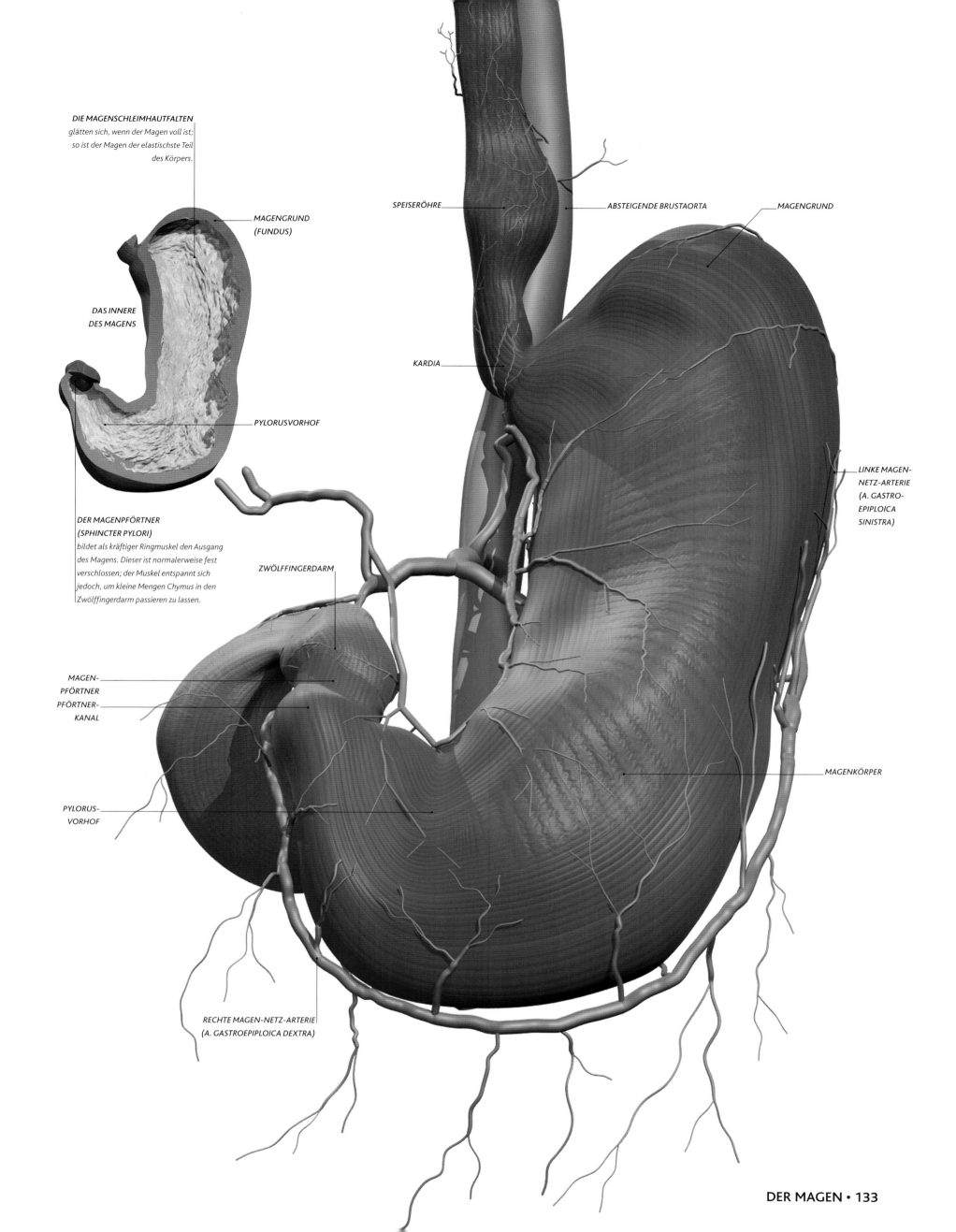

DIE MAGENSCHLEIMHAUTFALTEN
glätten sich, wenn der Magen voll ist;
so ist der Magen der elastischste Teil
des Körpers.

MAGENGRUND
(FUNDUS)

DAS INNERE
DES MAGENS

PYLORUSVORHOF

**DER MAGENPFÖRTNER
(SPHINCTER PYLORI)**
bildet als kräftiger Ringmuskel den Ausgang
des Magens. Dieser ist normalerweise fest
verschlossen; der Muskel entspannt sich
jedoch, um kleine Mengen Chymus in den
Zwölffingerdarm passieren zu lassen.

ZWÖLFFINGERDARM

MAGEN-
PFÖRTNER
PFÖRTNER-
KANAL

PYLORUS-
VORHOF

RECHTE MAGEN-NETZ-ARTERIE
(A. GASTROEPIPLOICA DEXTRA)

SPEISERÖHRE

ABSTEIGENDE BRUSTAORTA

MAGENGRUND

KARDIA

LINKE MAGEN-
NETZ-ARTERIE
(A. GASTRO-
EPIPLOICA
SINISTRA)

MAGENKÖRPER

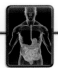

Dünndarm

Die lange Röhre des Dünndarms bildet zahlreiche Schlingen, um in die Bauchhöhle zu passen. Normalerweise ist dieser Abschnitt des Darms halbkontrahiert und misst rund drei Meter. In entspanntem Zustand wäre der Dünndarm etwa sechs Meter lang.

Peristaltik

Die Wände des Dünndarms verfügen über eine äußere Schicht längs verlaufender glatter Muskulatur und eine innere Schicht ringförmiger glatter Muskulatur. Ziehen sich die Längsmuskelfasern zusammen, verkürzt sich die Länge des Dünndarms; ziehen sich die Ringmuskelfasern zusammen, verkleinert sich der Innendurchmesser des Darms. Die koordinierte Kontraktion der Muskelschichten, auch bekannt als Peristaltik, transportiert den Speisebrei in wellenförmigen Bewegungen durch den Darmtrakt.

Zwölffingerdarm (Duodenum)

Den ersten Abschnitt des Dünndarms bezeichnet man als Zwölffingerdarm. Der C-förmige Schlauch umringt den Bauchspeicheldrüsenkopf und ist etwa 25 Zentimeter lang. An der hinteren Wand der Bauchhöhle ist er durch das Bauchfell befestigt, am linken Schenkel des Zwerchfells (Crus sinistrum diaphragmatis) durch das Treitz-Band.

Der absteigende Teil des Zwölffingerdarms erhält Pankreassaft aus dem Bauchspeicheldrüsengang und Galle aus der Leber über den Hauptgallengang (siehe S. 142). Über den Bauchspeicheldrüsengang gibt die Bauchspeicheldrüse Verdauungsenzyme (Trypsin, Elastase, Lipase und Amylase) in den Zwölffingerdarm ab.

Die Tela submucosa des Zwölffingerdarms ist mit zahlreichen Brunner-Drüsen ausgestattet, die basischen Schleim absondern. Der Schleim enthält Bicarbonat, das die Magensäure im Chymus neutralisiert.

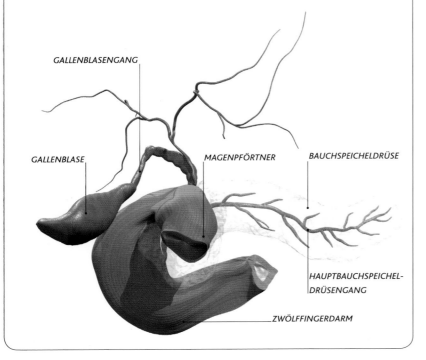

GALLENBLASENGANG

GALLENBLASE

MAGENPFÖRTNER

BAUCHSPEICHELDRÜSE

HAUPTBAUCHSPEICHEL-DRÜSENGANG

ZWÖLFFINGERDARM

ZAHLEN & FAKTEN

MIT DEM DARM DURCH DICK UND DÜNN

- Zum überwiegenden Teil findet die Nährstoffaufnahme im Leerdarm statt; dieser Abschnitt des Dünndarms wird am besten mit Blut versorgt.
- Die Darmzotten vergrößern die Oberfläche des Dünndarms um das 30-Fache.
- Die Oberfläche des Dünndarms misst rund 60 Quadratmeter.
- Der Dünndarm verarbeitet etwa neun Liter Flüssigkeit pro Tag – zwei Liter aus der Nahrung und sieben Liter in Form von Verdauungssäften.
- Nur etwa ein bis zwei Liter dieser Flüssigkeit gelangen in den Dickdarm; der Rest wird im Dünndarm absorbiert.
- Vitamin B12 wird im Krummdarm absorbiert – allerdings nur mithilfe des Intrinsic-Faktors, der vom Magen produziert wird.
- Normalerweise ist der Inhalt des Leerdarms nahezu steril. Einige wenige Bakterien finden sich im Krummdarm.

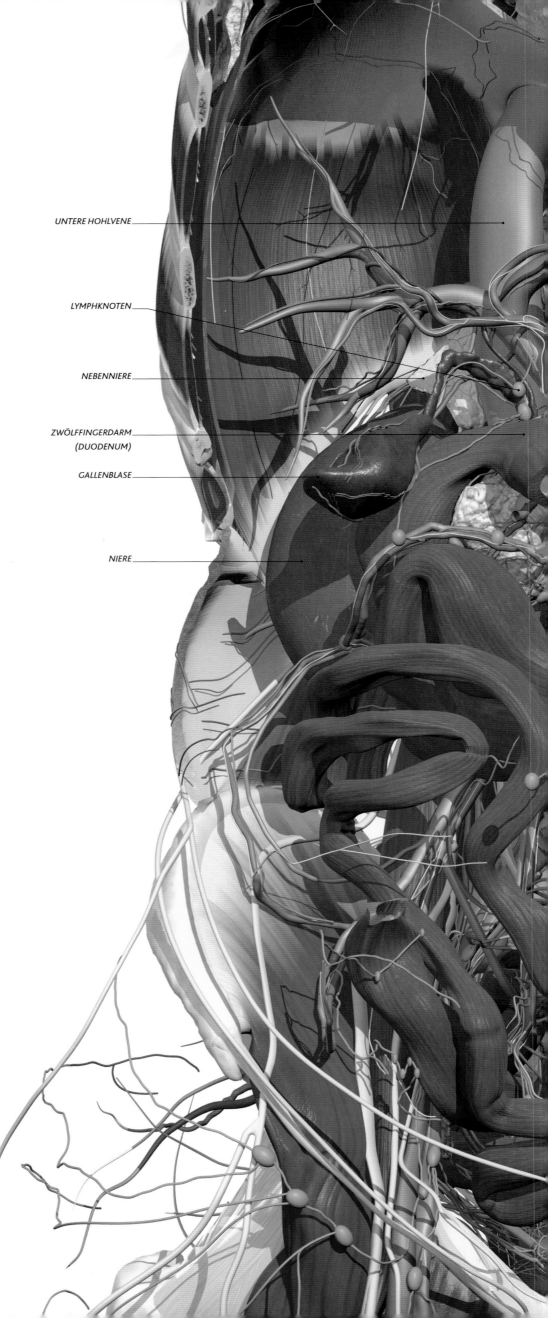

UNTERE HOHLVENE

LYMPHKNOTEN

NEBENNIERE

ZWÖLFFINGERDARM (DUODENUM)

GALLENBLASE

NIERE

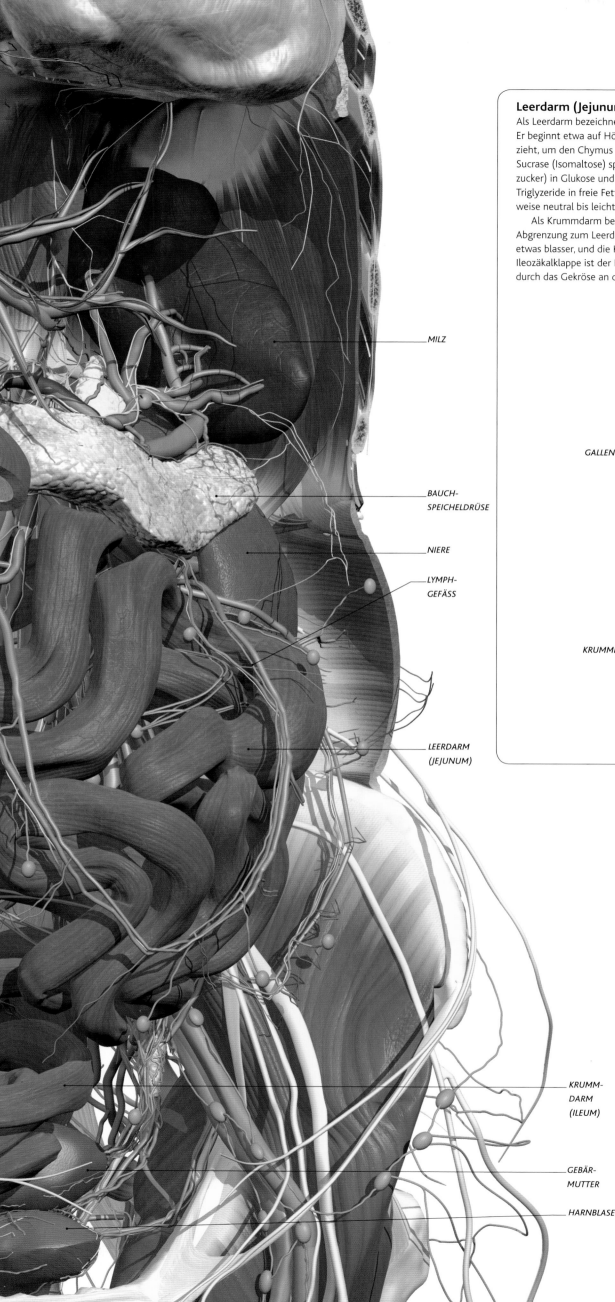

Leerdarm (Jejunum) und Krummdarm (Ileum)

Als Leerdarm bezeichnet man den Abschnitt des Dünndarms, der auf den Zwölffingerdarm folgt. Er beginnt etwa auf Höhe des Treitz-Bands. Letzteres ist eigentlich ein Muskel, der sich zusammenzieht, um den Chymus passieren zu lassen. Der Dünndarm produziert Säfte mit mehreren Enzymen: Sucrase (Isomaltose) spaltet Saccharose in Glukose und Fruktose, Laktase spaltet Laktose (Milchzucker) in Glukose und Galaktose, Peptidasen spalten Peptide in Aminosäuren, und Lipase spaltet Triglyzeride in freie Fettsäuren und Glyzerol. Der Inhalt von Leerdarm und Krummdarm ist normalerweise neutral bis leicht basisch und weist einen pH-Wert zwischen 7 und 8 auf.

Als Krummdarm bezeichnet man den letzten Abschnitt des Dünndarms. Es gibt keine exakte Abgrenzung zum Leerdarm, die Einteilung ist relativ willkürlich. Ganz allgemein ist der Krummdarm etwas blasser, und die Krummdarmwand enthält sogenannte Peyer-Plaques (siehe S. 109). Durch die Ileozäkalklappe ist der Krummdarm mit dem Blinddarm verbunden. Krummdarm und Leerdarm sind durch das Gekröse an der hinteren Bauchwand befestigt.

MILZ

BAUCH-
SPEICHELDRÜSE

NIERE

LYMPH-
GEFÄSS

LEERDARM
(JEJUNUM)

KRUMM-
DARM
(ILEUM)

GEBÄR-
MUTTER

HARNBLASE

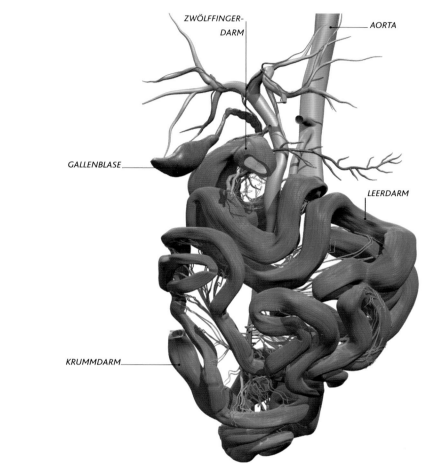

ZWÖLFFINGER-
DARM

AORTA

GALLENBLASE

LEERDARM

KRUMMDARM

Nährstoffaufnahme

Die Innenwände des Leerdarms und Krummdarms sind mit den sogenannten Kerckring-Falten (Plicae circulares) ausgekleidet. Diese sind von winzigen, etwa einen Millimeter langen Ausstülpungen, den Darmzotten (Villi intestinales), bedeckt. Sie vergrößern die Oberfläche der Darmwand und beschleunigen dadurch die Nährstoffaufnahme. Im Leerdarm sind die Zotten erheblich länger als im Krummdarm.

Wasserlösliche Nährstoffe wie Aminosäuren und Zucker werden über die Kapillaren in den Zotten zur Leber transportiert. Lipide werden über kleine Lymphgefäße in den Zotten im Lymphsystem verteilt.

Hat der Speisebrei das Ende des Dünndarms erreicht und geht in den Dickdarm über, ist der eigentliche Verdauungsprozess beendet.

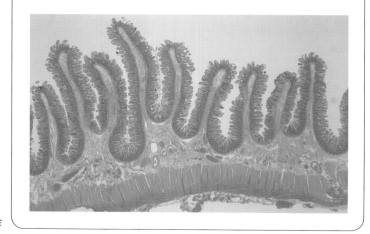

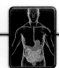

Dickdarm

Der breite Schlauch des Dickdarms ist etwa einen
Meter lang. Wie beim Dünndarm sind auch hier die
Muskeln in der Darmwand normalerweise kontrahiert; in entspanntem Zustand wäre der Dickdarm
rund 1,50 Meter lang. Zu den Hauptfunktionen des
Dickdarms gehören die Resorption von Wasser und
Elektrolyten, die Verdichtung des Darminhalts zu Kot,
die Aufnahme wichtiger Vitamine und die Lagerung
des Kots bis zur Stuhlentleerung.

Darmbewegungen

Die Peristaltik im Dickdarm verstärkt sich, wenn
sich die nun verdaute Nahrung dem Ausgang
nähert. Im Dickdarm werden dem Darminhalt
überschüssige Flüssigkeit, Salze und Mineralien entzogen. Von den rund zwei Litern Darminhalt, die
täglich im Dickdarm ankommen, verlassen den
Körper nur etwa 200 bis 250 Milliliter.

Der Kot erreicht den Mastdarm (Rectum) und
wird über den Analkanal ausgeschieden. Ist der
Mastdarm gefüllt, wird der Reflex zur Stuhlentleerung ausgelöst. Der innere Afterschließmuskel
(M. sphincter ani internus) kann sich automatisch
entspannen, der äußere Afterschließmuskel
(M. sphincter ani externus) unterliegt der
willkürlichen Kontrolle.

Bei manchen Menschen erfolgt die Stuhlentleerung alle zwei bis drei Tage, bei anderen täglich
und bei wieder anderen bis zu dreimal täglich. Am
häufigsten kommt die einmal tägliche Darment-
leerung vor.

Muskulöse Darmwand

Die Dickdarmwand besteht aus zwei Hauptmuskel-
schichten, die anders angeordnet sind als im
Dünndarm. Die äußere Muskelfaserschicht bildet
drei längs verlaufende Bänder, die sogenannten
Kolontänien (Taeniae coli), aus. Die Bänder ziehen
die Darmwand in eine Reihe von Ausstülpungen,
die als Poschen (Haustrae coli) bezeichnet werden.

ZAHLEN & FAKTEN

DARMBAKTERIEN

- Unser Darm enthält so viele Bakterien,
  dass sie ein Gesamtgewicht von
  1,5 Kilogramm ergeben würden.

- Mehr als die Hälfte des Stuhlgewichts ist
  Bakterien geschuldet.

- Darmbakterien fermentieren und spalten
  unverdaute Fasern. Außerdem produzieren sie nützliche Mengen an Vitamin K,
  Biotin und Folsäure, die vom Körper
  aufgenommen werden können.

- Substanzen, die beim bakteriellen
  Stoffwechsel anfallen – vor allem Indol
  und Skatol –, sind für den charakteristi-
  schen Geruch des Stuhls verantwortlich.

- Seine braune Farbe verdankt der Stuhl
  Pigmenten, die sich bilden, wenn Darm-
  bakterien mit Galle (siehe S. 141) in
  Kontakt kommen.

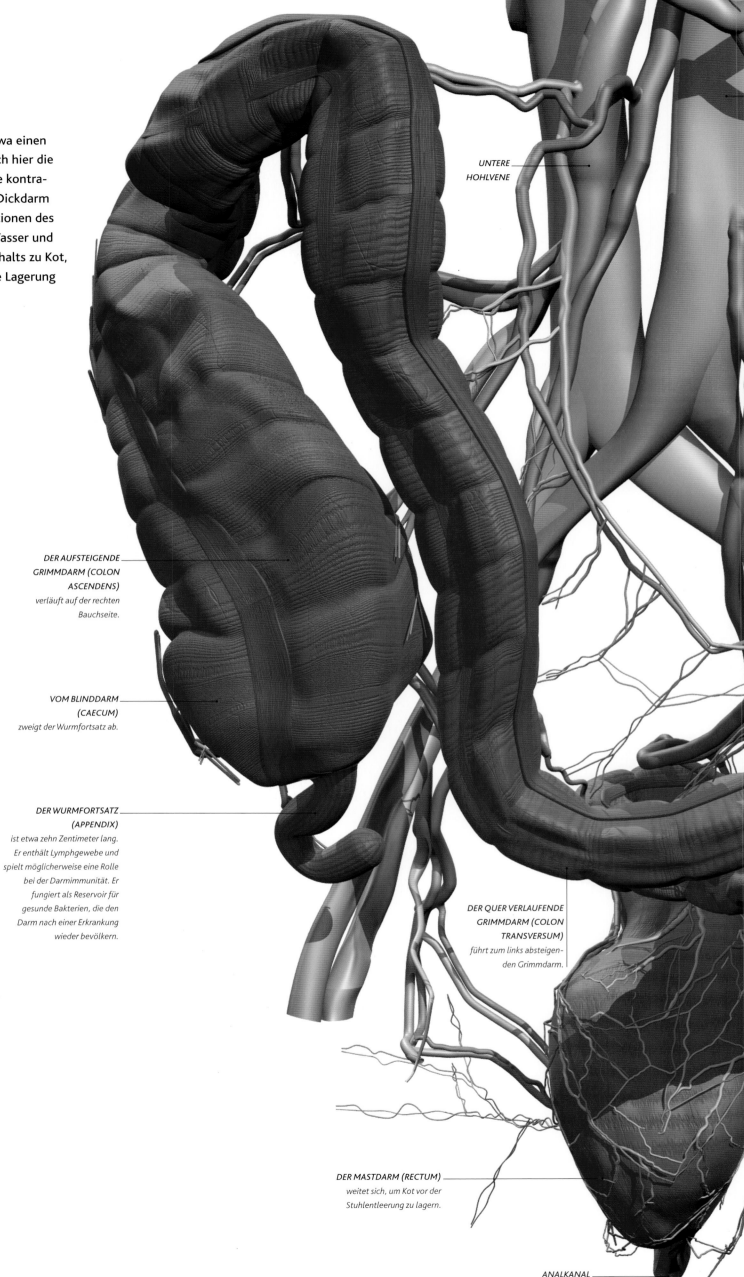

UNTERE
HOHLVENE

DER AUFSTEIGENDE
GRIMMDARM (COLON
ASCENDENS)
*verläuft auf der rechten
Bauchseite.*

VOM BLINDDARM
(CAECUM)
zweigt der Wurmfortsatz ab.

DER WURMFORTSATZ
(APPENDIX)
*ist etwa zehn Zentimeter lang.
Er enthält Lymphgewebe und
spielt möglicherweise eine Rolle
bei der Darmimmunität. Er
fungiert als Reservoir für
gesunde Bakterien, die den
Darm nach einer Erkrankung
wieder bevölkern.*

DER QUER VERLAUFENDE
GRIMMDARM (COLON
TRANSVERSUM)
*führt zum links absteigen-
den Grimmdarm.*

DER MASTDARM (RECTUM)
*weitet sich, um Kot vor der
Stuhlentleerung zu lagern.*

ANALKANAL

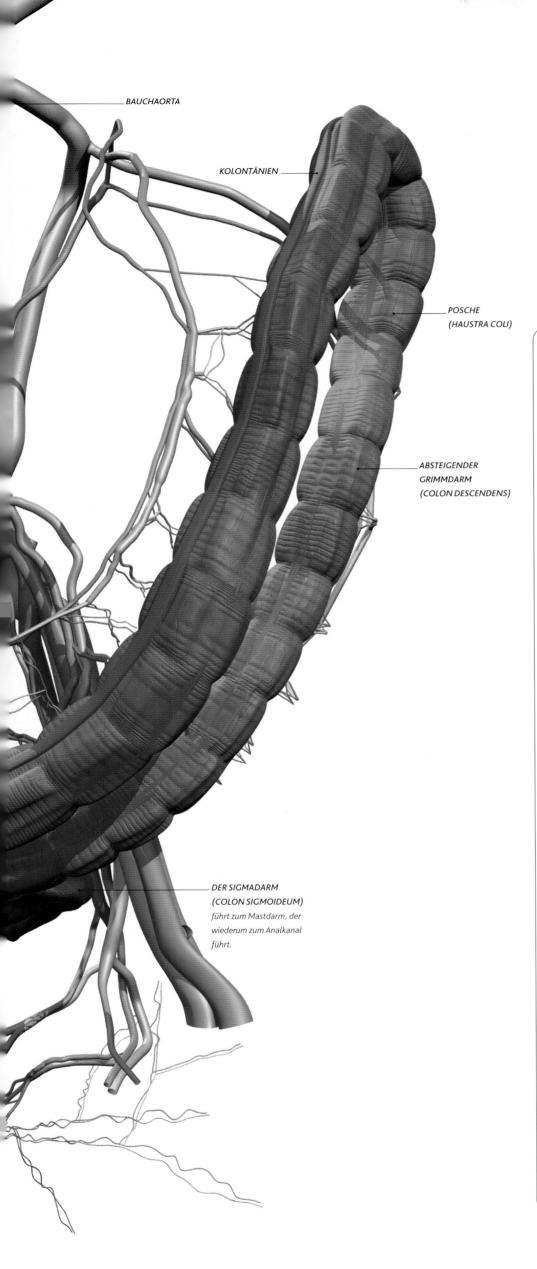

BAUCHAORTA

KOLONTÄNIEN

POSCHE
(HAUSTRA COLI)

ABSTEIGENDER
GRIMMDARM
(COLON DESCENDENS)

DER SIGMADARM
(COLON SIGMOIDEUM)
führt zum Mastdarm, der
wiederum zum Analkanal
führt.

Bauchregionen

Der Bauch kann anatomisch in vier Quadranten eingeteilt werden, wobei man jedem Quadranten bestimmte Verdauungs- und andere Organe zuordnen kann. Hat ein Patient Bauchschmerzen, ist es für den Arzt oft wichtig, in welchem Quadranten er den Schmerz lokalisieren kann.

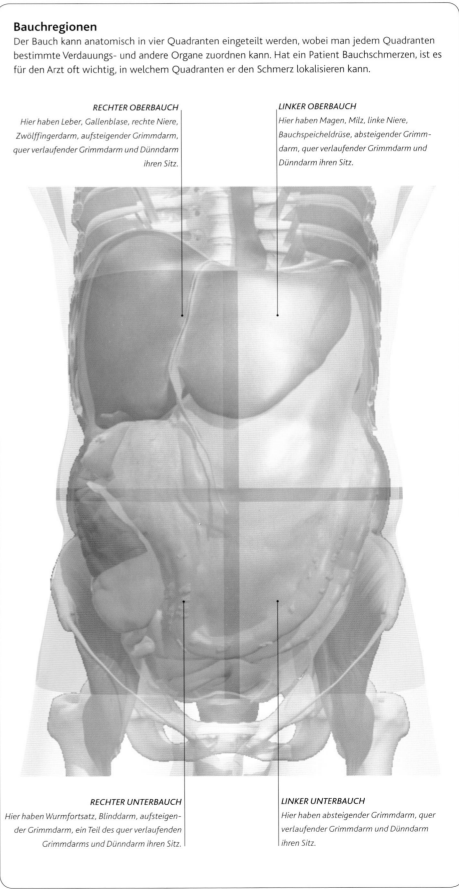

RECHTER OBERBAUCH
Hier haben Leber, Gallenblase, rechte Niere, Zwölffingerdarm, aufsteigender Grimmdarm, quer verlaufender Grimmdarm und Dünndarm ihren Sitz.

LINKER OBERBAUCH
Hier haben Magen, Milz, linke Niere, Bauchspeicheldrüse, absteigender Grimmdarm, quer verlaufender Grimmdarm und Dünndarm ihren Sitz.

RECHTER UNTERBAUCH
Hier haben Wurmfortsatz, Blinddarm, aufsteigender Grimmdarm, ein Teil des quer verlaufenden Grimmdarms und Dünndarm ihren Sitz.

LINKER UNTERBAUCH
Hier haben absteigender Grimmdarm, quer verlaufender Grimmdarm und Dünndarm ihren Sitz.

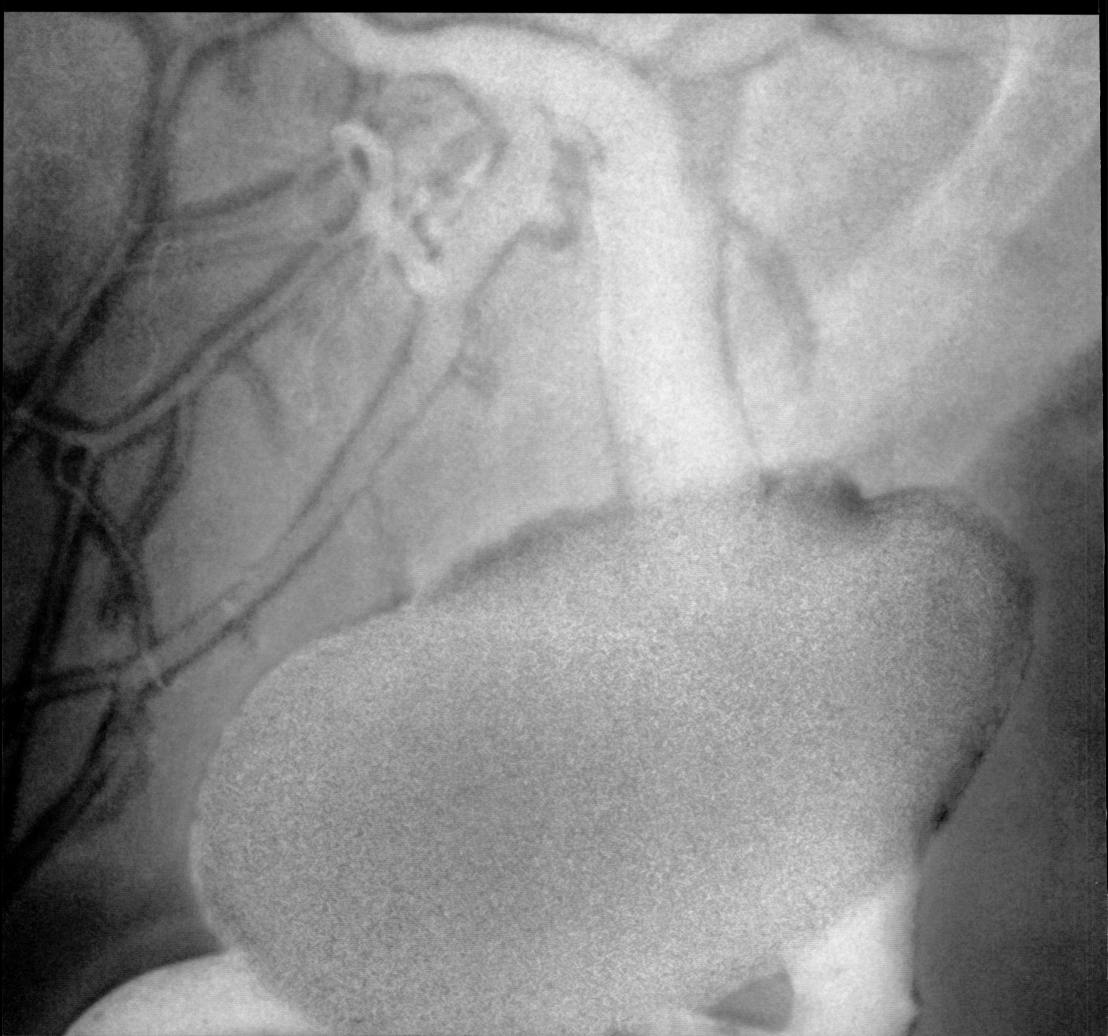

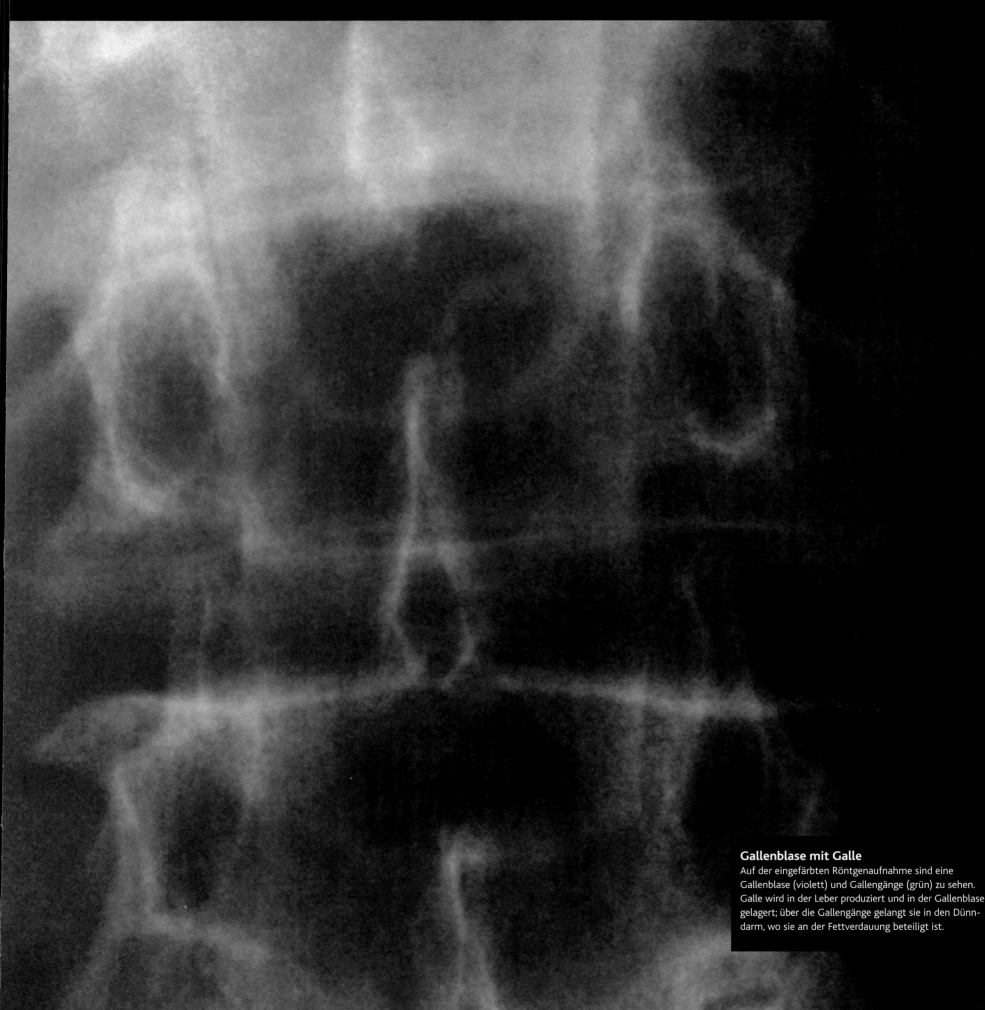

Gallenblase mit Galle
Auf der eingefärbten Röntgenaufnahme sind eine
Gallenblase (violett) und Gallengänge (grün) zu sehen.
Galle wird in der Leber produziert und in der Gallenblase
gelagert; über die Gallengänge gelangt sie in den Dünn-
darm, wo sie an der Fettverdauung beteiligt ist.

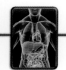

Das hepatische System

Das hepatische System umfasst Leber, Gallenblase und Bauchspeicheldrüse. Die Leber sondert Galle ab, die an der Spaltung von Fetten aus der Nahrung mitwirkt. Zudem verarbeitet die Leber Verdauungsprodukte und macht Gifte wie Alkohol unschädlich. Die Galle wird in der Gallenblase gelagert, die Bauchspeicheldrüse produziert Verdauungsenzyme.

Blutversorgung der Gallenblase

Die Gallenblase wird über die Gallenblasenarterie (A. cystica) mit sauerstoffreichem Blut und Nährstoffen versorgt. Sie zweigt von der rechten Leberarterie (A. hepatica dextra) ab. Das sauerstoffarme Blut verlässt die Gallenblase über die Gallenblasenvene (V. cystica), die in die Leberpfortader (V. portae) mündet.

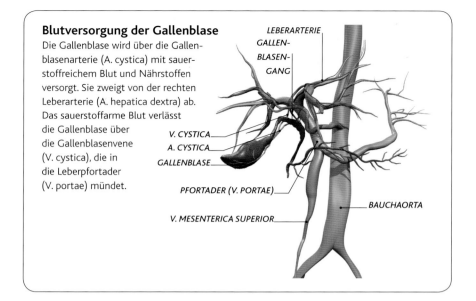

LEBERARTERIE

GALLEN-
BLASEN-
GANG

V. CYSTICA
A. CYSTICA
GALLENBLASE

PFORTADER (V. PORTAE)

BAUCHAORTA

V. MESENTERICA SUPERIOR

Homöostase

Unter Homöostase versteht man die Erhaltung der Standardbedingungen im Körper – Temperatur, Wassergehalt und die unterschiedliche Konzentration Tausender verschiedener Substanzen. Die Homöostase ist die wahrscheinlich wichtigste Aufgabe des hepatischen Systems. Dabei wird der Großteil der Arbeit von der Leber verrichtet: Sie filtert rund einen Liter Blut pro Minute (siehe S. 142f.).

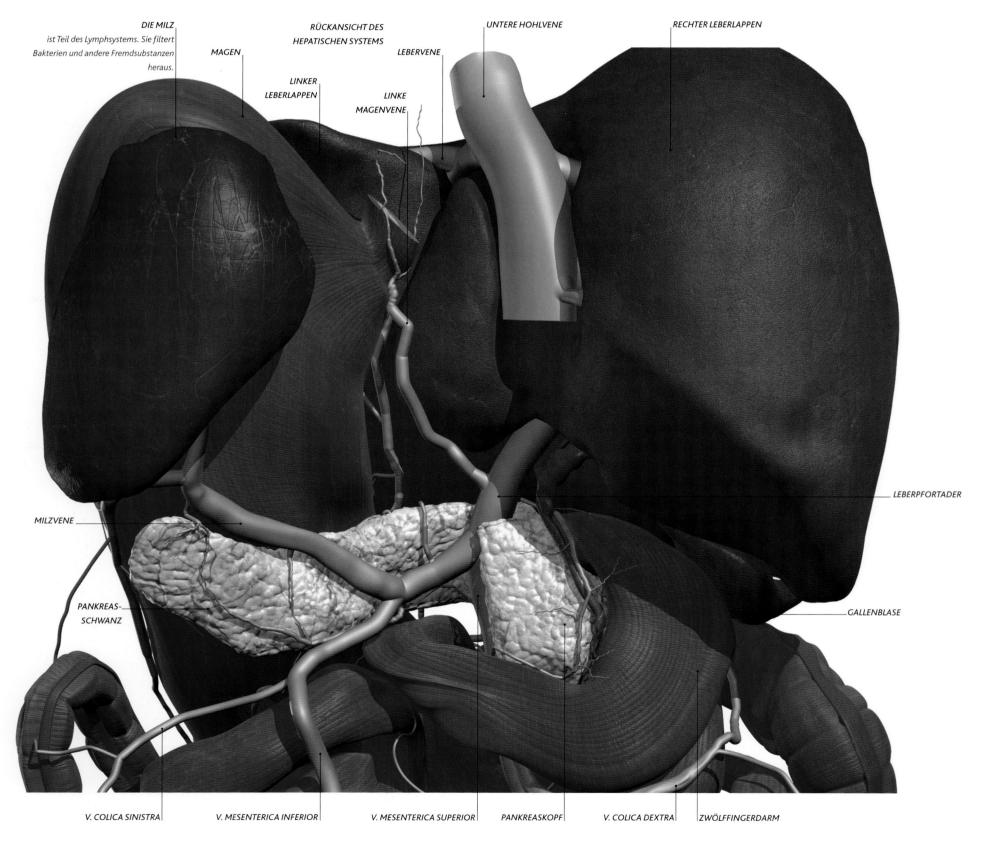

DIE MILZ
ist Teil des Lymphsystems. Sie filtert Bakterien und andere Fremdsubstanzen heraus.

MAGEN

RÜCKANSICHT DES HEPATISCHEN SYSTEMS

LINKER LEBERLAPPEN

LINKE MAGENVENE

LEBERVENE

UNTERE HOHLVENE

RECHTER LEBERLAPPEN

LEBERPFORTADER

MILZVENE

PANKREAS-
SCHWANZ

GALLENBLASE

V. COLICA SINISTRA

V. MESENTERICA INFERIOR

V. MESENTERICA SUPERIOR

PANKREASKOPF

V. COLICA DEXTRA

ZWÖLFFINGERDARM

Die Gallenblase

Die Gallenblase ist ein sackähnliches Organ, dessen Aufgabe es ist, Galle – eine grün-gelbliche, zähflüssige Substanz, die in der Leber produziert wird – zu lagern. Galle zerlegt Fett aus der Nahrung in kleine Kügelchen, die leichter absorbiert werden können; dieser Prozess wird als Fettemulgierung bezeichnet. Die Gallenblase ist sieben bis zehn Zentimeter lang und hat ein Fassungsvermögen von 30 bis 50 Millilitern.

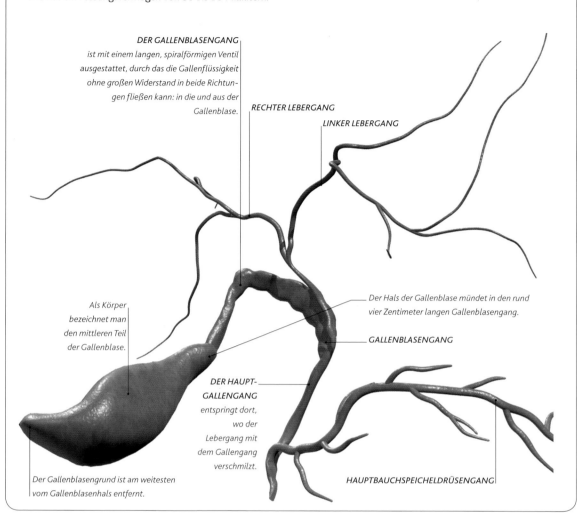

DER GALLENBLASENGANG
ist mit einem langen, spiralförmigen Ventil
ausgestattet, durch das die Gallenflüssigkeit
ohne großen Widerstand in beide Richtun-
gen fließen kann: in die und aus der
Gallenblase.

RECHTER LEBERGANG

LINKER LEBERGANG

Als Körper
bezeichnet man
den mittleren Teil
der Gallenblase.

Der Hals der Gallenblase mündet in den rund
vier Zentimeter langen Gallenblasengang.

GALLENBLASENGANG

DER HAUPT-
GALLENGANG
entspringt dort,
wo der
Lebergang mit
dem Gallengang
verschmilzt.

Der Gallenblasengrund ist am weitesten
vom Gallenblasenhals entfernt.

HAUPTBAUCHSPEICHELDRÜSENGANG

Gallensteine

Wenn Mineralien- und Salzablagerungen in der Gallenblase auskristallisieren, spricht man von Gallensteinen. Die meisten Gallensteine bestehen aus Cholesterin, vermischt mit Kalzium und etwas Gallenpigment. Bei jungen Menschen kommen sie selten vor, doch mit 70 hat einer von zehn Männern und eine von vier Frauen Gallensteine. Frauen sind häufiger betroffen, da sich weibliche Hormone anders auf die Galle und die Gallenblase auswirken. Die Einnahme der Antibabypille erhöht das Risiko, Gallensteine zu entwickeln, noch zusätzlich. Manche Steine ruhen in der Gallenblase und verursachen jahrelang keine Beschwerden; blockiert ein Stein allerdings den Gallenblasengang oder -hals, kann das sehr schmerzhaft sein. Die Gallenblase kann anschwellen und sich entzünden – dann muss sie operativ entfernt werden.

ZAHLEN & FAKTEN

DER KÖRPER BRAUCHT GALLE

- Wir produzieren 750 bis 1500 Milliliter Galle pro Tag.

- Die Gallenblase entzieht der Galle Wasser und konzentriert sie somit um das Fünffache.

- Einer von 200 Menschen hat zusätzliche Nebengallengänge zwischen der Leber und der Gallenblase.

- Die Gallenblase ist kein lebenswichtiges Organ. Wird sie operativ entfernt, fließt die Galle kontinuierlich in den Zwölffingerdarm ab, und auch die Fettverdauung ist nicht wesentlich beeinträchtigt.

- Rund 95 Prozent der Gallensalze, die in den Darmtrakt gelangen, werden im Krummdarm resorbiert und wiederverwendet.

- Bilirubin ist gelb, Biliverdin grün. Beide Abbauprodukte werden von Darmbakterien chemisch so umgewandelt, dass sie für die braune Farbe des Kots verantwortlich sind. Ist der Gallenabfluss aus der Leber blockiert, nimmt der Stuhl eine blass-gelbliche Farbe an.

- Blaue Flecken verblassen ins Gelblich-Grünliche, da beim Heilungsprozess des Gewebes Hämoglobin von Makrophagen zu Bilirubin und Biliverdin abgebaut wird.

Galle

Die von der Leber produzierte Galle fließt zunächst in den Lebergang (Ductus hepaticus communis). Von dort gelangt ein Teil in den Hauptgallengang (Ductus choledochus) und ein anderer in den Gallenblasengang (Ductus cysticus), wo die Galle gelagert und zwischen den Mahlzeiten konzentriert wird.

Galle ist eine bittere, gelbgrüne basische Flüssigkeit. Sie enthält Wasser, Bicarbonat, Pigmente, Salze, Cholesterin und Phospholipide wie z. B. Lezithin. Sie zerlegen Fett in winzige Tröpfchen (Mizellen), die von dem Enzym Pankreaslipase leichter verdaut werden können.

Die Gallenpigmente – Bilirubin und Biliverdin – fallen in den Leberzellen als Abbauprodukte des Hämoglobins beim Recyceln der roten Blutkörperchen (Erythrozyten) an.

Die Gallensalze – Natriumglykocholat und Natriumtaurocholat – fallen in den Leberzellen beim Cholesterinabbau an. Sie umhüllen die Mizellen, damit diese von den Darmzotten (siehe S. 126) noch leichter absorbiert werden können.

Gelangt halbverdaute Nahrung, der Chymus, in den Zwölffingerdarm, löst dies die Freisetzung des Hormons Cholecystokinin aus der Zwölffingerdarmschleimhaut aus. Cholecystokinin bewirkt, dass sich die Gallenblase zusammenzieht und die Bauchspeicheldrüse Verdauungsenzyme ausschüttet. Zudem hemmt es die weitere Magenentleerung und öffnet den Musculus sphincter oddi – den Schließmuskel, der dafür sorgt, dass Galle und Pankreassäfte aus der Vater-Ampulle in den Zwölffingerdarm fließen. Darüber hinaus wirkt Cholecystokinin auch auf das Gehirn: Es löst das Sättigungsgefühl aus.

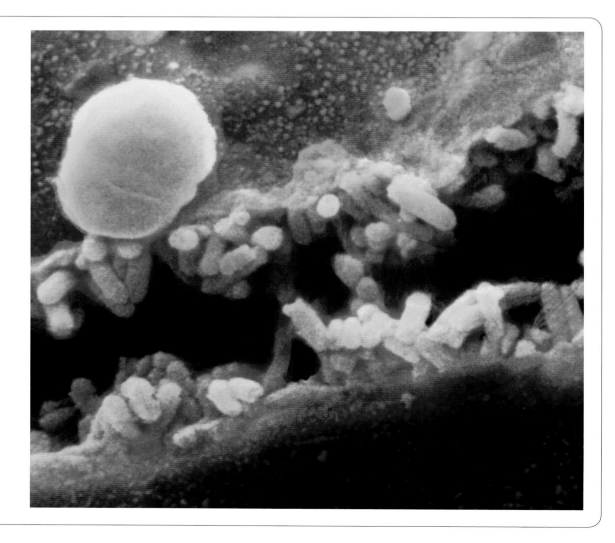

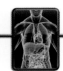

Die Leber

Die Leber liegt im Oberbauch direkt unterhalb des Zwerchfells und oberhalb von Magen und Bauchspeicheldrüse. Sie wird von einer Bauchfellschicht bedeckt, durch die sie über das Ligamentum falciforme an der vorderen Bauchwand und über das Kronenband (Ligamentum coronarium) an der hinteren Bauchwand befestigt ist. Das Ligamentum teres hepatis führt zum Bauchnabel.

Leberzellen (Hepatozyten)

Die Leber enthält Milliarden von Leberzellen (Hepatozyten). Sie sind histologisch gesehen zu sogenannten Leberläppchen (Lobuli hepatis) angeordnet, die jeweils durch Bindegewebsschichten voneinander getrennt sind. Die Hepatozyten
- spalten Hämoglobin, wobei die Gallenpigmente Bilirubin und Biliverdin als Abbauprodukte anfallen,
- produzieren die gelblich-grüne Galle, die bei der Fettverdauung im Zwölffingerdarm hilft,
- verarbeiten Nahrungsfette zu Triglyzeriden und Cholesterin,
- verarbeiten Aminosäuren aus der Nahrung zu Proteinen und Glukose; Albumin und Globulin z.B. bauen Blutgerinnungsproteine auf;
- produzieren neue Aminosäuren z.B. aus Milchsäure,
- wandeln Ammoniak, ein Abfallprodukt des Aminosäurestoffwechsels, in Harnstoff um,
- bauen Glukose aus Glyzerol, Milchsäure und bestimmten Aminosäuren wie z.B. Alanin auf,
- speichern überschüssige Glukose als Glykogen; aus dem »Notfallbrennstoff« wird dann wieder Glukose freigesetzt, wenn der Blutzuckerspiegel z.B. nachts sinkt,
- speichern fettlösliche Vitamine (A, D, E und K sowie Vitamin B12) und einige Mineralien wie z.B. Eisen und Kupfer,
- erzeugen Wärme, um die Temperatur des Blutes zu erhöhen,
- entfernen Gifte wie z.B. Alkohol aus dem Blut und machen sie unschädlich,
- fungieren als »Immunsieb«: Sie filtern Antigene heraus.

Die Entgiftung über die Leberzellen erfolgt auf drei verschiedene Arten: Sie verändern die Giftstoffe chemisch und machen sie wasserlöslich, damit sie leichter über die Nieren ausgeschieden werden. Sie sorgen dafür, dass sie mit der Galle über den Darm ausgeschieden werden. Und schließlich bedienen sie sich der Phagozytose, bei der Makrophagen die Giftstoffe, Bakterien und Viren verschlingen und verdauen. Die Makrophagen in der Leber werden als Kupffer-Zellen bezeichnet.

ZAHLEN & FAKTEN

EINZIGARTIGE LEBER

- Die Leber ist unser größtes inneres Organ und auch unsere größte Drüse. Die Leber eines Erwachsenen wiegt rund 1,5 Kilogramm.
- Die Leber ist regenerationsfähig: Selbst wenn 75 Prozent eines Leberlappens chirurgisch entfernt werden, wächst dieser meist nach.
- Beim Embryo ist die Leber der Hauptort, an dem sich rote Blutkörperchen bilden; später übernimmt das Knochenmark diese Funktion.
- Das Ligamentum teres hepatis ist das Überbleibsel der linken Nabelvene, die Blut von der Plazenta zur Leber des Embryos transportiert.
- Rund 75 Prozent des Blutes, das in der Leber ankommt, ist venöses Blut aus der Pfortader.
- Die Leber erhält sowohl sauerstoffreiches Blut über die Leberarterie als auch sauerstoffarmes Blut über die Pfortader. Das Blut vermischt sich in den Räumen zwischen den Leberzellen und fließt dann in die Lebervene ab, die in die untere Hohlvene mündet.

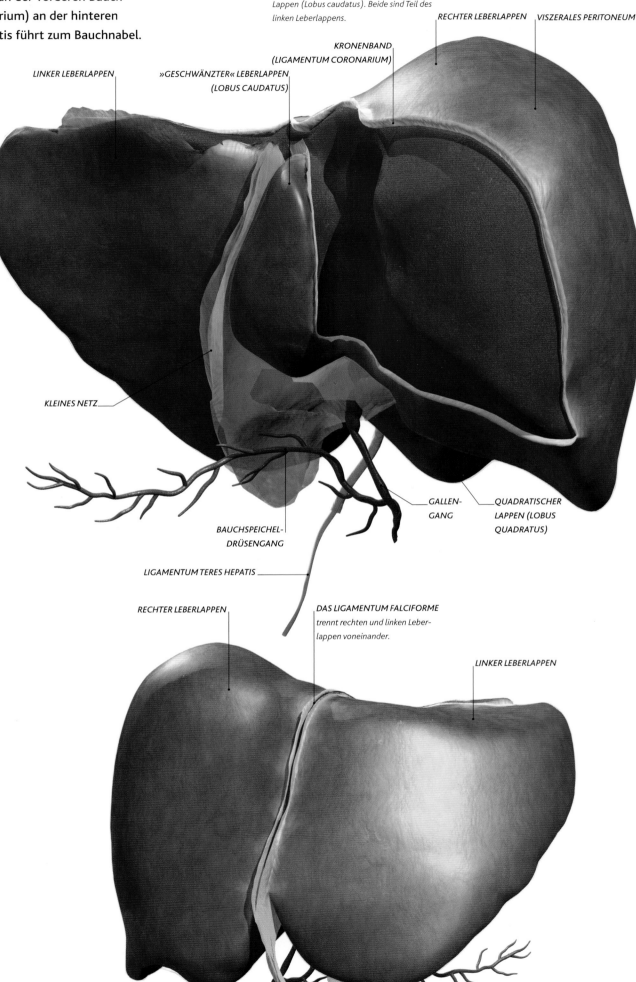

DIE LAPPEN DER LEBER
An der Rückseite der Leber sind zwei kleinere Lappen sichtbar: der quadratische Lappen (Lobus quadratus) und der »geschwänzte« Lappen (Lobus caudatus). Beide sind Teil des linken Leberlappens.

LINKER LEBERLAPPEN

»GESCHWÄNZTER« LEBERLAPPEN (LOBUS CAUDATUS)

KRONENBAND (LIGAMENTUM CORONARIUM)

RECHTER LEBERLAPPEN   VISZERALES PERITONEUM

KLEINES NETZ

GALLEN-GANG

QUADRATISCHER LAPPEN (LOBUS QUADRATUS)

BAUCHSPEICHEL-DRÜSENGANG

LIGAMENTUM TERES HEPATIS

RECHTER LEBERLAPPEN

DAS LIGAMENTUM FALCIFORME trennt rechten und linken Leberlappen voneinander.

LINKER LEBERLAPPEN

LIGAMENTUM TERES HEPATIS

Lebergewebe

Die Leberzellen sind zu etwa einer Million Leberläppchen angeordnet, die jeweils einen Durchmesser von rund einem Millimeter haben. Sie bilden Sinusoide, die an die Speichen eines Rads erinnern; der Raum zwischen den Sinusoiden ist mit Blut aus der Pfortader und der Leberarterie gefüllt. Die Leberzellen absorbieren chemische Substanzen aus dem Blut und geben Proteine ins Blut ab. Die Aufnahme aus dem Elektronenmikroskop unten zeigt Lebergewebe mit den winzigen Leberzellen.

Die in der Leber produzierte Galle sammelt sich in den Gallenkanälchen zwischen den Hepatozyten. Von dort gelangt sie in das Glissonsche Dreieck und wird in den Gallengang weitergeleitet.

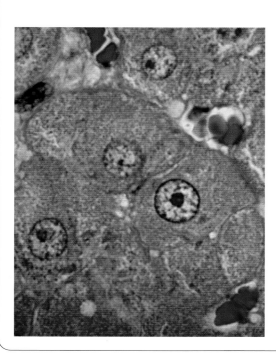

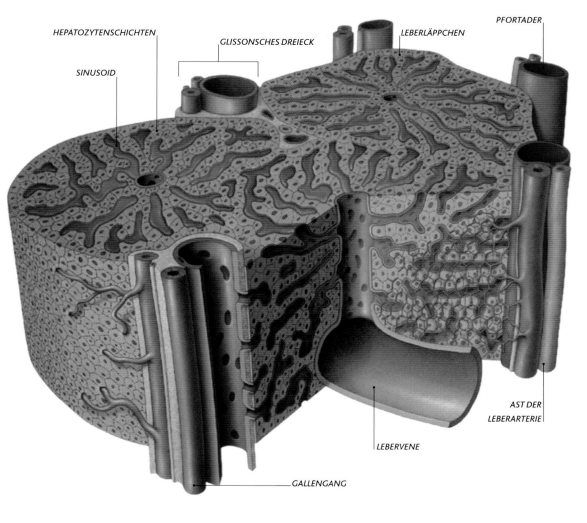

HEPATOZYTENSCHICHTEN

GLISSONSCHES DREIECK

LEBERLÄPPCHEN

PFORTADER

SINUSOID

AST DER LEBERARTERIE

LEBERVENE

GALLENGANG

Blutversorgung der Leber

Diese ist insofern ungewöhnlich, als dass die Leber sowohl sauerstoffreiches Blut über die Leberarterie als auch nährstoffreiches Blut aus dem Darm über die Pfortader erhält.

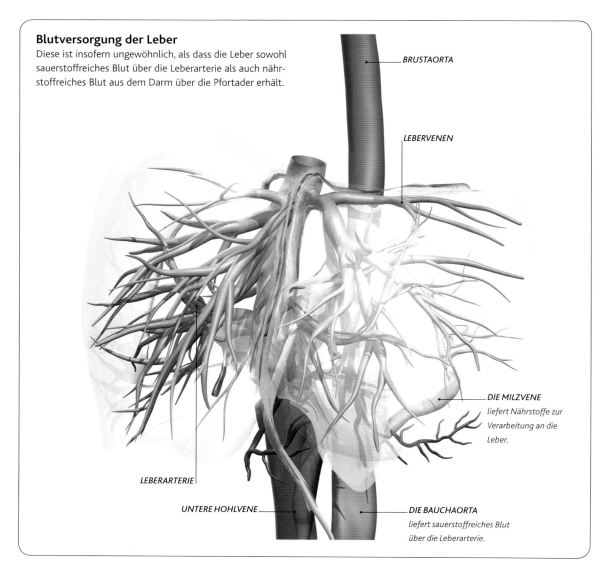

BRUSTAORTA

LEBERVENEN

DIE MILZVENE
liefert Nährstoffe zur
Verarbeitung an die
Leber.

LEBERARTERIE

UNTERE HOHLVENE

DIE BAUCHAORTA
liefert sauerstoffreiches Blut
über die Leberarterie.

Das Pfortadersystem

Das Blut gelangt aus der Leber über die Lebervenen direkt in die untere Hohlvene.

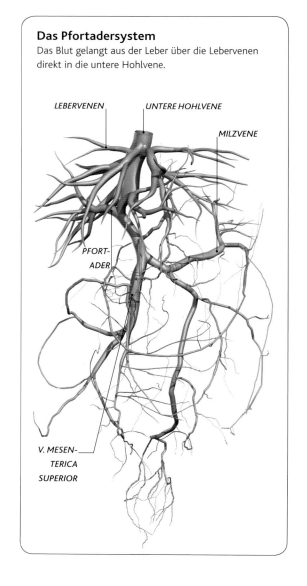

LEBERVENEN

UNTERE HOHLVENE

MILZVENE

PFORT-ADER

V. MESEN-TERICA SUPERIOR

DIE

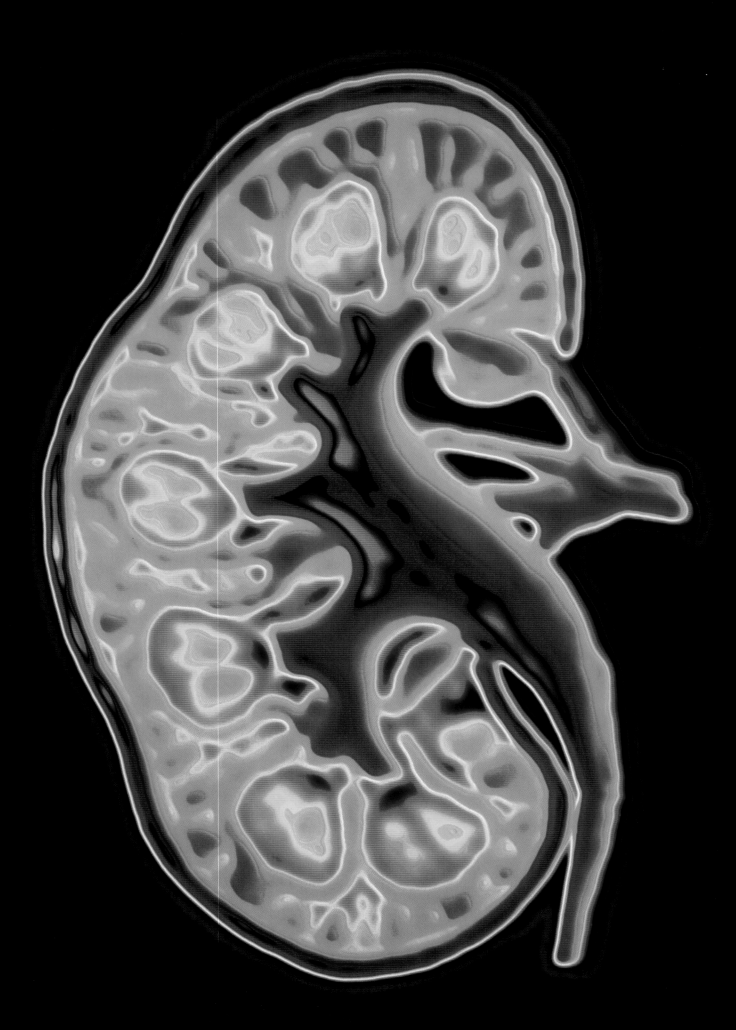

Bunte Nieren
In der digital bearbeiteten Aufnahme des wichtigsten Organs der Harnwege sieht man die dünne äußere Schicht, die Nierenrinde (dunkelblau), die das Nierenmark (orange, gelb und hellblau) umgibt. Das Nierenmark enthält das Gewebe, in dem Harn produziert und gesammelt wird. Dieser wird über die Harnleiter ausgeschieden. Mit Blut werden die Nieren über die Nieren-arterien (Mitte und rechts) versorgt.

HARNWEGE

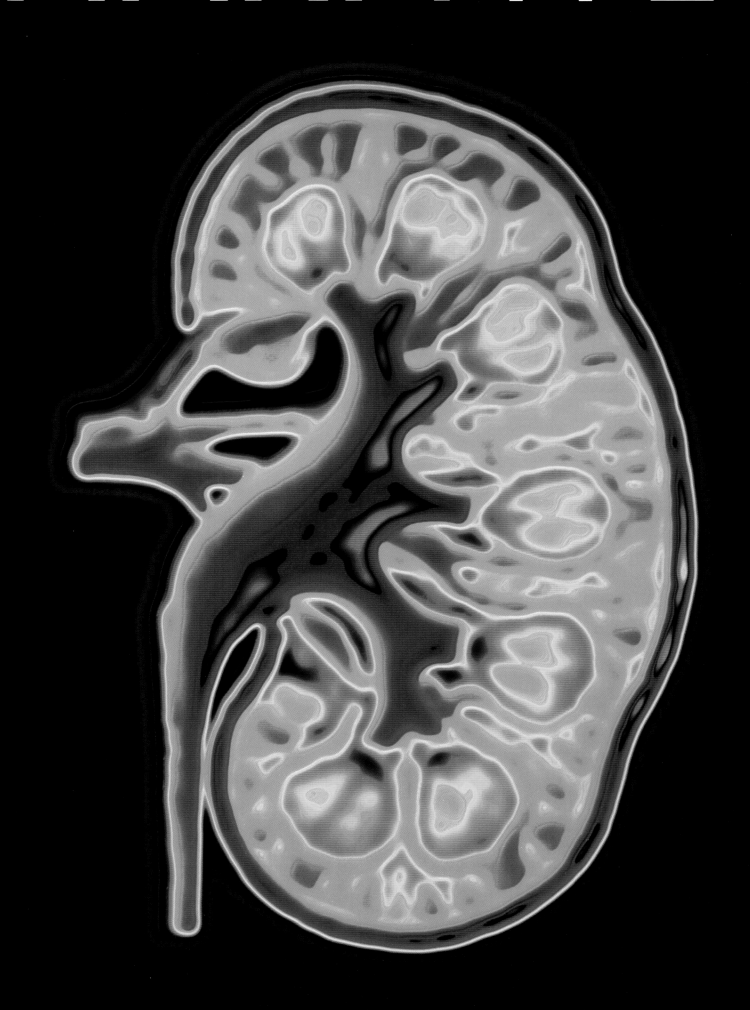

Der Harntrakt

Im Harntrakt werden überschüssige Flüssigkeit, Salze und wasserlösliche Abfallprodukte aus dem Blut gefiltert. Der Harntrakt umfasst die Nieren, die diese Filteraufgabe übernehmen und in denen sich der Harn bildet; die dünnen Röhren der Harnleiter (Ureter); die Harnblase, in der der Harn zwischengelagert wird; und schließlich die Harnröhre (Urethra), über die der Harn den Körper verlässt. Über die Nierenarterien werden die Nieren mit Blut versorgt; nach dem Filtern wird das Blut dann über die Nierenvenen zur unteren Hohlvene geleitet.

Harn

Harn oder Urin besteht zu rund 95 Prozent aus Wasser; hinzu kommen wasserlösliche Abfallprodukte wie Harnstoff (Urea), ein Nebenprodukt des Eiweißstoffwechsels in der Leber, Kreatinin, das beim Muskelstoffwechsel anfällt, Harnsäure, die beim Recyceln von DNA und RNA entsteht, und Salze wie Natrium, Kalium, Chloride, Phosphate und Sulfate.

Urin ist normalerweise steril und variiert farblich von Hellgelb zu einem dunklen Orangegelb, je nach Hydrierung. Der eigentlich schwache Geruch des Urins verstärkt sich mit zunehmender Konzentrierung. Bei Frauen variiert der Uringeruch zudem je nach Zyklusphase, da dann jeweils unterschiedliche Hormonabbauprodukte anfallen.

ZAHLEN & FAKTEN

HARN, HARNBLASE & CO.

- In gedehntem Zustand fasst die Harnblase mehr als einen halben Liter Flüssigkeit.

- Bei Männern wird der Harnblasenhals von der Prostata gestützt, die sich knapp unterhalb der Harnblase um die Harnröhre schmiegt.

- Wie viel Urin produziert wird, hängt von der Flüssigkeitsaufnahme, von sportlicher Betätigung und von der Umgebungstemperatur ab – die meisten Menschen scheiden in 24 Stunden zwischen 800 und 2500 Milliliter Urin aus.

- Wir müssen mindestens 440 Milliliter Urin pro Tag ausscheiden, sonst kann sich der Körper nicht seiner Giftstoffe entledigen. Man bezeichnet dies auch als obligatorischen Wasserverlust.

- Nach dem Filtern werden 60 bis 80 Prozent des gefilterten Wassers und der Salznährstoffe resorbiert, gelangen also wieder in den Blutkreislauf.

- Seine gelbe Farbe verdankt der Urin den Pigmenten Urochrom und Urobilin, die beim Hämoglobinabbau anfallen.

- Eine niedrige Blutmenge löst die Ausschüttung des antidiuretischen Hormons (ADH, Vasopressin) aus der Hypophyse aus. Das Hormon erhöht die Wasserwiederaufnahme aus in den Nieren gefilterten Flüssigkeiten.

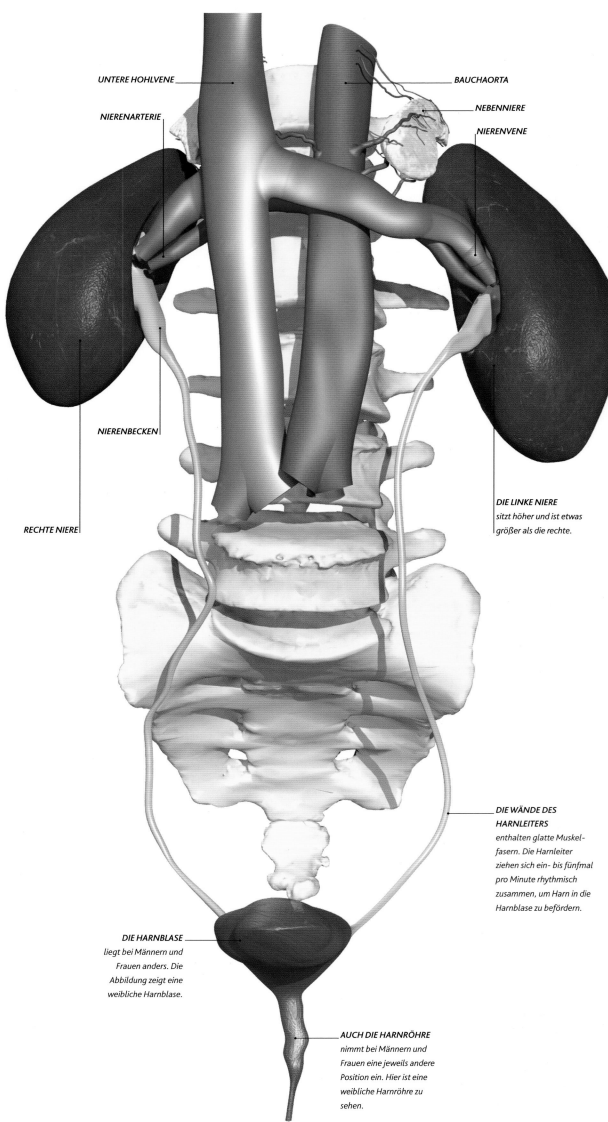

UNTERE HOHLVENE

BAUCHAORTA

NIERENARTERIE

NEBENNIERE

NIERENVENE

NIERENBECKEN

RECHTE NIERE

DIE LINKE NIERE
sitzt höher und ist etwas größer als die rechte.

DIE WÄNDE DES HARNLEITERS
enthalten glatte Muskelfasern. Die Harnleiter ziehen sich ein- bis fünfmal pro Minute rhythmisch zusammen, um Harn in die Harnblase zu befördern.

DIE HARNBLASE
liegt bei Männern und Frauen anders. Die Abbildung zeigt eine weibliche Harnblase.

AUCH DIE HARNRÖHRE
nimmt bei Männern und Frauen eine jeweils andere Position ein. Hier ist eine weibliche Harnröhre zu sehen.

Die Harnblase

Der in den Nieren produzierte Harn gelangt über die Harnleiter in die Harnblase. Dort wird der Urin zwischengelagert, wobei sich weder die Konzentration noch die Zusammensetzung des Urins verändert. Die Harnblase liegt hinter dem Schambein im vorderen Teil der Beckenhöhle. In leerem Zustand ist sie pyramidenförmig; die Spitze der Pyramide weist nach oben-vorn in Richtung Schambein. In gefülltem Zustand ist die Harnblase eiförmig und bläht sich unmittelbar hinter der Bauchdecke.

Die Harnblasenwand besteht aus einem dicken Muskel, dem »Austreiber« der Harnblase (M. detrusor vesicae). Daneben finden sich spiralförmige, längs verlaufende und ringförmige Bündel glatter Muskelfasern, die es der Harnblase ermöglichen, sich zu weiten oder zusammenzuziehen. Muskelfaserbündel an der Basis der Harnblase verlaufen beidseits der Harnröhre und werden als innerer Harnröhrenmuskel (M. urethralis) bezeichnet.

Die Harnblasenschleimhaut besteht aus mehreren Schichten von Zellen (Urothel), die sich zusammenziehen oder weiten können. Ist die Blase leer, ist die Schleimhaut gefältelt; ist die Blase gefüllt, ist die Schleimhaut relativ glatt.

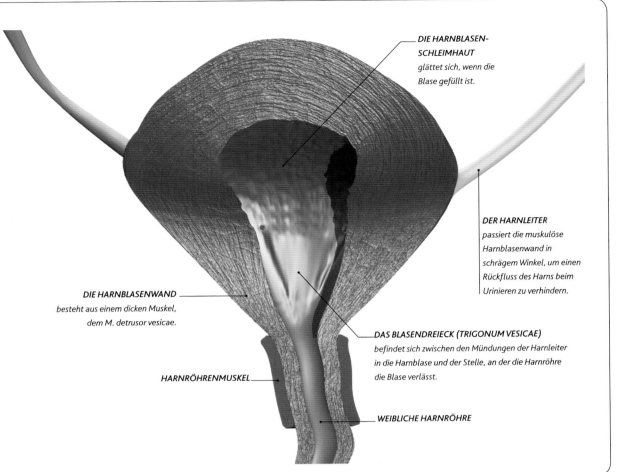

DIE HARNBLASEN-SCHLEIMHAUT glättet sich, wenn die Blase gefüllt ist.

DER HARNLEITER passiert die muskulöse Harnblasenwand in schrägem Winkel, um einen Rückfluss des Harns beim Urinieren zu verhindern.

DIE HARNBLASENWAND besteht aus einem dicken Muskel, dem M. detrusor vesicae.

DAS BLASENDREIECK (TRIGONUM VESICAE) befindet sich zwischen den Mündungen der Harnleiter in die Harnblase und der Stelle, an der die Harnröhre die Blase verlässt.

HARNRÖHRENMUSKEL

WEIBLICHE HARNRÖHRE

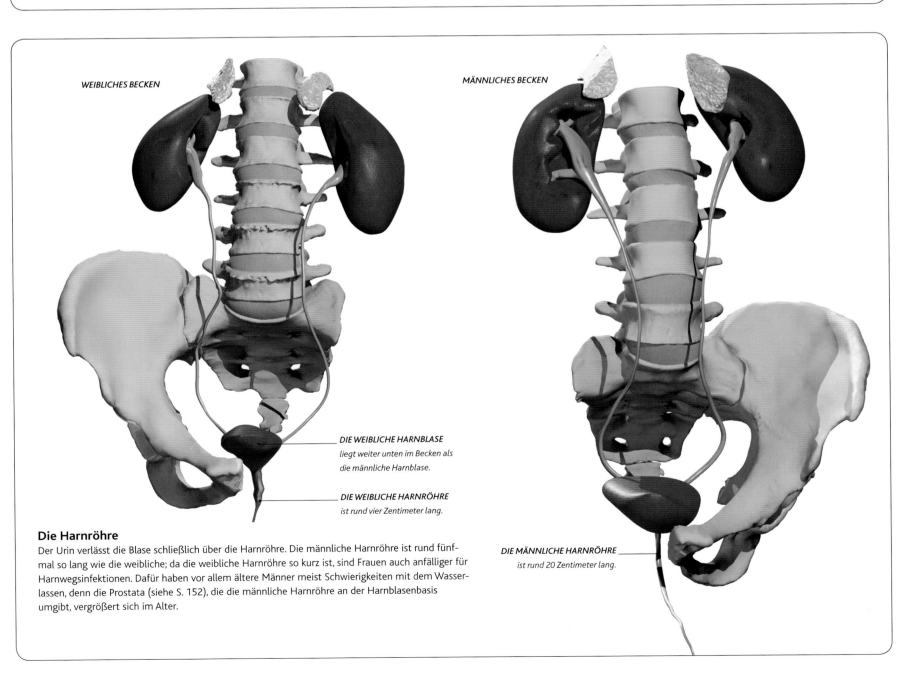

WEIBLICHES BECKEN

MÄNNLICHES BECKEN

DIE WEIBLICHE HARNBLASE liegt weiter unten im Becken als die männliche Harnblase.

DIE WEIBLICHE HARNRÖHRE ist rund vier Zentimeter lang.

DIE MÄNNLICHE HARNRÖHRE ist rund 20 Zentimeter lang.

Die Harnröhre

Der Urin verlässt die Blase schließlich über die Harnröhre. Die männliche Harnröhre ist rund fünfmal so lang wie die weibliche; da die weibliche Harnröhre so kurz ist, sind Frauen auch anfälliger für Harnwegsinfektionen. Dafür haben vor allem ältere Männer meist Schwierigkeiten mit dem Wasserlassen, denn die Prostata (siehe S. 152), die die männliche Harnröhre an der Harnblasenbasis umgibt, vergrößert sich im Alter.

Die Nieren

Die Nieren liegen im hinteren Teil der Bauchhöhle hinter dem Bauchfell. Sie sind neun bis zwölf Zentimeter lang und üben vier Hauptfunktionen aus: Sie filtern das Blut, sie scheiden wasserlösliche Abfallprodukte aus, sie regulieren die Blutmenge, und sie steuern die Produktion bestimmter Hormone (Erythropoetin und Renin). Darüber hinaus spielen sie auch eine lebenswichtige Rolle bei der Regulierung des Blutsalzspiegels, des Blutdrucks und des Säuregehalts des Blutes.

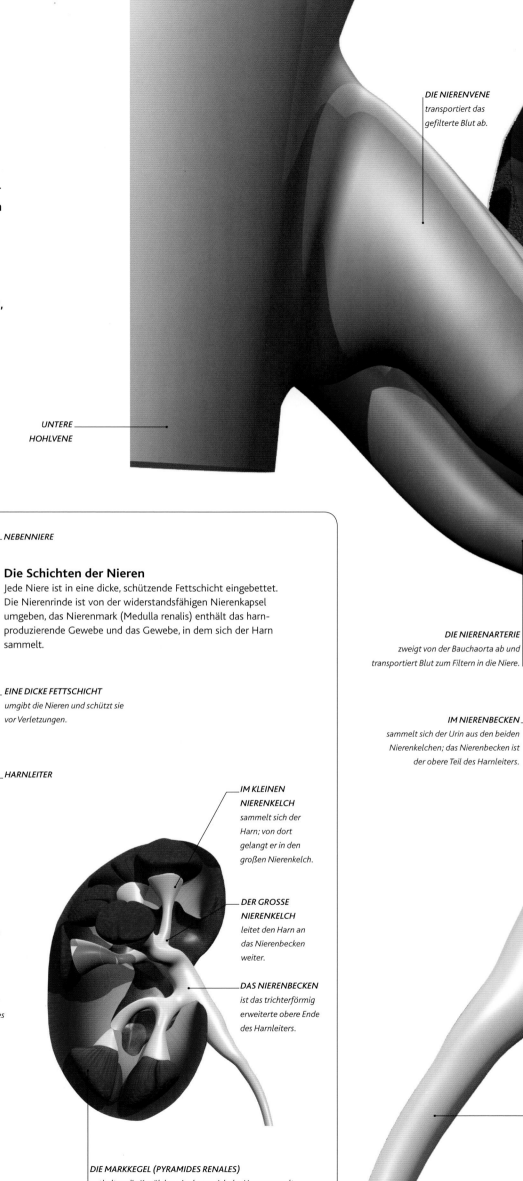

DIE NIERENVENE
transportiert das
gefilterte Blut ab.

UNTERE
HOHLVENE

DIE NIERENARTERIE
zweigt von der Bauchaorta ab und
transportiert Blut zum Filtern in die Niere.

IM NIERENBECKEN
sammelt sich der Urin aus den beiden
Nierenkelchen; das Nierenbecken ist
der obere Teil des Harnleiters.

DER HARNLEITER
transportiert gefilterte Flüssigkeiten,
Salze und andere wasserlösliche
Abfallprodukte ab.

NEBENNIERE

Die Schichten der Nieren

Jede Niere ist in eine dicke, schützende Fettschicht eingebettet. Die Nierenrinde ist von der widerstandsfähigen Nierenkapsel umgeben, das Nierenmark (Medulla renalis) enthält das harnproduzierende Gewebe und das Gewebe, in dem sich der Harn sammelt.

EINE DICKE FETTSCHICHT
umgibt die Nieren und schützt sie
vor Verletzungen.

HARNLEITER

*IM KLEINEN
NIERENKELCH*
sammelt sich der
Harn; von dort
gelangt er in den
großen Nierenkelch.

*DER GROSSE
NIERENKELCH*
leitet den Harn an
das Nierenbecken
weiter.

*DER NIERENSTIEL
(HILUS)*
ist der Eintrittspunkt der Nierenarterie und der
Austrittspunkt der
Nierenvene und des
Harnleiters.

DAS NIERENBECKEN
ist das trichterförmig
erweiterte obere Ende
des Harnleiters.

NIERENMARK

DIE NIERENKAPSEL
besteht aus etwa 1 Zentimeter
dicken Kollagenfasern.

DIE MARKKEGEL (PYRAMIDES RENALES)
enthalten die Kanälchen, in denen sich der Harn sammelt.

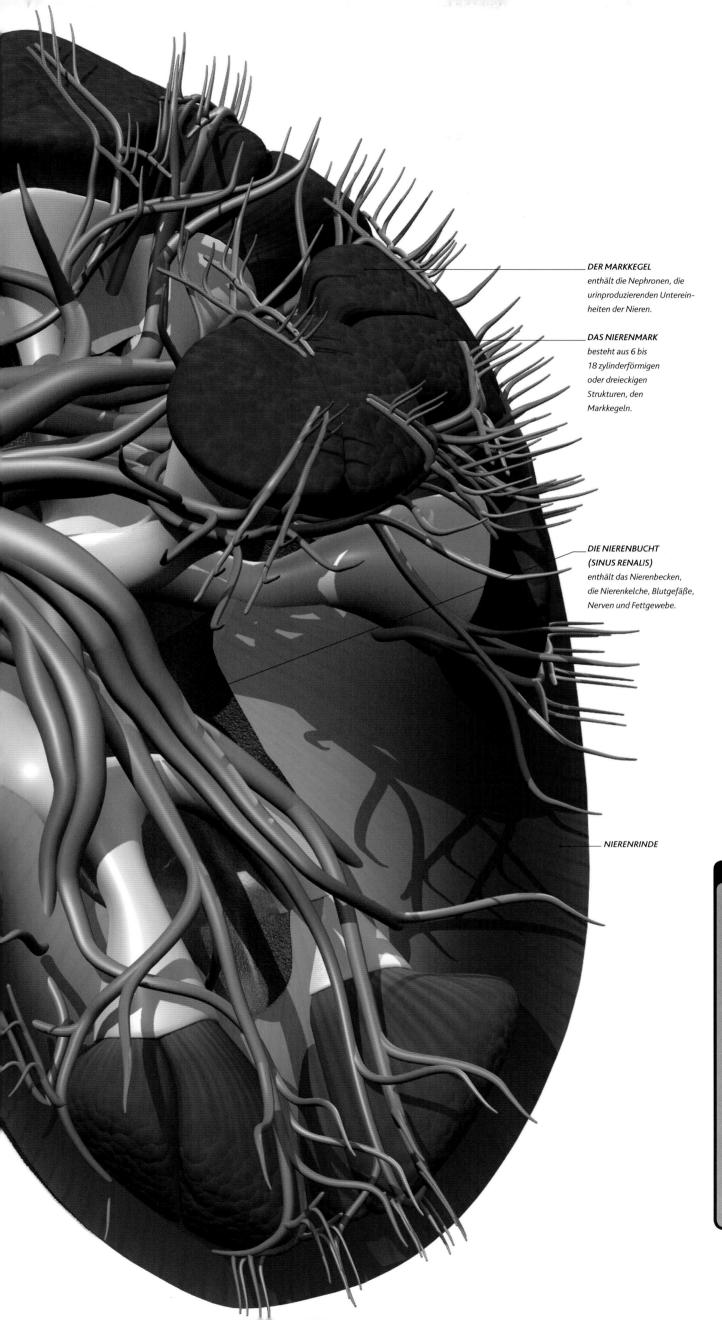

DER MARKKEGEL
enthält die Nephronen, die
urinproduzierenden Untereinheiten der Nieren.

DAS NIERENMARK
besteht aus 6 bis
18 zylinderförmigen
oder dreieckigen
Strukturen, den
Markkegeln.

**DIE NIERENBUCHT
(SINUS RENALIS)**
enthält das Nierenbecken,
die Nierenkelche, Blutgefäße,
Nerven und Fettgewebe.

NIERENRINDE

ZAHLEN & FAKTEN

HART ARBEITENDE NIEREN

- Ein Drittel des Blutes, das aus dem Herzen kommt,
  wird umgehend an die Nieren weitergeleitet.

- Die Nieren filtern mehr als sieben Liter Blut pro
  Stunde; diese große Menge ist nötig, weil sich sonst
  Abfallprodukte wie z.B. Harnstoff in zu großer
  Konzentration ansammeln könnten.

- Die Nieren filtern pro Minute rund 120 Milliliter
  Flüssigkeit aus dem Blut; das meiste davon wird
  resorbiert, 0,5 Milliliter Flüssigkeit gelangen in die
  Harnblase.

- Würde man alle Nierenkanälchen aneinanderlegen,
  ergäbe sich eine 60 Meter lange Strecke.

- Beim längeren Fasten bauen die Nierenzellen
  Glukose aus Aminosäuren auf und erhöhen damit
  den Blutzuckerspiegel.

- Die Urinmenge, die sich nachts in der Harnblase
  sammelt, ist nur halb so groß wie die am Tag. Dies
  liegt zum Teil an der Wirkung des antidiuretischen
  Hormons, das die Durchlässigkeit der Zellmembranen in den Sammelgängen des Harntrakts erhöht.

FORTPFLA

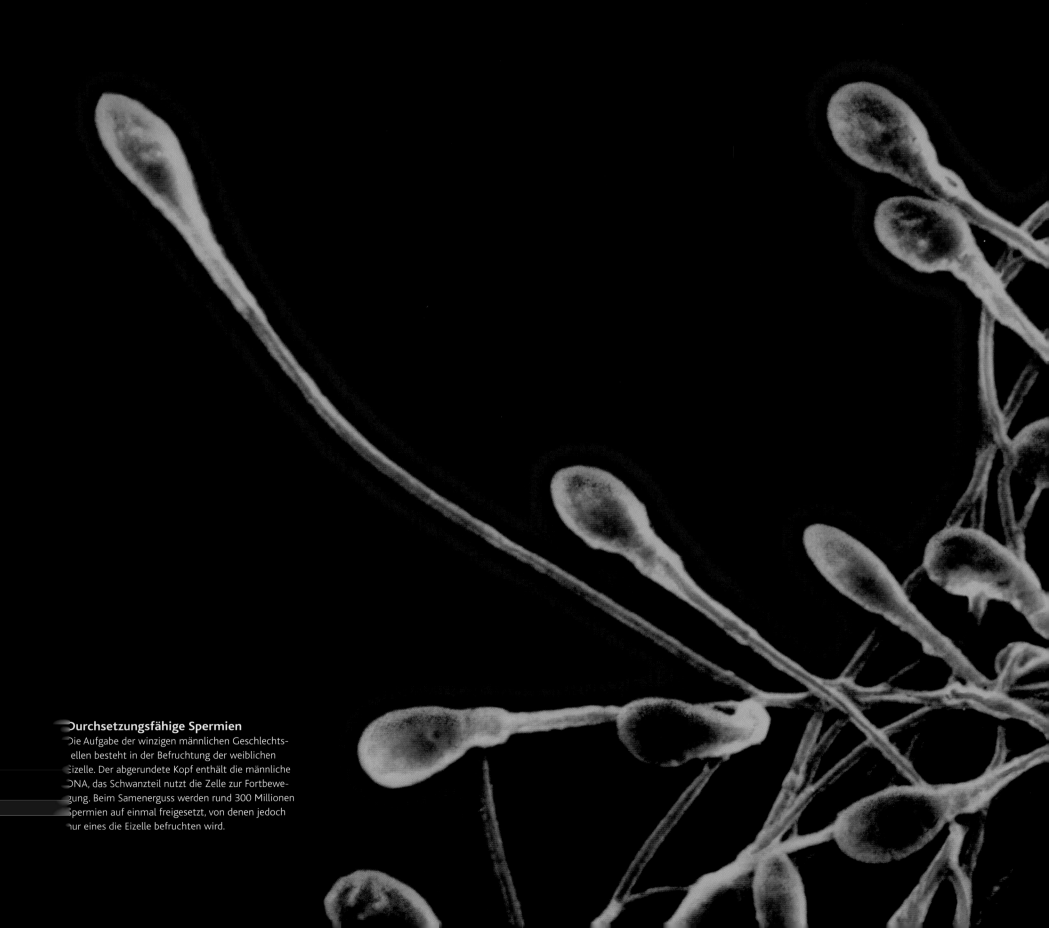

Durchsetzungsfähige Spermien
Die Aufgabe der winzigen männlichen Geschlechts-
zellen besteht in der Befruchtung der weiblichen
Eizelle. Der abgerundete Kopf enthält die männliche
DNA, das Schwanzteil nutzt die Zelle zur Fortbewe-
gung. Beim Samenerguss werden rund 300 Millionen
Spermien auf einmal freigesetzt, von denen jedoch
nur eines die Eizelle befruchten wird.

NZUNG

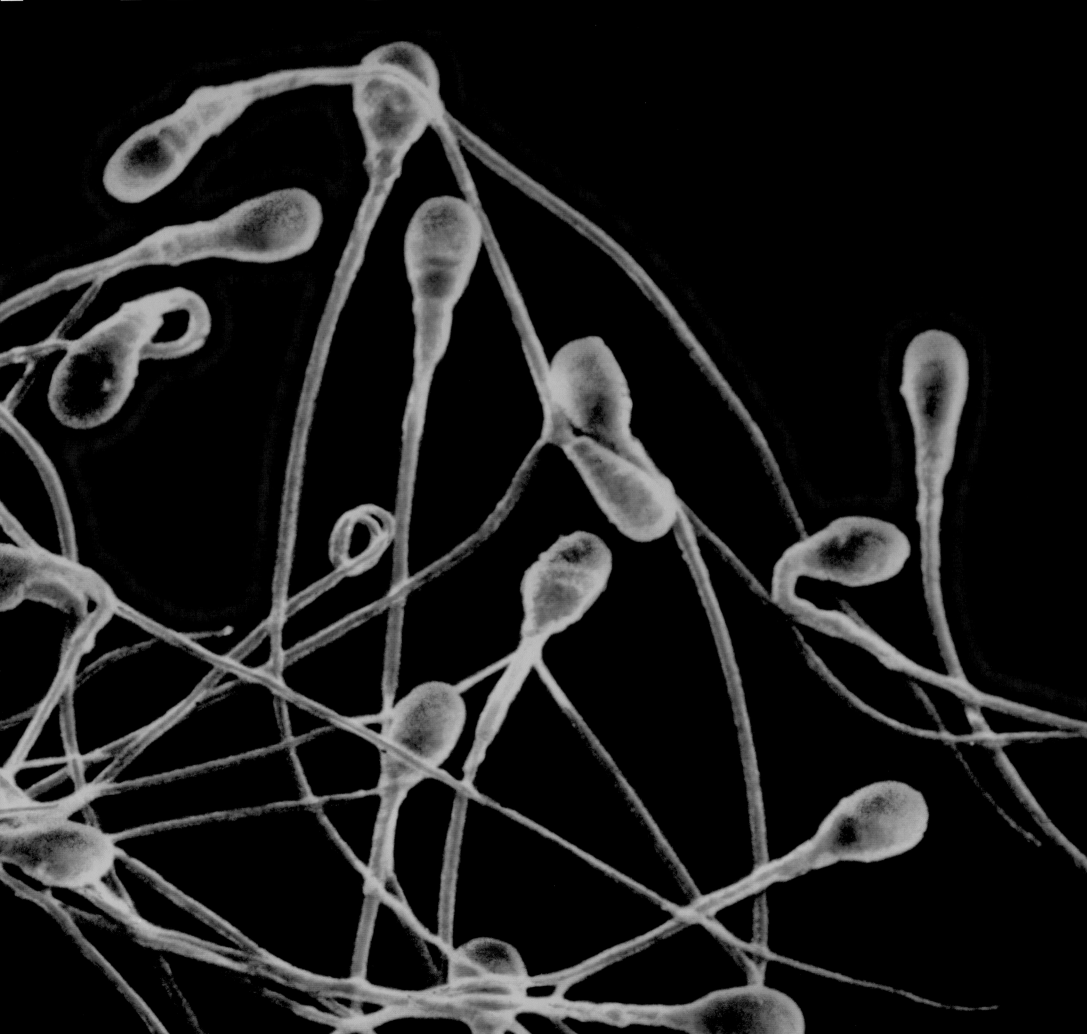

Das männliche Fortpflanzungssystem

Das männliche Fortpflanzungssystem umfasst den Penis, die Hoden und mehrere Hilfsdrüsen mitsamt der verbindenden Gänge. Gemeinsam mit den Drüsen produzieren die Hoden die Samenflüssigkeit.

Äußere Geschlechtsorgane

Die äußeren Geschlechtsorgane – Penis und Hodensack (Scrotum) – werden auch als Genitalien bezeichnet. Der die Hoden umgebende Hautsack ist mit vielen Muskelfasern ausgestattet. Vom After (Anus) ist er durch den Damm (Perineum) getrennt.

Die Haut des Hodensacks ist meist faltiger und dunkler als die anderer Körperteile, oft hat sie auch eine rötliche Färbung. Eine Membran teilt den Hodensack in zwei Hälften, die jeweils einen Hoden (Testis) enthalten. Die Hoden liegen außerhalb der Beckenhöhle und sind 4 bis 7 °C kühler als Körpertemperatur, was für die Spermienproduktion wichtig ist.

Penis

Der Penis umfasst drei Schichten erektilen Gewebes: zwei obere Schwellkörper (Corpus cavernosum) und einen Harnröhrenschwellkörper (Corpus spongiosum) an der Unterseite des Penis. Die Schwellkörper sind von einer fibrösen Hülle, der Tunica albuginea, umgeben.

Bedeckt wird der Penis von haarloser Haut mit Muskelfasern, die an der Spitze des Penis, der Eichel (Glans penis), die Vorhaut (Praeputium) bildet. Verbunden sind Eichel und Vorhaut durch das Vorhautbändchen (Frenulum), das von einer kleinen Arterie durchzogen ist. Die Vorhaut dient dazu, die Eichel feucht und empfindungsfähig zu halten. Bei der Beschneidung wird die Vorhaut – meist kurz nach der Geburt und aus religiösen Gründen – chirurgisch entfernt; danach enthält die Haut an der Eichel mehr Keratin und ähnelt mehr der Haut an anderen Körperstellen.

Spritzkanälchen und Samenbläschen

An der Stelle, an der sich Samenleiter (Ductus oder Vas deferens) und Samenbläschen hinter der Harnblase treffen, bilden sich die Spritzkanälchen (Ductus ejaculatorius). Diese passieren die Vorsteherdrüse (Prostata) an der Basis der Harnblase und leiten den Samen in den Penis.

Die beiden Samenbläschen sind rund fünf Zentimeter lang. Sie sondern eine hellgelbe, fruktosereiche Flüssigkeit, die die Spermien nährt, und Proteine ab, durch die Spermien koagulieren und so länger in der Vagina verbleiben.

Harnröhre

Auch die Harnröhre verläuft durch die Prostata und durch den Penis; in ihr wird sowohl der Urin als auch die Samenflüssigkeit transportiert, allerdings nie zur selben Zeit.

Cowpersche Drüsen

Die Cowperschen Drüsen liegen unterhalb der Prostata und produzieren kurz vor der Ejakulation eine sehr gleitfähige Flüssigkeit. Sie wäscht eventuell verbliebenen Urin aus der Harnröhre heraus und befeuchtet den Penis.

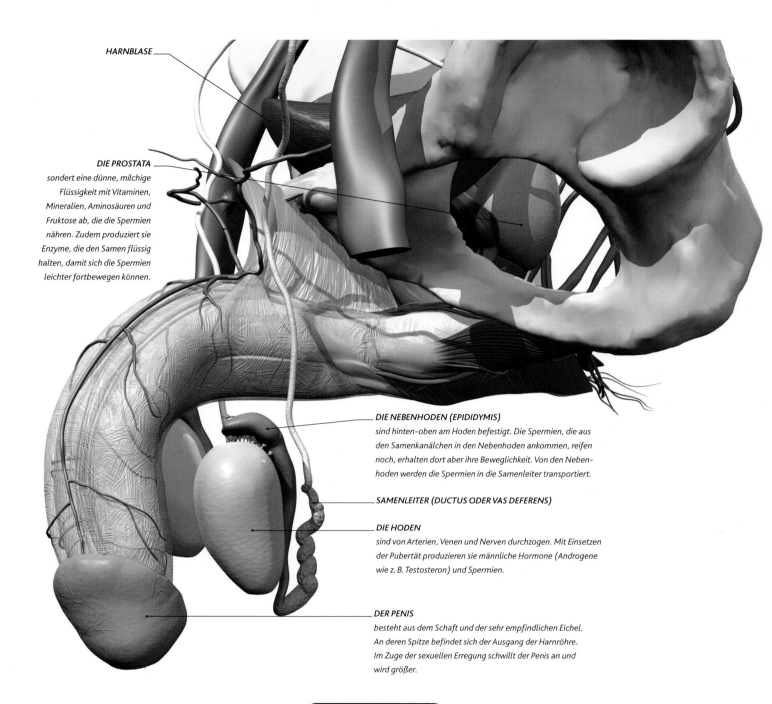

HARNBLASE

DIE PROSTATA
sondert eine dünne, milchige Flüssigkeit mit Vitaminen, Mineralien, Aminosäuren und Fruktose ab, die die Spermien nähren. Zudem produziert sie Enzyme, die den Samen flüssig halten, damit sich die Spermien leichter fortbewegen können.

DIE NEBENHODEN (EPIDIDYMIS)
sind hinten-oben am Hoden befestigt. Die Spermien, die aus den Samenkanälchen in den Nebenhoden ankommen, reifen noch, erhalten dort aber ihre Beweglichkeit. Von den Nebenhoden werden die Spermien in die Samenleiter transportiert.

SAMENLEITER (DUCTUS ODER VAS DEFERENS)

DIE HODEN
sind von Arterien, Venen und Nerven durchzogen. Mit Einsetzen der Pubertät produzieren sie männliche Hormone (Androgene wie z. B. Testosteron) und Spermien.

DER PENIS
besteht aus dem Schaft und der sehr empfindlichen Eichel. An deren Spitze befindet sich der Ausgang der Harnröhre. Im Zuge der sexuellen Erregung schwillt der Penis an und wird größer.

SAMENFLÜSSIGKEIT

Das weißlich-gelbe Sekret enthält Flüssigkeiten aus den Hoden, den Nebenhoden, den Samenbläschen, der Prostata und den Cowperschen Drüsen. Darüber hinaus besteht sie aus Spermien und Nährstoffen wie Fruktose, Vitaminen und Mineralien. Die ebenfalls enthaltenen hormonähnlichen Prostaglandine sorgen dafür, dass sich der Gebärmutterhals ein wenig weitet, damit die Spermien ihn besser passieren können. In der Samenflüssigkeit sind rund 100 Millionen Spermien pro Milliliter enthalten – das sind durchschnittlich 330 Millionen Spermien pro Ejakulation.

ZAHLEN & FAKTEN

DIE MÄNNLICHEN GESCHLECHTSORGANE

- Ausgebreitet hätte ein Nebenhodengang eine Länge von sechs Metern.

- Bei der Vasektomie werden die beiden schmalen Samenleiter durchtrennt und abgebunden.

- Der Ausgang der Samenleiter ist nur etwa so breit wie der Durchmesser eines groben Haars.

- Der Hodenheber (M. cremaster), ein Muskel im Samenstrang, zeichnet für den sogenannten Hodenheberreflex verantwortlich: Dabei werden die Hoden bei Kälte oder Stress (siehe S. 154) unwillkürlich nach oben in Richtung Leistenkanal gezogen.

- Die Prostata enthält Millionen winziger Drüsen, die durch Muskel- und Faserzellen voneinander getrennt sind.

- In schlaffem Zustand ist der durchschnittliche Penis eines Erwachsenen 8,3 Zentimeter lang und hat einen Durchmesser von 8,1 Zentimetern. In erigiertem Zustand ist er 13,6 Zentimeter lang und hat einen Durchmesser von 10,9 Zentimetern.

- Die meisten Männer haben nachts ein bis fünf etwa 30 Minuten lang dauernde Erektionen. Sie treten hauptsächlich in der REM(Rapid Eye Movement)-Phase auf.

Das weibliche Fortpflanzungssystem

Das weibliche Fortpflanzungssystem umfasst die Klitoris, die Vagina, den Gebärmutterhals, die Gebärmutter, die Eileiter und die Eierstöcke. Dort werden nicht nur Eizellen produziert, sondern auch der sich entwickelnde Fötus ausgetragen.

Weibliche Geschlechtsorgane

Es gibt innere und äußere Geschlechtsorgane. Die äußeren weiblichen Geschlechtsorgane, die Vulva (siehe unten), sind vom After (Anus) durch den Damm (Perineum) getrennt. Zu den inneren weiblichen Geschlechtsorganen gehören die Vagina, die Gebärmutter, die Eierstöcke und die Eileiter. Die Vagina verbindet die Vulva mit dem oberen Fortpflanzungstrakt. Im Querschnitt betrachtet ist der Vaginalkanal H-förmig; er sondert ein helles, cremefarbenes Sekret ab, das Antikörper und Milchsäurebakterien enthält, die die Scheide vor Infektionen schützen.

Bei jungen Mädchen ist der Scheideneingang durch eine Membran, das Jungfernhäutchen (Hymen), verschlossen. Oft reißt es nach der Pubertät auf »natürlichem« Wege, also z.B. durch Sport oder das Einführen eines Tampons; ist es beim ersten Geschlechtsverkehr noch intakt, reißt es beim Einführen des Penis und blutet leicht. Somit lässt der Zustand des Hymens nicht unbedingt darauf schließen, ob das betroffene Mädchen noch Jungfrau ist oder nicht.

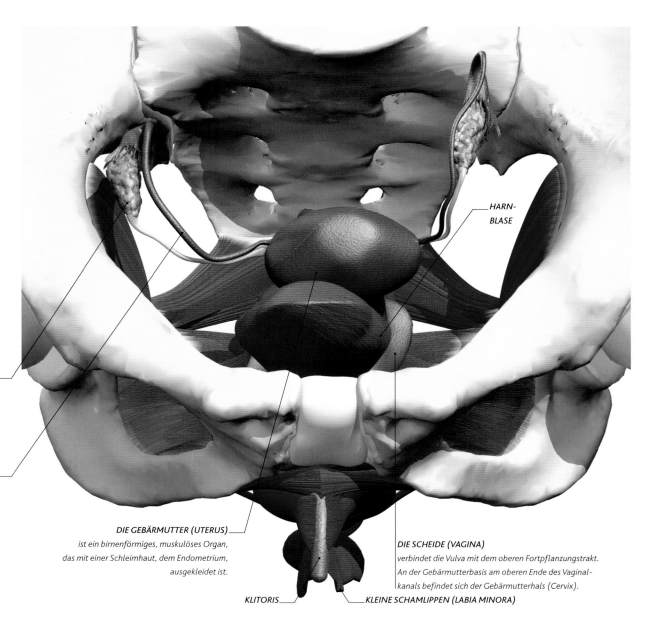

HARN-BLASE

DIE EIERSTÖCKE
sind mandelförmig und rund drei Zentimeter lang. Mit Beginn der Pubertät produzieren sie Geschlechtshormone (Östrogen und Progesteron) und setzen in regelmäßigen Abständen eine Eizelle frei.

DIE EILEITER
treten aus der Gebärmutter (Uterus) hervor. An ihren offenen, trichterförmigen Enden besitzen sie fingerähnliche Fimbrien – Schleimhautfransen –, die die Eizelle nach dem Eisprung aufnehmen. Die Schleimhaut sondert eine nährende Flüssigkeit ab und ist von Zilien bedeckt. Diese transportieren die Eizelle zur Gebärmutter und helfen den Spermien beim Geschlechtsverkehr dabei, ihr Ziel zu erreichen.

DIE GEBÄRMUTTER (UTERUS)
ist ein birnenförmiges, muskulöses Organ, das mit einer Schleimhaut, dem Endometrium, ausgekleidet ist.

DIE SCHEIDE (VAGINA)
verbindet die Vulva mit dem oberen Fortpflanzungstrakt. An der Gebärmutterbasis am oberen Ende des Vaginalkanals befindet sich der Gebärmutterhals (Cervix).

KLITORIS

KLEINE SCHAMLIPPEN (LABIA MINORA)

Äußere Geschlechtsorgane

Die Vulva besteht aus den kleinen und großen Schamlippen (Labia minora, Labia majora), der Klitoris und dem Venushügel (Mons pubis), dem Fettgewebe, das das Schambein schützt. Bei erwachsenen Frauen ist der Venushügel von Schamhaar bedeckt, das als »Pheromonfalle« (siehe S. 70) dient.

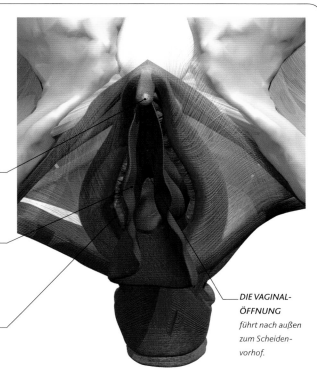

DIE KLITORIS
ist das weibliche Pendant des Penis; sie ist auch ähnlich aufgebaut wie dieser.

DIE KLEINEN SCHAMLIPPEN (LABIA MINORA)
umgeben unmittelbar den Scheideneingang. Sie variieren in Größe und Form , und eine Schamlippe ist oft länger als die andere.

DER MUSCULUS BULBOSPONGIOSUS
liegt unter den großen Schamlippen, die die kleinen Schamlippen beidseits einrahmen.

DIE VAGINAL-ÖFFNUNG
führt nach außen zum Scheidenvorhof.

VAGINALSEKRETE

Die Sekrete, die im Gebärmutterhals und in der Vaginaschleimhaut abgesondert werden, halten die Scheide feucht und sauber. Die in den Sekreten enthaltenen Antikörper und Milchsäurebakterien schützen vor Infektionen. Je nach Hormonen, die in den unterschiedlichen Phasen des Menstruationszyklus (siehe S. 155) ausgeschüttet werden, verändert sich auch die Zusammensetzung der Sekrete; daran kann man erkennen, in welcher Fruchtbarkeitsphase man sich befindet. In der ersten Zyklushälfte steigt der Östrogenspiegel an; es wird mehr Zervixschleim produziert, dieser ist durchsichtiger und viskoser und enthält ein spermienfreundliches basisches Milieu. In den ersten zwei bis drei Tagen, in denen dieser Schleim produziert wird, ist die Frau am fruchtbarsten. In der zweiten Zyklushälfte findet der Eisprung statt, der Östrogenspiegel sinkt; es wird weniger Zervixschleim produziert, und dieser ist auch weniger durchsichtig.

Keimzellen

Die Keimzellen, auch als Geschlechtszellen oder Gameten bezeichnet, werden bei Männern in den Hoden und bei Frauen in den Eierstöcken produziert. Diese Zellen sind einzigartig: Ihr Kern enthält nur 23 anstatt der üblichen 46 Chromosomen. Zudem entstehen sie durch eine besondere Form der Zellteilung, die Meiose. Wird eine Eizelle durch ein Spermium befruchtet, verschmelzen die genetischen Informationen. Es sind nun wieder 46 Chromosomen vorhanden – die Blaupause für neues Leben.

Hoden

Die paarigen Hoden bestehen aus den eigentlichen Hoden und den Nebenhoden. Jeder Hoden enthält Tausende langer, gewundener Samenkanälchen, die mit sogenannten Ursamenzellen, den Spermatogonien, ausgekleidet sind. Diese werden erst während der Pubertät aktiv. Anschließend beginnt die Produktion von Spermien, die das ganze Leben lang anhält. Die Spermien werden in den Samenkanälchen gebildet und dann zu den Ductuli efferentes sowie schließlich zu den Nebenhoden weitergeleitet. Kommen sie dort an, sind sie noch nicht ganz ausgereift; erst auf ihrem Weg von den Nebenhoden zu den Samenleitern erhalten sie ihre Beweglichkeit.

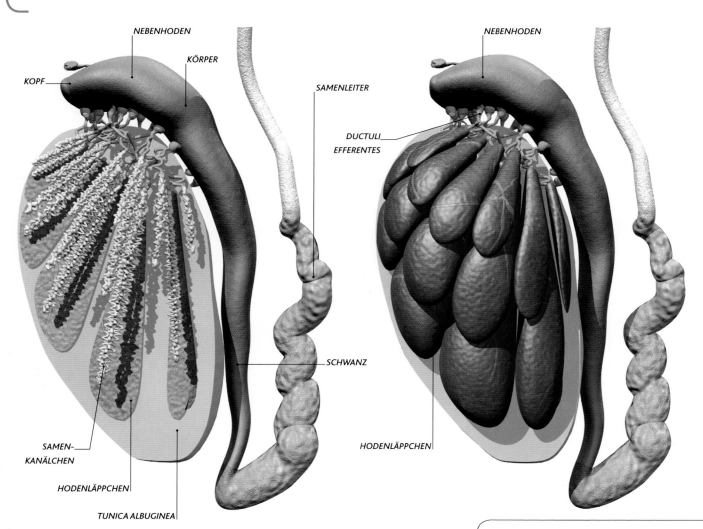

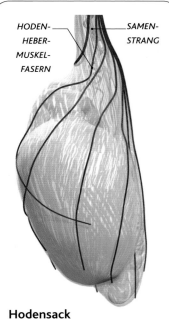

Hodensack

Die Hoden liegen im Hodensack (Scrotum), wo sie von feinen Hodenhebermuskelfasern umhüllt sind. Vom inneren Leistenring bis an den Hodenkopf erstreckt sich der Samenstrang (Funiculus spermaticus).

MEIOSE

Die Spermien und Eizellen enthalten die Hälfte der Gene, die in den anderen Körperzellen vorhanden sind. Dies verdanken sie einer besonderen Art der Zellteilung, der Meiose.

Im ersten Stadium der Meiose tauschen die Chromosomen willkürlich Genblöcke innerhalb eines Paars aus, um für genetische Vielfalt bei den Nachkommen zu sorgen. Im zweiten Stadium der Meiose trennen sich die neu angeordneten Chromosomen, damit jede neue Zelle nur 23 einzelne Chromosomen statt 23 Chromosomenpaare enthält.

Teilen sich Spermatogonien, entstehen vier Spermien; teilen sich Oogonien, die Vorläuferzellen der weiblichen Eizellen, entstehen daraus mehrere ungleiche Zellen. Eine Tochterzelle erhält die Hälfte des genetischen Materials und den Großteil des Zytoplasmas. Die anderen, kleineren Zellen – die sogenannten Polkörper – degenerieren. Demnach entsteht aus einem Oogonium nur eine Eizelle, die die Nährstoffe konserviert. Auf diese Weise wird eine multiple Schwangerschaft verhindert.

Durch das Tauschen der Gene während der Meiose enthält jedes Spermium und jede Eizelle ein einzigartiges Set an Genen – eine zufällige Auswahl der Hälfte der 20 000 bis 25 000 Gene in der Elternzelle. Natürlich können sich diese Sets an Genen auch ähneln – weshalb Geschwister oft Familienähnlichkeiten aufweisen –, doch identisch sind sie nie.

Spermien

Ein Spermium ist etwa 0,05 Millimeter lang. Der Spermienkopf enthält in seiner Kopfkappe, dem Akrosom, Enzyme, die die Hülle der Eizelle während der Befruchtung durchlässig machen. Im Zellkern des Kopfteils ist eine willkürliche Auswahl aus der Hälfte der Gene des Mannes enthalten. Die Mitochondrien im Mittelstück des Spermiums versorgen die Zelle mit Energie, damit sie sich fortbewegen kann. Das bewegliche Schwanzteil, das sich zum Ende hin immer mehr verjüngt, ist mit einem Fibrillensystem aus Mikrotubuli – röhrenförmigen Proteinfilamenten – ausgestattet.

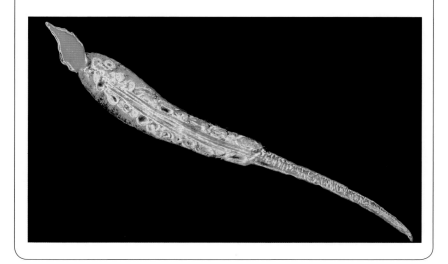

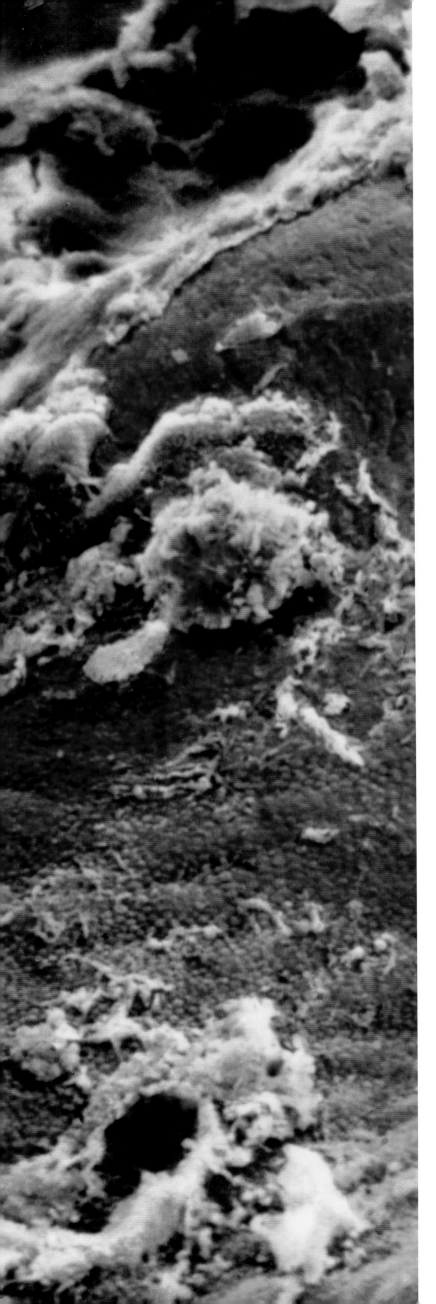

Eisprung (Ovulation)

Jeden Monat beginnen 100 bis 150 Eizellen im Inneren ihrer mit Flüssigkeit gefüllten Follikel heranzureifen, doch erreicht normalerweise nur eine Eizelle ihre volle Reife. Dies geschieht nach der Hälfte des Menstruationszyklus aufgrund der Ausschüttung des Hormons GnRH (Gonadotropin-releasing hormone) aus dem Hypothalamus. Das GnRH wiederum regt die Ausschüttung des follikelstimu-lierenden Hormons (FSH) und des luteinisierenden Hormons (LH) aus der Hypophyse an. Die Hormone veranlassen die Entwicklung mehrerer ruhender Follikel in den Eierstöcken, die ihrerseits Östrogen freisetzen. Der dominante Follikel reift vollständig aus und bringt die Eizelle hervor. Der Anstieg des Östrogen- und Inhibinspiegels bewirkt mittels negativem Feedback, dass die Hypophyse die FSH-Ausschüttung drosselt, wodurch die anderen Follikel ihr Wachstum einstellen.

Zehn bis 14 Tage danach schüttet die Hypophyse erneut FSH und LH aus, was rund neun Stunden später zur Freisetzung der Eizelle (siehe Abbildung links), also zum Eisprung führt. Die Eizelle wird über die Fimbrien eines Eileiters zur Gebärmutter transportiert.

Nach dem Eisprung kollabiert der nun leere Follikel und füllt sich mit Blut. Die umgebenden Zellen wuchern in den Follikel hinein und bilden den sogenannten Gelbkörper. Dieser schwillt auf etwa zwei Zentimeter Durchmesser an. Währenddessen produziert er kontinuierlich Östrogen und auch vermehrt Progesteron.

Wird die Eizelle befruchtet und kommt es zu einer Schwangerschaft, sondert die sich entwickelnde Plazenta das Hormon hCG (Humanes Chorion-gonadotropin) ab. Dies bewirkt, dass der Gelbkörper weiterhin Progesteron produziert, das die Gebärmut-terschleimhaut aufrechterhält.

Kommt es zu keiner Schwangerschaft, stellt der Gelbkörper die Progesteronproduktion ein, und die Gebärmutterschleimhaut wird während der Monats-blutung abgestoßen. Am Ende der Monatsblutung ist der Östrogen- und Progesteronspiegel im Blut am niedrigsten. Dies bewirkt eine erhöhte GnRH-Produk-tion, und der Zyklus beginnt von Neuem.

Die meisten Frauen spüren den Eisprung nicht, rund 25 Prozent haben dabei jedoch leichte Unter-leibsschmerzen auf der Seite des entsprechenden Eierstocks, die als Mittelschmerz bezeichnet werden.

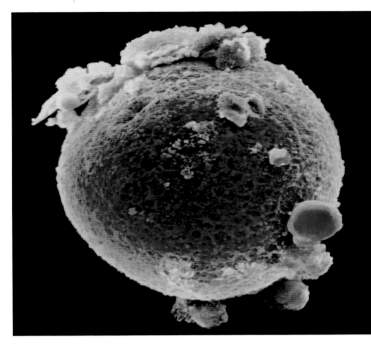

Die Eizelle

Die Eizelle (siehe oben) ist die größte Körperzelle und sogar mit bloßem Auge erkennbar. Der große Zellkern, das soge-nannte Keimbläschen, enthält eine willkürliche Auswahl aus der Hälfte der Gene der Frau. Umhüllt wird die Eizelle von der dicken, durchsichtigen Glashaut (Zona pellucida).

ZAHLEN & FAKTEN

DER MENSTRUATIONSZYKLUS

- Manche Frauen spüren zur Zeit des Eisprungs aufgrund des Drucks im angeschwollenen Ovarial-follikel den sogenannten Mittelschmerz.

- Normalerweise wird eine Eizelle pro Monat freigesetzt.

- Entgegen der landläufigen Meinung wechseln sich die Eierstöcke in der Eizellenproduktion nicht ab. Die Verteilung ist vollkommen willkürlich.

- Nur zwölf Prozent aller Frauen haben einen regelmäßigen 28-Tage-Zyklus.

- Die Monatsblutung dauert zwischen einem und acht Tagen, meist drei bis fünf Tage.

- Dabei beträgt der durchschnittliche Blutverlust 30 bis 35 Milliliter.

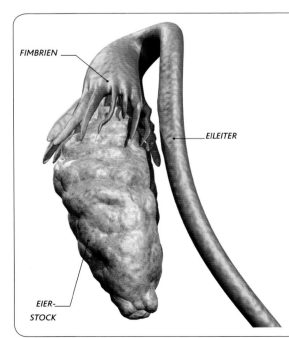

FIMBRIEN

EILEITER

EIER-STOCK

Die Eierstöcke

Die paarigen Eierstöcke liegen beidseits der Gebär-mutter. Sie enthalten ein bis zwei Millionen unreife Eizellen, mit denen das weibliche Baby geboren wird. Jede dieser Zellen ist von einem Ovarialfollikel umgeben. Mit Einsetzen der Pubertät beginnen die Eizellen im Eierstock zu reifen. Im Allgemeinen wird monatlich bis zu den Wechseljahren eine ausgereifte Eizelle freigesetzt. Die Wechseljahre (Menopause) beginnen etwa im Alter zwischen 45 und 55 Jahren; das Durchschnittsalter, in dem Eisprung und Regel-blutung aufhören, ist 51. In den Eierstöcken werden in Reaktion auf Hormone, die in der Hypophyse (siehe S. 120f.) ausgeschüttet werden, auch Geschlechtshor-mone produziert.

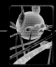

Empfängnis

Nach dem Eisprung wandert die Eizelle den Eileiter hinunter und ist zur Befruchtung bereit. Dabei spielt sie eine aktive Rolle: Sie produziert chemische Stoffe, die Spermien anlocken. Nur eines der rund 300 Millionen Spermien, die bei der Ejakulation freigesetzt werden, muss die Eizelle erreichen und die Glashaut durchdringen. Dabei verliert das Spermium sein Schwanzteil. Der Spermiumkopf verschmilzt mit dem Zellkern der Eizelle, und eine Zygote entsteht.

Befruchtung

Die Befruchtung findet im oberen Drittel des Eileiters statt. Die Spermien heften sich an die Glashaut, die die Eizelle umgibt, und schütten Enzyme aus, damit sie die Glashaut durchdringen können. Dieser Vorgang wird auch als Akrosomreaktion bezeichnet. Dabei kann nur ein Spermium in die Eizelle eindringen und eine elektrochemische Reaktion auslösen, bei der die Glashaut verhärtet; so wird verhindert, dass noch andere Spermien eindringen können. Beim Eindringen verliert das erfolgreiche Spermium sein Schwanzteil, der Kopf hingegen vergrößert sich. Dieser verschmilzt anschließend mit dem Zellkern der Eizelle zu einer neuen Zelle, der Zygote, die nun wieder 23 Chromosomenpaare enthält. Die befruchtete Eizelle durchwandert mehrere Entwicklungsstadien und teilt sich während der rund sieben Tage, die sie bis zur Gebärmutter braucht, kontinuierlich. Dort angekommen, nistet sie sich in der Gebärmutterschleimhaut, dem Endometrium, ein.

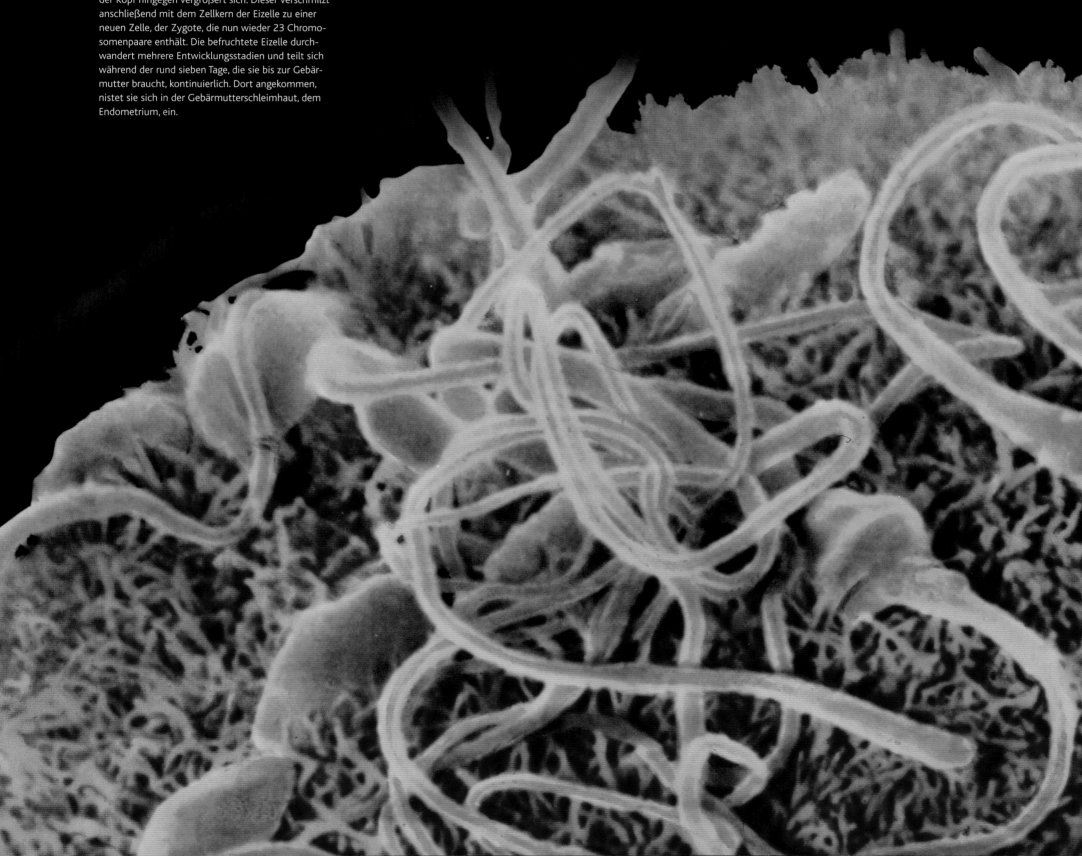

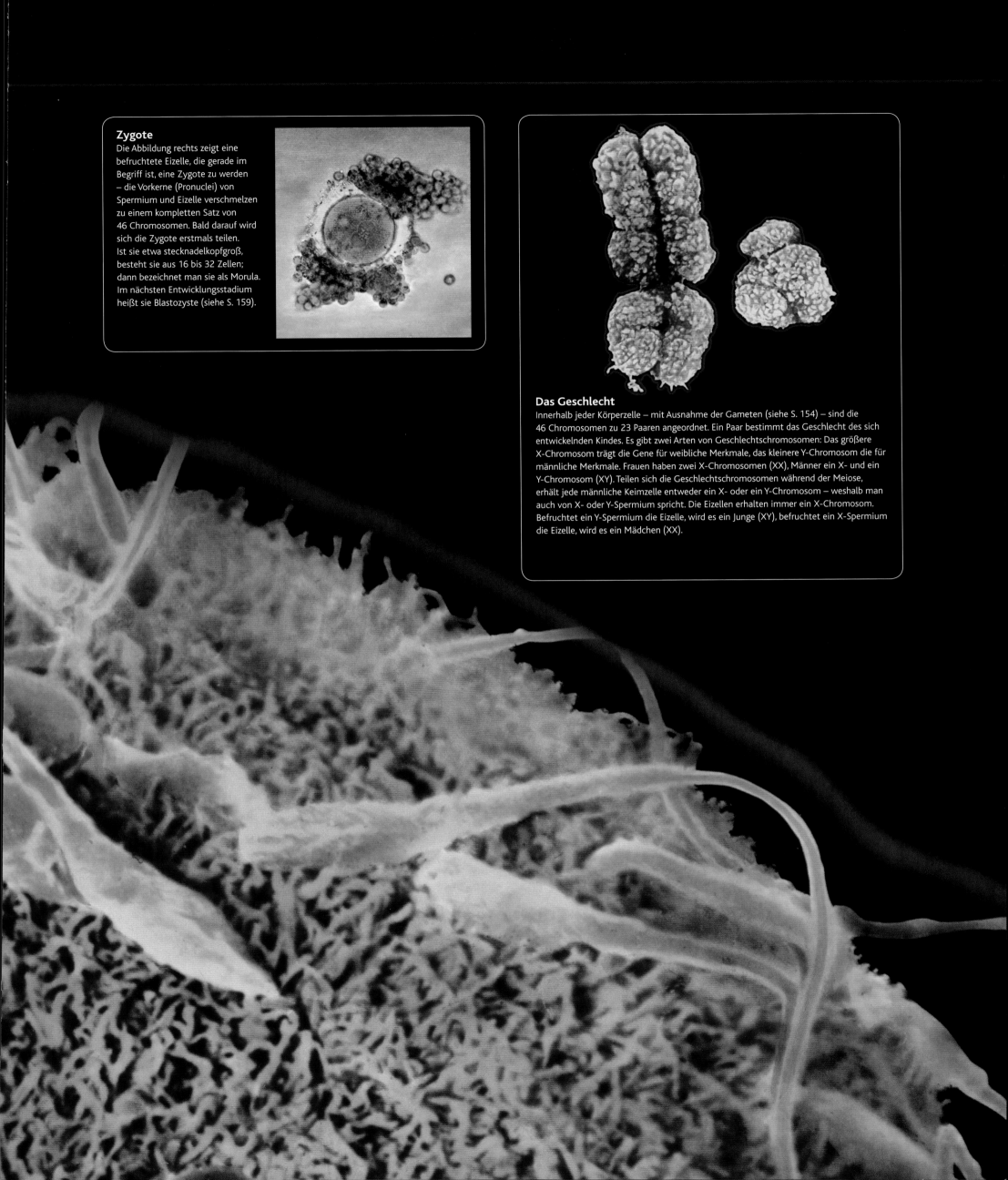

Zygote

Die Abbildung rechts zeigt eine befruchtete Eizelle, die gerade im Begriff ist, eine Zygote zu werden – die Vorkerne (Pronuclei) von Spermium und Eizelle verschmelzen zu einem kompletten Satz von 46 Chromosomen. Bald darauf wird sich die Zygote erstmals teilen. Ist sie etwa stecknadelkopfgroß, besteht sie aus 16 bis 32 Zellen; dann bezeichnet man sie als Morula. Im nächsten Entwicklungsstadium heißt sie Blastozyste (siehe S. 159).

Das Geschlecht

Innerhalb jeder Körperzelle – mit Ausnahme der Gameten (siehe S. 154) – sind die 46 Chromosomen zu 23 Paaren angeordnet. Ein Paar bestimmt das Geschlecht des sich entwickelnden Kindes. Es gibt zwei Arten von Geschlechtschromosomen: Das größere X-Chromosom trägt die Gene für weibliche Merkmale, das kleinere Y-Chromosom die für männliche Merkmale. Frauen haben zwei X-Chromosomen (XX), Männer ein X- und ein Y-Chromosom (XY). Teilen sich die Geschlechtschromosomen während der Meiose, erhält jede männliche Keimzelle entweder ein X- oder ein Y-Chromosom – weshalb man auch von X- oder Y-Spermium spricht. Die Eizellen erhalten immer ein X-Chromosom. Befruchtet ein Y-Spermium die Eizelle, wird es ein Junge (XY), befruchtet ein X-Spermium die Eizelle, wird es ein Mädchen (XX).

Ein Embryo entsteht

Der erstaunliche Vorgang der Empfängnis beginnt, wenn ein Spermium mit einer
Eizelle verschmilzt. Beendet ist der Vorgang allerdings erst, wenn sich der Embryo
in der Gebärmutterschleimhaut einnistet und sich die Plazenta entwickelt.

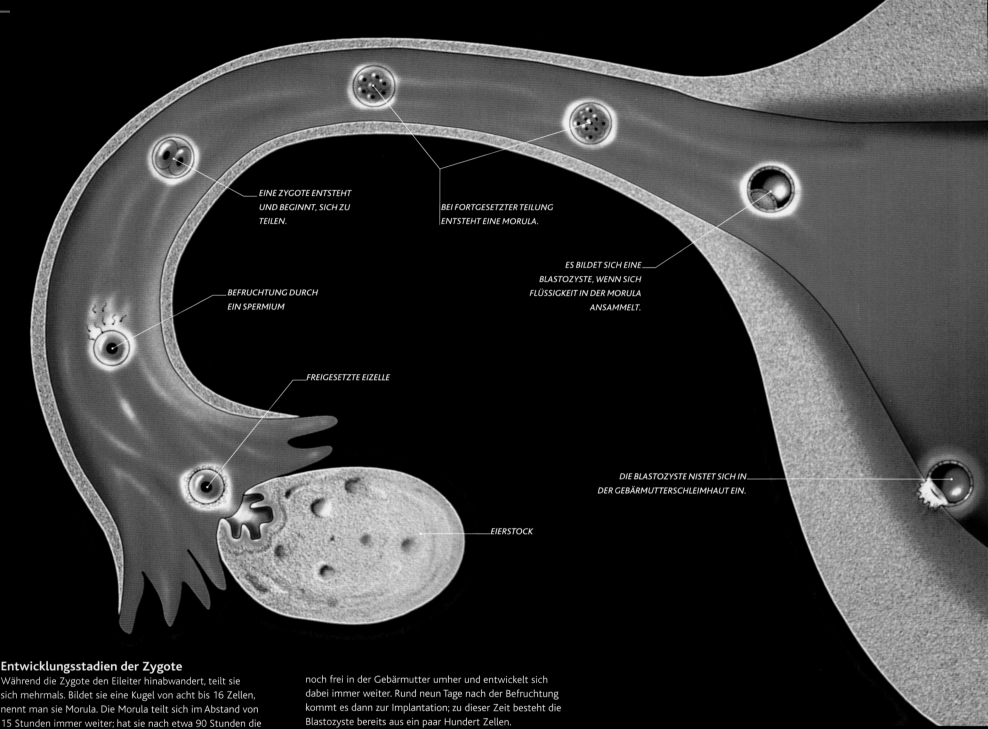

*EINE ZYGOTE ENTSTEHT
UND BEGINNT, SICH ZU
TEILEN.*

*BEI FORTGESETZTER TEILUNG
ENTSTEHT EINE MORULA.*

*ES BILDET SICH EINE
BLASTOZYSTE, WENN SICH
FLÜSSIGKEIT IN DER MORULA
ANSAMMELT.*

*BEFRUCHTUNG DURCH
EIN SPERMIUM*

FREIGESETZTE EIZELLE

*DIE BLASTOZYSTE NISTET SICH IN
DER GEBÄRMUTTERSCHLEIMHAUT EIN.*

EIERSTOCK

Entwicklungsstadien der Zygote

Während die Zygote den Eileiter hinabwandert, teilt sie
sich mehrmals. Bildet sie eine Kugel von acht bis 16 Zellen,
nennt man sie Morula. Die Morula teilt sich im Abstand von
15 Stunden immer weiter; hat sie nach etwa 90 Stunden die
Gebärmutter erreicht, besteht sie aus rund 64 Zellen. Von
diesen entwickeln sich nur ein paar zum Embryo; der Rest
bildet die Plazenta und die Membranen um den Fötus.

Allmählich sammelt sich in der Morula Flüssigkeit an;
dann bezeichnet man sie als Blastozyste. Ihre Oberfläche
besteht aus einer einzelnen Schicht großer, flacher Zellen,
den Trophoblasten.

Etwa fünf Tage nach der Befruchtung »schlüpft« die
Blastozyste aus der Glashaut, die bis dahin verhindert hat,
dass sich der Embryo in der Eileiterwand einnistet.

Implantation

Erreicht die Blastozyste die Gebärmutter sechs bis sieben
Tage nach der Befruchtung, ist sie bereit, sich in der
Gebärmutterschleimhaut (Endometrium) einzunisten. Dies
bezeichnet man als Implantation. Zu dieser Zeit ist sie
weniger als 0,2 Millimeter groß. Die Blutgefäße, die die
Gebärmutterschleimhaut versorgen, sind durch Progesteron
angeregt worden. Ein paar Tage lang treibt die Blastozyste

noch frei in der Gebärmutter umher und entwickelt sich
dabei immer weiter. Rund neun Tage nach der Befruchtung
kommt es dann zur Implantation; zu dieser Zeit besteht die
Blastozyste bereits aus ein paar Hundert Zellen.

Hat sich die Blastozyste eingenistet, entwickeln sich die
Trophoblasten zu Chorionzotten, die schließlich die Plazenta
und die Membranen der Fruchtblase bilden. Die inneren
Zellen der Blastozyste, der Embryoblast, entwickelt sich zum
Embryo. Es dauert etwa 13 Tage, bis sich die Blastozyste fest
eingenistet hat. Die Trophoblasten produzieren Enzyme, die
die Gebärmutterschleimhaut durchdringen und Gewebe
zersetzen. Daraus wird der Nährboden für die Blastozyste.

An der Implantationsstelle verdickt sich die Gebärmutterschleimhaut zur Dezidua, in die die Plazenta hineinwächst.
Die sich entwickelnde Plazenta produziert hCG, das den
Gelbkörper erhält (siehe S. 155); es werden auch weiterhin
Östrogen und Progesteron ausgeschüttet. Doch nach und
nach übernimmt die Plazenta die Aufgabe des Gelbkörpers,
der in ersten Monaten der Schwangerschaft allmählich
degeneriert.

ZAHLEN & FAKTEN

VERERBUNG

- Das SRY-Gen auf dem Y-Chromosom trägt den Code
  für ein Protein, das darüber bestimmt, ob sich
  Hoden oder Eierstöcke im Embryo bilden.

- Genblöcke, die auf einem Chromosom nah beiei-
  nander liegen, werden in der Regel auch gemeinsam
  vererbt, da sie bei der Meiose seltener »durcheinan-
  dergewürfelt« werden.

- Vererbte Merkmale werden nicht immer direkt
  weitergegeben – manchmal überspringen sie auch
  eine Generation, vor allem dann, wenn sie mit
  anderen Genen vererbt werden, die ihre Auswirkungen verschleiern.

- Manche Gene werden auf dem Y-Chromosom vererbt und zeigen ihre Auswirkungen deshalb nur bei
  männlichen Nachkommen.

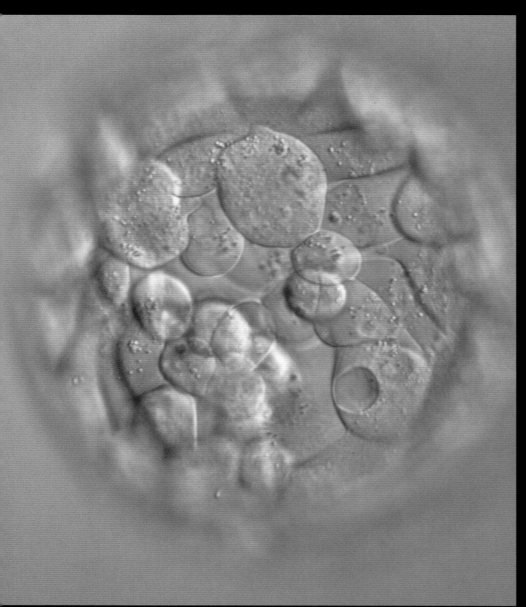

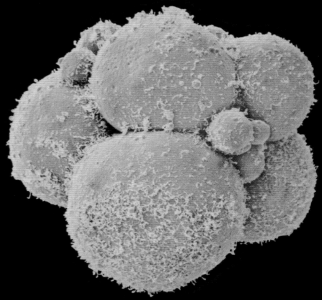

Morula und Blastozyste

Die eingefärbte Abbildung aus dem Elektronenmikroskop oben zeigt eine Morula – einen menschlichen Embryo im Acht-Zellen-Stadium drei Tage nach der Befruchtung. Die durch Furchung entstandene Zelle bezeichnet man auch als Blastomer. Die kleineren kugelartigen Gebilde degenerieren noch. Die Oberfläche der Zellen ist mit Mikrovilli bedeckt.

Rund einen Tag später sammelt sich Flüssigkeit in der Morula an; dann nennt man sie Blastozyste (Abbildung links).

Vererbung

Gene werden von Generation zu Generation weitergegeben. Das Baby erhält die Hälfte seiner Gene von der Mutter und die andere Hälfte vom Vater – und damit ein Viertel der Gene von jedem der vier Großeltern, ein Achtel von den Urgroßeltern und so weiter.

Einige Gene wirken sich sehr stark aus – sie sind dominant. Andere wirken sich schwächer aus und werden von dominanten Genen maskiert – sie bezeichnet man als rezessiv.

Merkmale wie etwa die Augenfarbe ergeben sich normalerweise aus verschiedenen Genen, die zusammenwirken. Im Allgemeinen haben Menschen mit blauen Augen jedoch rezessive Gene geerbt, die dafür sorgen, dass nur wenig Pigment in der Iris gebildet wird. Menschen mit braunen Augen haben hingegen mindestens ein dominantes Gen geerbt, das die Melaninproduktion in der Iris anregt.

Nicht alle Gene sind dominant oder rezessiv – manchmal sind die Gene, die für ein bestimmtes Merkmal verantwortlich sind, gleichwertig. Hat man z. B. das Gen für Blutgruppe A von einem Elternteil geerbt und das Gen für Blutgruppe B vom anderen Elternteil, ist die resultierende Blutgruppe AB, nicht A oder B, was der Fall wäre, wären die Gene dominant oder rezessiv.

Unsere Körpergröße hängt ebenfalls vom Zusammenspiel vieler Gene ab, etwa von denen, die die Produktion des Wachstumshormons oder die Knochenentwicklung steuern. Zudem hängt die Größe von Umweltfaktoren wie der Ernährung oder Erkrankungen in bestimmten Entwicklungsphasen sowohl im Mutterleib als auch im Kindesalter ab. Die eingefärbte Abbildung rechts zeigt genetisches Material im Inneren menschlicher Zellkerne.

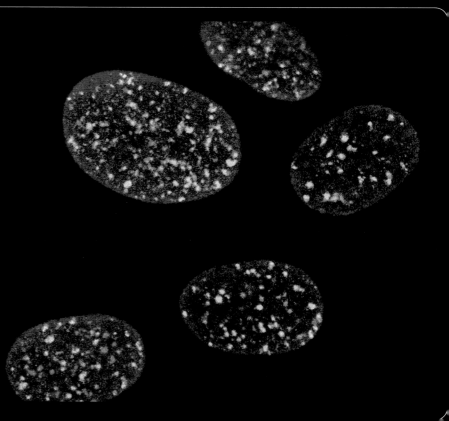

Schwangerschaft

Die Dauer der Schwangerschaft wird vom ersten Tag der letzten Periode an berechnet, obwohl die Empfängnis erst etwa zwei Wochen später – nach dem Eisprung – stattfindet. Das Gestationsalter, also das Entwicklungsalter des Kindes beträgt deshalb zwei Wochen weniger als die errechnete Dauer der Schwangerschaft. Ist eine Frau beispielsweise in der sechsten Woche schwanger, beträgt das Gestationsalter des Kindes vier Wochen.

Schwangerschaftsdrittel

Die durchschnittliche Gestation dauert beim Menschen von der Empfängnis bis zur Geburt 266 Tage (38 Wochen), was 280 Tagen oder 40 Wochen Schwangerschaft entspricht. Diese 40 Wochen werden in Trimester, Schwangerschaftsdrittel (auch Trimenon), eingeteilt. Das erste Trimester dauert von Woche 1 bis 12, das zweite von Woche 13 bis 27 und das dritte von Woche 28 bis 40.

Anzeichen für eine Schwangerschaft

Im frühen Stadium kann man eine Schwangerschaft an den folgenden Symptomen erkennen:
- ausbleibende oder sehr leichte Periode
- Übelkeit, manchmal auch Erbrechen
- Berührungsempfindlichkeit der Brüste
- Vergrößerung und Verdunklung des Hofs um die Brustwarzen
- verstärkter Harndrang
- Müdigkeit
- metallischer Geschmack im Mund
- vermehrter vaginaler Ausfluss

Blutversorgung

Während der Schwangerschaft erhöht sich die Blutmenge im Kreislauf; am Ende der 30. Woche hat eine Schwangere rund 50 Prozent mehr Blut als eine Nichtschwangere. Dadurch soll die Blutversorgung des sich entwickelnden Kindes, der vergrößerten Gebärmutter und der wachsenden Plazenta sichergestellt werden. Die Farben im Thermogramm rechts stellen die Blutversorgung in den verschiedenen Körperbereichen einer schwangeren Frau dar: Die warmen Farben – Gelb, Orange, Rot, Violett – kennzeichnen die wärmeren und besser durchbluteten Bereiche.

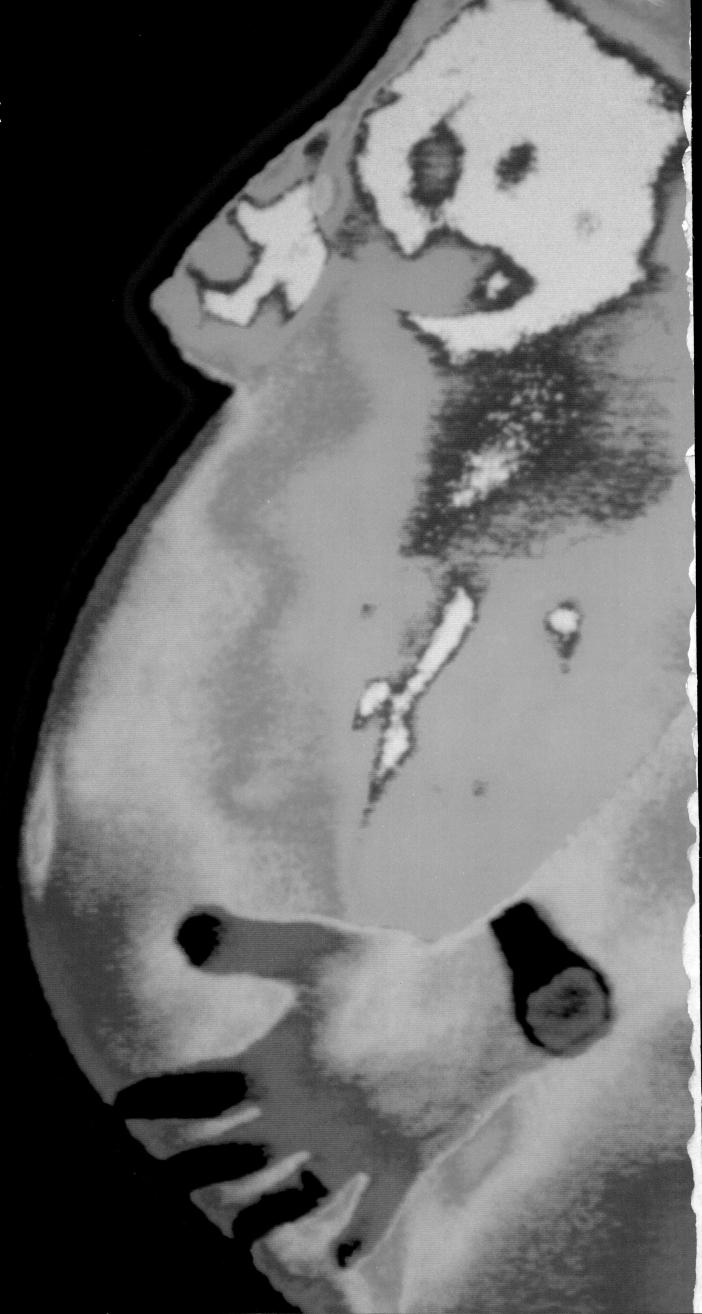

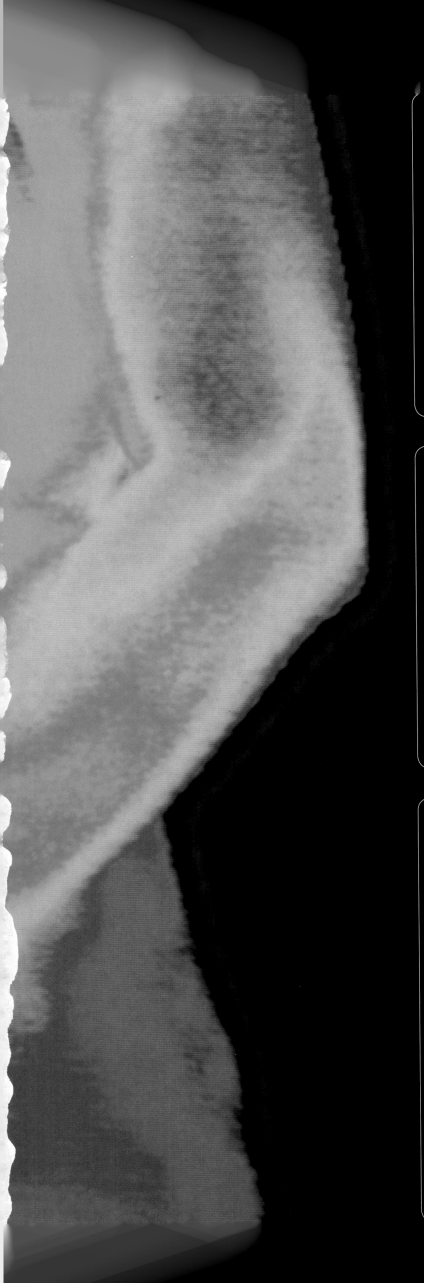

Die Gebärmutter in der Schwangerschaft

In der Schwangerschaft vergrößert sich die Gebärmutter, um mit dem wachsenden Fötus Schritt halten zu können. Die Gebärmutterschleimhaut besteht aus einem einschichtigen Säulenepithel, dessen Oberfläche durch Unmengen von Mikrovilli gekennzeichnet ist. Während der Schwangerschaft verdicken sich diese Zellen durch den Einfluss bestimmter Hormone, die in den Eierstöcken produziert werden. Zudem erhöht sich der Blutfluss im darunter liegenden Bindegewebe, damit der Fötus besser mit Nährstoffen versorgt werden kann. Nach der Geburt schrumpft die Gebärmutter und hat dann wieder fast ihre ursprüngliche Größe.

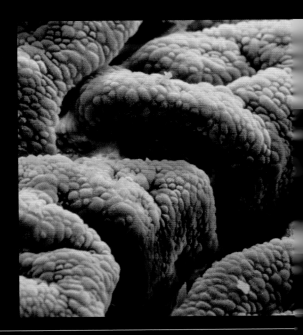

Zwillinge & Co.

Teilt sich eine befruchtete Eizelle in zwei (oder mehr) Zellen, entstehen zwei (oder mehr) identische Embryos. Es kann aber auch vorkommen, dass zwei (oder mehr) Eizellen von verschiedenen Spermien befruchtet werden – dann entstehen zweieiige Zwillinge (Drillinge etc.). Manche dieser Schwangerschaften sind auch eine Kombination aus eineiigen Zwillingen und einem Geschwisterchen von einer anderen Eizelle. Je nachdem, wann sich die befruchtete Eizelle teilt, haben die eineiigen Zwillinge eine gemeinsame Plazenta und eine gemeinsame Fruchtblase oder nicht. Zweieiige Zwillinge haben immer ihre eigene Plazenta. Die Gebärmutter kann also mehrere Föten aufnehmen – Rekord sind Achtlinge; diese Schwangerschaften enden aber meist mit einer Frühgeburt. Die Abbildung rechts zeigt Drillinge – Zwillinge, die sich eine Plazenta teilen, und ein Einzelbaby mit eigener Fruchtblase.

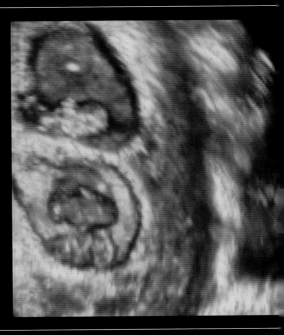

Die Brustdrüsen während der Schwangerschaft

Die weibliche Brust besteht hauptsächlich aus 15 bis 20 Milchdrüsenlappen (in der Abbildung rosa eingefärbt), die in Fettgewebe (gelb) eingebettet sind. Die Gänge aus diesen Drüsen sammeln sich in der Brustwarze. Die Brust enthält kein Muskelgewebe, dafür jedoch feine Bänder zwischen dem Fettgewebe und den Drüsenlappen. Sie sind an der Haut befestigt und bestimmen die Form der Brust. Während der Schwangerschaft schütten die Eierstöcke und die Plazenta Östrogen und Progesteron aus; die Hormone regen in Vorbereitung auf das Stillen des Babys die Milchproduktion in den Milchdrüsen an. Nach der Geburt produzieren die Drüsen zunächst das antikörperreiche Kolostrum, die Vor- oder Erstmilch, und dann die Muttermilch.

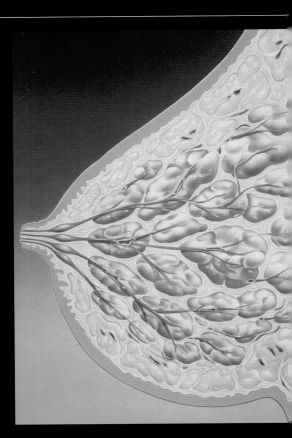

as erste Drittel der Schwangerschaft dauert von Woche 1 bis 12. In den
sten acht Entwicklungswochen zeichnen sich die grundlegenden Umrisse
er Organe und Merkmale ab, an denen man den Embryo als menschlichen
kennt. Danach bezeichnet man den Embryo als Fötus, dessen winzige
örpersysteme weiter wachsen. Am Ende der 12. Woche haben sich alle
chtigen Organe und Körpersysteme gebildet.

Schwangerschaftswoche (2. Gestationswoche)

r Embryoblast teilt sich in drei Zellschichten, sogenannte Keimblätter: Das Ektoderm entwickelt
h später zu Gehirn, Nervensystem, Sinnesorganen, Haut, Haaren und Nägeln; das Endoderm
wickelt sich später zu Darmtrakt, Atmungssystem, hepatischem System, Harnblase und eini-
n endokrinen Organen wie z. B. der Schilddrüse; und das Mesoderm entwickelt sich später zu
lett, Muskeln, Bindegewebe, Kreislaufsystem, Nieren, Milz und Geschlechtsorganen.

Schwangerschaftswoche (4. Gestationswoche)

r Embryo ist nur zwei bis vier Millimeter groß und hat einen gebogenen Rücken sowie einen
ennbaren Kopf. Das winzige Herz schlägt schon selbstständig, in den winzigen Blutgefäßen
ginnt das Blut zu zirkulieren. Rudimentäre Arme und Beine erscheinen als winzige Knospen
Körper. Das Neuralrohr, das Gehirn und Rückenmark miteinander verbindet, schließt sich;
mählich entwickeln sich wichtige Organe wie die Nieren und die Leber.

Schwangerschaftswoche (6. Gestationswoche)

n ist der Embryo vom Scheitel bis zum Steiß bereits 20 Millimeter lang; der Kopf ist größer als
Rest des Körpers, allmählich entwickeln sich die Gesichtszüge. Augen, Zähne, Zunge und
enflügel sind schon erkennbar, die Kiefer bilden den Mund. Arme und Beine werden länger, es
schon rudimentäre Hände und Füße. Die meisten inneren Organe – Herz, Gehirn, Lunge,
er und Nieren – sind angelegt.

Schwangerschaftswoche (8. Gestationswoche)

Embryo ist nun 23 bis 26 Millimeter groß. Alle lebenswichtigen Organe haben sich gebildet,
h die Geschlechtsorgane; die meisten – außer der Lunge – zeigen schon erste Funktions-
eichen. Der Schwanz, der beim frühen Embryo noch erkennbar ist, bildet sich langsam zurück.
Augenlider bedecken die winzigen Augen fast vollständig, in den Augen sammeln sich erste
mente. Die Nase ist sichtbar, auch Mund, Lippen und Kinn zeichnen sich nun deutlich ab. Das
vensystem ist so weit entwickelt, dass der Embryo winzige Bewegungen ausführen kann. Die
chmacksknospen bilden sich, die Milchzähne sind angelegt. Die embryonale Entwicklungspha-
ommt zu ihrem Ende; das Baby ist als winziger Mensch erkennbar und wird nun als Fötus
eichnet. Nun wachsen Kopf, Gehirn und andere Organe wesentlich rascher.

Schwangerschaftswoche (10. Gestationswoche)

Baby ist vom Kopf bis zu den Zehen vollständig ausgebildet, die Organe entwickeln sich
her weiter. Die Hypophyse beginnt mit der Produktion von Hormonen. Finger und Zehen sind
eln erkennbar, Haare und Nägel wachsen. Die Knochen erhärten allmählich. Die Genitalien
en Geschlechtsmerkmale aus. Der Fötus kann nun schon eine ganze Menge: Arme, Finger und
en bewegen, lächeln, die Stirn runzeln und am Daumen nuckeln.

PLAZENTA UND NABELSCHNUR

ie Plazenta, der Mutterkuchen, entwickelt sich aus der befruchteten Eizelle heraus und
aftet an der Gebärmutter. Sie schließt das Baby an die Blutversorgung der Mutter an und
roduziert einige der Hormone, die während der Schwangerschaft gebraucht werden.
arüber hinaus erfüllt die Plazenta Aufgaben, die das Baby noch nicht allein erfüllen kann;
o versorgt die Plazenta das Baby z.B. mit Nährstoffen und Sauerstoff, stellt Antikörper
ereit, die vor Infektionen schützen, und transportiert Abfallprodukte ab. Verbunden ist das
aby mit der Plazenta über die Nabelschnur; sie enthält eine Vene für den Sauerstoff- und
ährstofftransport sowie zwei Arterien, die die Abfallprodukte entsorgen.

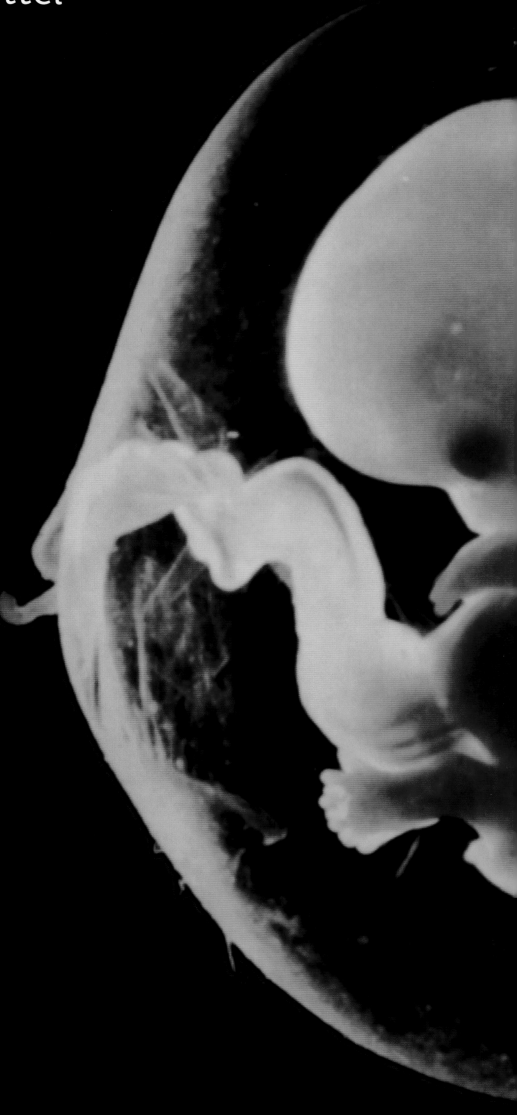

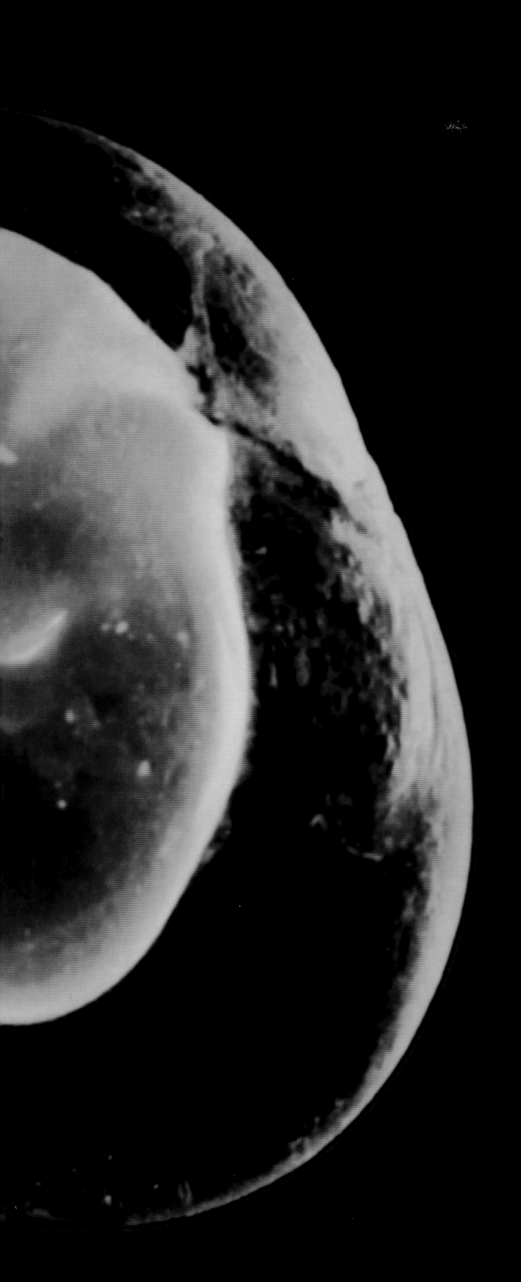

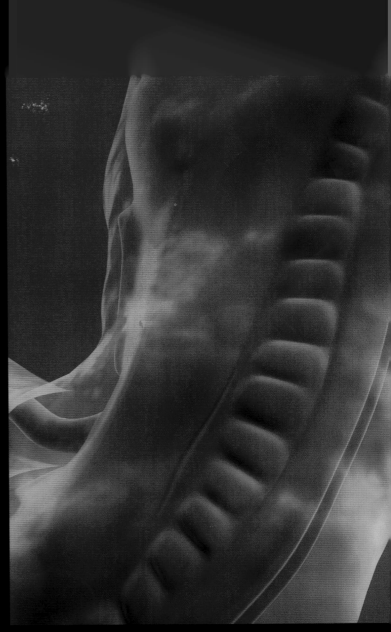

Entwicklung des Rückenmarks

In den ersten Gestationswochen bildet sich an der Stelle, an der sich später Wirbelsäule und Rückenmark befinden werden, eine längliche Verdickung: die Neuralplatte. Sie ist birnenförmig, der breiteste Abschnitt liegt am oberen Ende.

In der Mitte der Neuralplatte entwickelt sich eine lange Furche, die Neuralrille, deren Wände nach oben wachsen und eine U-förmige Einkerbung bilden. Die Wände wachsen immer weiter, bis sie sich über der Rille treffen.

In der Folge schließt sich die Neuralrille: zunächst das Kopfende, rund zwei Tage später auch das Schwanzende. So wird die Neuralrille zum Neuralrohr, aus dem später das Rückenmark wird.

Das Kopfende des Neuralrohrs weitet sich zu drei hohlen Ausstülpungen, aus denen Vorder-, Mittel- und Rautenhirn werden. Um das untere Ende des Neuralrohrs wachsen Zellgruppen, die hinten am Neuralrohr miteinander verschmelzen und das sich entwickelnde Rückenmark mit einer Reihe von Ringen umgeben – die späteren Wirbel. In der Abbildung oben ist die Wirbelsäule in der 4. Gestationswoche zu sehen.

ZAHLEN & FAKTEN

FRÜHES STADIUM DER SCHWANGERSCHAFT

- In den ersten acht Entwicklungswochen bilden sich die inneren Organe; in diesem Stadium wird das Baby als Embryo bezeichnet.

- Danach wächst das Baby wesentlich schneller; man spricht nun von Fötus.

- Während der fötalen Entwicklung, ab der 8. Woche bis zur Geburt, wächst der Fötus beinahe um das 1000-Fache.

- Babys im Mutterleib haben regelmäßig Schluckauf (siehe S. 93), um die Muskeln von Zwerchfell und Stimmritze zu trainieren.

- Die Plazenta entwickelt sich aus der befruchteten Eizelle und ist etwa ab der 12. Schwangerschaftswoche voll funktionsfähig.

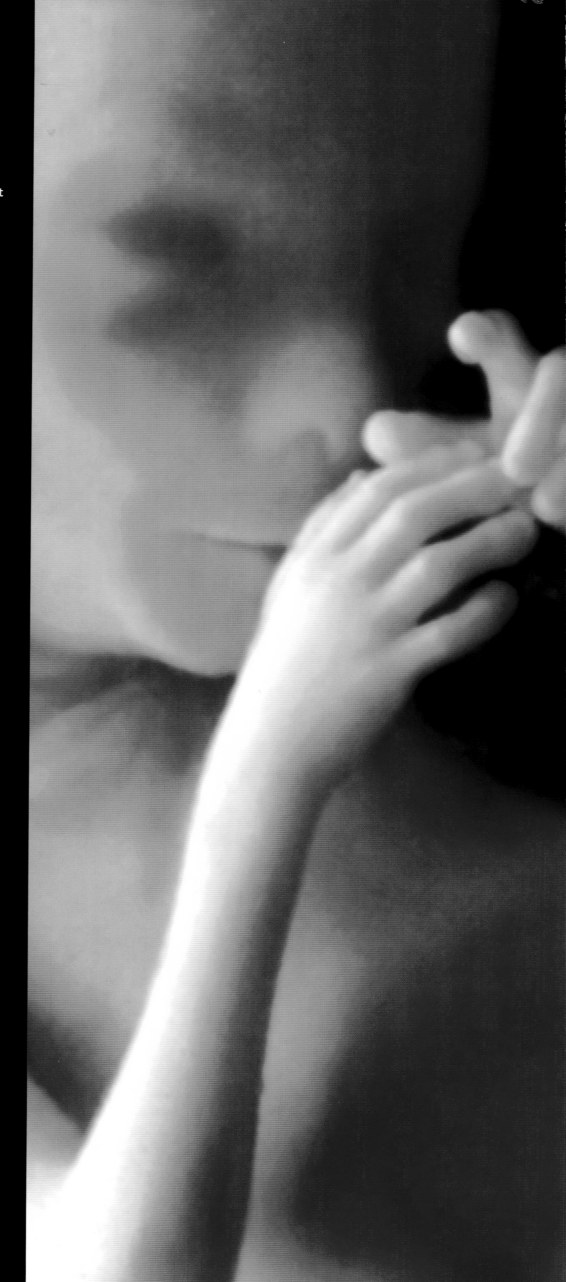

Zweites Drittel

Das zweite Schwangerschaftsdrittel dauert von Woche 13 bis 27. In dieser Zeit ist der Fötus am aktivsten: Er beugt, streckt und dreht sich, er tritt und macht komplexe Bewegungen mit den Händen. Für die werdenden Mütter ist dies meist das angenehmste Drittel, da frühe Symptome wie Übelkeit verschwunden sind und das Baby noch nicht so groß und schwer ist.

14. Schwangerschaftswoche (12. Gestationswoche)

Der Fötus misst nun rund 60 Millimeter und wiegt knapp 14 Gramm. Er ist voll ausgebildet, muss aber noch wachsen, um selbstständig leben zu können. Die Augen haben sich gebildet, die Augenlider aber noch nicht geöffnet.

Der Fötus nimmt immer größere Mengen an Fruchtwasser zu sich. Dieses wird im noch nicht ausgereiften Darmtrakt absorbiert und gelangt so in den fötalen Kreislauf. Es wird in den Nieren verarbeitet und dann als Urin wieder ins Fruchtwasser abgegeben.

Das obere Ende der sich vergrößernden Gebärmutter hebt sich über das Becken an und kann von außen getastet werden, um das Wachstum des Fötus zu kontrollieren. Möglicherweise bildet sich eine Linie dunkler Pigmente auf der Haut der Mutter, die etwa von der Mitte des Schambeins bis zum Bauchnabel verläuft (Linea nigra). Bei manchen Frauen bilden sich auch bräunliche Hyperpigmentierungen (Chloasmen) im Gesicht. Sie sind vermutlich das Ergebnis hormoneller Veränderungen und verblassen für gewöhnlich nach der Entbindung.

16. Schwangerschaftswoche (14. Gestationswoche)

Vom Scheitel bis zum Steiß misst der Fötus nun 108 bis 111 Millimeter; er wiegt etwa 80 Gramm. Arme und Beine haben sich vollständig gebildet, die Gelenke arbeiten bereits. Gemeinsam mit Nervensystem und Muskeln können sie Bewegungen koordinieren. Die bereits vorhandenen Knochen werden härter und lagern Kalzium ein. Der Fötus ist sehr aktiv: Er kann sich auf die andere Seite drehen, kleine Saltos vollführen und treten. Das Fruchtwasser enthält Zellen und chemische Botenstoffe des Fötus, weshalb Untersuchungen wie eine Fruchtwasseruntersuchung (Amniozentese) oder eine Chorionzottenbiopsie (CZB) nun Aufschluss über die Gesundheit des Kindes geben.

18. Schwangerschaftswoche (16. Gestationswoche)

Der Fötus ist 120 bis 140 Millimeter groß und wiegt rund 150 Gramm. Die Plazenta hat eine ähnliche Größe wie der Fötus. Dieser ist von feinem Lanugohaar bedeckt, und allmählich erhalten die Nerven ihre schützende Myelinschicht. Die Gesichtszüge sind nun deutlich erkennbar, die Augen öffnen sich, der Fötus bekommt eine Mimik. Bei Ultraschallaufnahmen sieht man ihn oft am Daumen nuckeln. Unter der papierdünnen Haut sind die Blutgefäße sichtbar, an manchen Stellen bildet sich schon das Skelett heraus. Die äußeren Geschlechtsorgane sind vorhanden, es wird klarer, ob der Fötus ein Junge oder ein Mädchen wird. Die Mutter spürt die Bewegungen des Kindes, wenn der Fötus sich beugt oder streckt oder die Fäustchen ballt.

20. Schwangerschaftswoche (18. Gestationswoche)

Der Fötus ist 14 bis 16 Zentimeter groß und wiegt etwa 255 Gramm. Er hat nun die Hälfte der Gestation erreicht – eine wichtige Zeit für die Entwicklung der Sinne. In ihren verschiedenen Hirnarealen entwickeln sich die Nervenzellen, die später für Schmecken, Riechen, Hören, Sehen und Tasten zuständig sind. Allmählich bilden sich die komplexen Verbindungen, die für die Entwicklung des Gedächtnisses und kognitiver Fähigkeiten erforderlich sind. Ist der Fötus ein Mädchen, befinden sich nun bereits rund zwei Millionen Eizellen in den Eierstöcken.

22. Schwangerschaftswoche (20. Gestationswoche)

Vom Scheitel bis zum Steiß misst der Fötus nun etwa 16 Zentimeter und wiegt um die 260 Gramm. Die Gebärmutterkuppe hat den Bauchnabel der werdenden Mutter erreicht. Augenbrauen und Kopfhaar des Fötus werden sichtbar. Das Gehirn wächst nun sehr rasch, der Fötus reagiert konsequent auf Licht, Berührung und Schall. Zudem blinzelt er regelmäßig. Schlaf- und Wachphasen unterscheiden sich deutlich voneinander – bis zu diesem Zeitpunkt war der Fötus kaum mehr als fünf Minuten am Stück ruhig. Beim männlichen Fötus steigen die Hoden von der Beckenhöhle in den Hodensack hinab. Anstelle von Leber und Milz übernimmt das Knochenmark die Produktion roter Blutkörperchen. Das Herz schlägt nun zwischen 140- und 160-mal pro Minute.

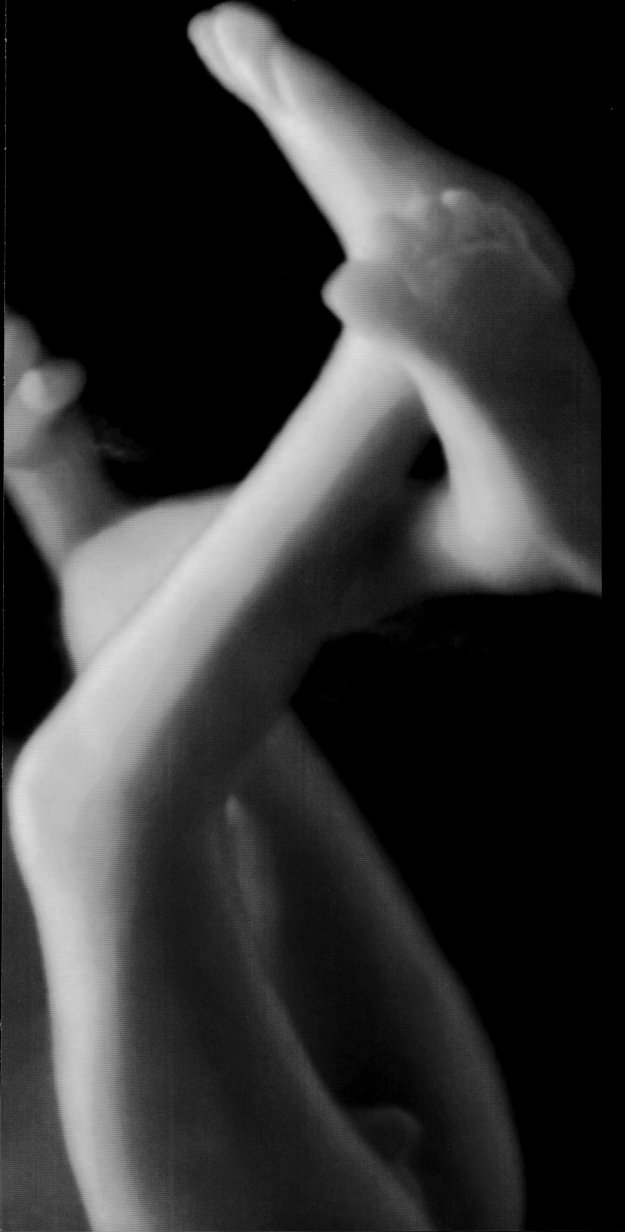

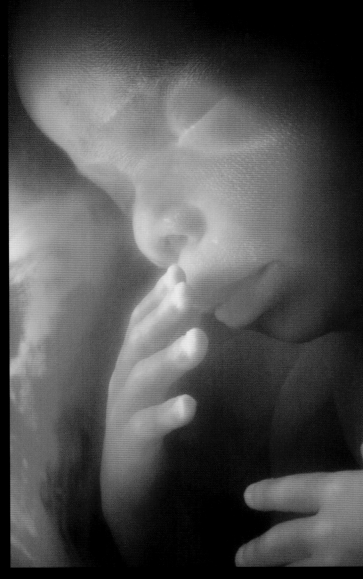

24. Schwangerschaftswoche (22. Gestationswoche)

Der Fötus ist nun etwa 19 Zentimeter groß und wiegt rund 350 Gramm. Seine Haut ist weniger transparent, er besitzt jetzt Schweißdrüsen. Die Fingernägel sind vollständig ausgebildet und beginnen zu wachsen. Das Gehirn legt noch einmal an Wachstum zu, insbesondere in der Keimmatrix, in der Gehirnzellen produziert werden. Ist der Fötus ein Junge, haben sich bereits primitive Spermien in den Hoden gebildet.

26. Schwangerschaftswoche (24. Gestationswoche)

Vom Scheitel bis zum Steiß misst der Fötus nun rund 21 Zentimeter; er wiegt etwa 540 Gramm. Der Kopf hat einen Umfang von rund 28 Zentimetern. Die Zellen, die das bewusste Denken steuern, entwickeln sich allmählich, der Fötus reagiert empfindlicher auf Schall und Bewegung. Bei einem lauten Geräusch erschrickt er, er hat nicht nur Schluckauf, sondern kann auch husten. Er schläft nun viel; dabei wechseln sich ruhiger und aktiver Schlaf sowohl tagsüber als auch nachts im 20- bis 40-Minuten-Rhythmus ab. Es bilden sich mehr Muskeln, Körperfett ist hingegen noch kaum vorhanden. Die Haut ist von einer fetthaltigen weißen Schicht, der Käseschmiere (Vernix caseosa), bedeckt, die sie vor chemischen Substanzen wie z.B. Harnstoff im Fruchtwasser schützt.

ZAHLEN & FAKTEN

DAS MITTLERE TRIMESTER/TRIMENON

- Das Gestationsalter des Fötus entspricht etwa der Höhe der Gebärmutter über dem Schambein. Liegt die Gebärmutterkuppe also z.B. 24 Zentimeter über dem Schambein, hat der Fötus seine 24. Gestationswoche (26. Schwangerschaftswoche) erreicht.

- Pro Minute entstehen im Gehirn des Fötus rund 100 000 Hirnzellen.

- In der 20. Schwangerschaftswoche hat die werdende Mutter durchschnittlich vier bis sechs Kilogramm an Gewicht zugenommen, doch das variiert von Frau zu Frau.

- Kommt das Baby zu früh auf die Welt, hat es ab der 24. Gestationswoche zumindest eine geringe Überlebenschance.

- Gegen Ende des zweiten Trimesters hat der Fötus in der Fruchtblase immer noch genug Platz, um sich einmal um sich selbst zu drehen.

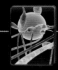

Drittes Trimenon

Das dritte Schwangerschaftstrimenon dauert von Woche 28 bis 40.
In dieser Zeit wächst der Fötus signifikant und verdreifacht sein Gewicht
von etwa 910 Gramm auf 3,4 Kilogramm. Durch das Gewicht des Babys
und den Druck auf die inneren Organe kann die werdende Mutter an ver-
mehrtem Harndrang, Verdauungsstörungen und Sodbrennen leiden.

28. Schwangerschaftswoche (26. Gestationswoche)

Vom Scheitel bis zum Steiß ist der Fötus nun 25 Zentimeter lang; er wiegt rund 1,1 Kilogramm.
Die Gebärmutterkuppe reicht bis sechs Zentimeter über den Nabel der Mutter bzw. 26 Zentimeter über das Schambein. Der Fötus gewinnt in Vorbereitung auf ein selbstständiges Leben immer
mehr an Fettgewebe; die Oberfläche des sich entwickelnden Gehirns nimmt dramatisch an Größe
zu, es haben sich bereits flache Furchen gebildet. In den letzten Wochen ist der Körper des Fötus
mehr gewachsen als der Kopf; deshalb scheinen die Proportionen stimmiger, allerdings wird es im
Mutterleib allmählich eng.
　　Der Fötus weist vier Aktivitätsmuster auf: ruhiger Schlaf, aktiver (REM-)Schlaf, ruhige
Aufmerksamkeit und aktive Aufmerksamkeit. Auf 3-D-Ultraschallaufnahmen sind verschiedene
Gesichtsausdrücke zu erkennen, darunter Lächeln, Weinen und Gähnen.

30. Schwangerschaftswoche (28. Gestationswoche)

Nun misst der Fötus 27 Zentimeter und wiegt etwa 1,35 Kilogramm. Die Lanugobehaarung
verschwindet allmählich; die Reste, die bei der Geburt eventuell verbleiben, fallen in den darauffol-
genden Wochen aus. Das Kopfhaar wird dicker, die Augenlider öffnen und schließen sich. Nun hat
das Knochenmark die Produktion roter Blutkörperchen vollständig von der Leber übernommen.
Das Skelett erhärtet immer mehr; Gehirn, Muskeln und Lunge reifen ebenfalls weiter.

32. Schwangerschaftswoche (30. Gestationswoche)

Der Fötus ist vom Scheitel bis zum Steiß 29 Zentimeter lang, er wiegt rund 1,8 Kilogramm. Der
Umfang des Kopfes beträgt 32 Zentimeter, die Gebärmutterkuppe befindet sich etwa 30 Zentimeter oberhalb des Schambeins. Die Aktivitätsmuster des Fötus haben sich nicht verändert. In
diesem späten Stadium der Schwangerschaft beginnt die Plazenta mit der Produktion von Relaxin,
einem Hormon, das den Gebärmutterhals und die Bänder im Beckenbereich in Vorbereitung auf
die bevorstehende Geburt weich macht. Kommt der Fötus in dieser Gestationswoche zur Welt,
sind seine Überlebenschancen auf einer Frühgeborenenstation ausgezeichnet.

34. Schwangerschaftswoche (32. Gestationswoche)

Der Fötus misst vom Scheitel bis zum Steiß nun 31 Zentimeter, insgesamt ist er 44 Zentimeter
groß; er wiegt fast 2,3 Kilogramm. Das Immunsystem kann mittlerweile leichte Infektionen
bekämpfen. Die Bewegungen des Fötus sind langsamer und ausladender.

36. bis 40. Schwangerschaftswoche (34. bis 38. Gestationswoche)

In der 36. Schwangerschaftswoche misst der Fötus vom Scheitel bis zum Steiß mehr als
33 Zentimeter; er wiegt etwa 2,75 Kilogramm. Die Gebärmutterkuppe liegt 34 Zentimeter
oberhalb des Schambeins. Der Fötus nimmt allmählich die Geburtslage ein, d.h., der Kopf des
Kindes tritt ins kleine Becken ein (siehe gegenüber). In der 37. Woche ist der Fötus voll ausgereift
und könnte nun jederzeit zur Welt kommen. Er ist vom Scheitel bis zum Steiß 37 bis 38 Zentimeter groß und wiegt etwa 3,4 Kilogramm. Die Gesamtkörperlänge beträgt 48 bis 52 Zentimeter.
15 Prozent des Körpergewichts machen Fettreserven aus. Je nach Größe des Kindes befindet sich
die Gebärmutterkuppe 36 bis 40 Zentimeter oberhalb des Schambeins. Das Kopfhaar variiert von
ein paar Büscheln bis zu zwei bis vier Zentimeter langem Haar. Die meisten Babys liegen nun mit
dem Kopf nach unten und sind bereit für die Geburt.
　　Im Laufe der letzten Schwangerschaftswochen treten häufiger Vorwehen, sogenannte
Braxton-Hicks-Kontraktionen, auf, die manchmal schon für den Beginn der eigentlichen Wehen
gehalten werden.

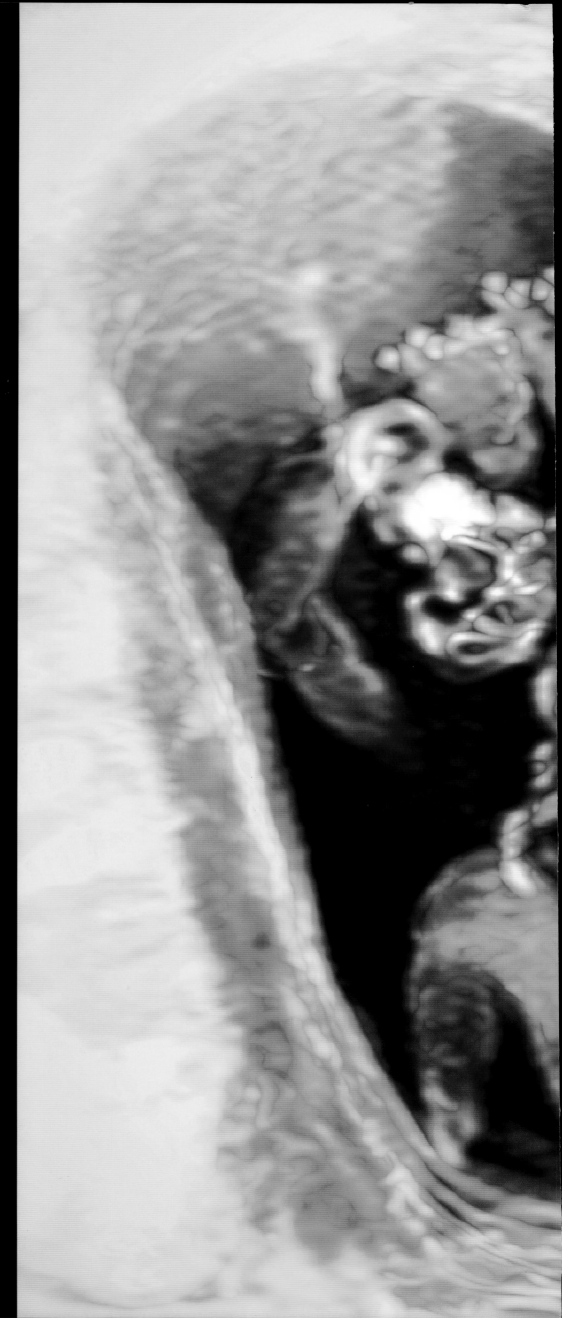

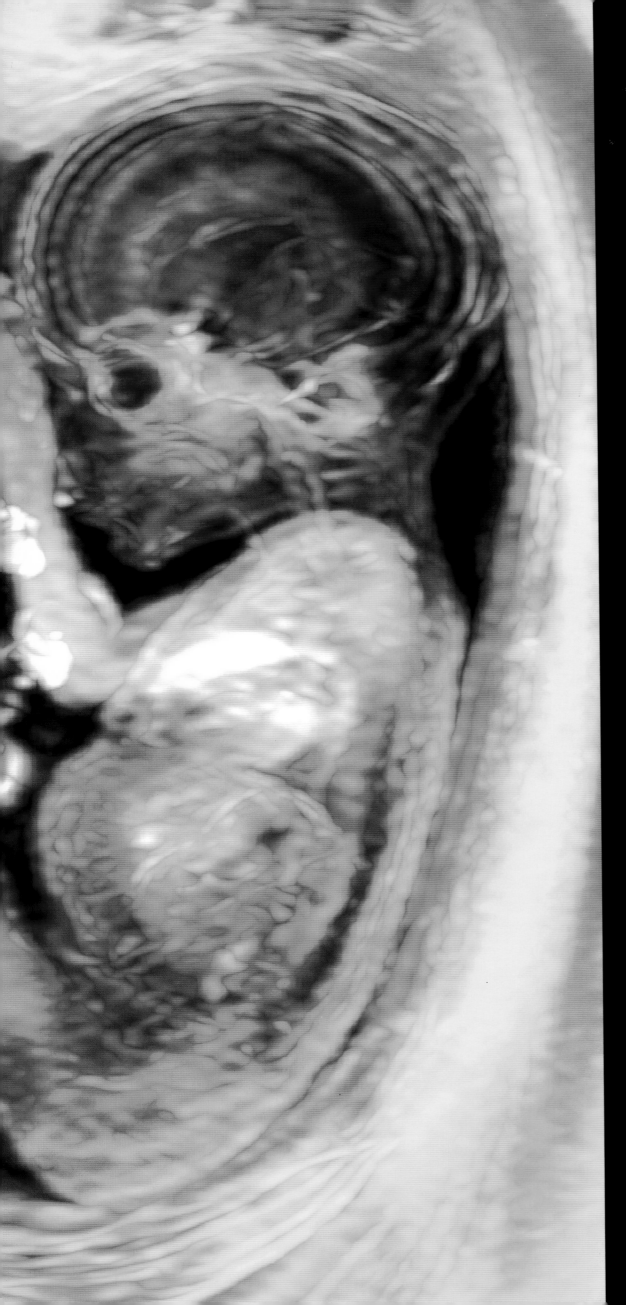

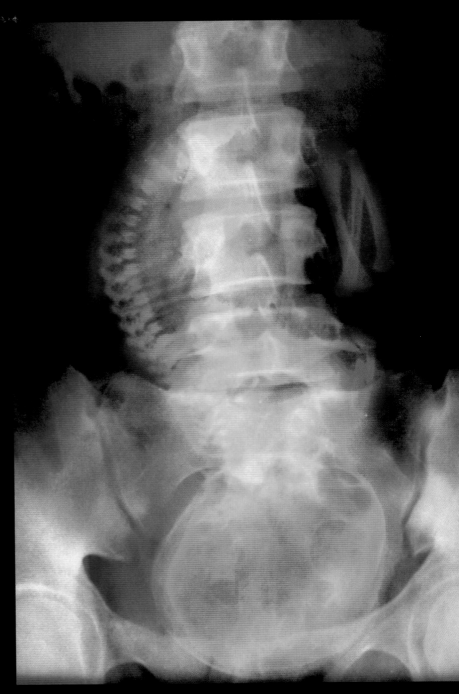

Senkung des Kindes

In der letzten Phase der Schwangerschaft weitet sich der untere Teil der Gebärmutter und wird weicher; der Kopf des Kindes tritt ins kleine Becken ein. Dies geschieht meist zwei bis vier Wochen vor dem Einsetzen der Wehen, wenn es das erste Kind ist, bei weiteren Kindern unmittelbar vor dem Einsetzen der Wehen. Das Kind nimmt die Geburtslage ganz allmählich ein; da es dabei jedoch auf Blase und Darm der Mutter drückt, kann es bei dieser zu entsprechenden Beschwerden kommen. Die meisten Kinder kommen in der Kopflage, also mit dem Kopf nach unten, zur Welt; liegt das Baby in Steiß- oder Querlage, muss unter Umständen ein Kaiserschnitt durchgeführt werden.

ZAHLEN & FAKTEN

DIE LETZTE PHASE DER SCHWANGERSCHAFT

- Die Bewegungen des Kindes, die die werdende Mutter im dritten Trimester spürt, werden weniger, da der Fötus nicht mehr so viel Bewegungsfreiheit hat. Meist tritt er jedoch verstärkt.

- Die meisten Frauen nehmen in der Schwangerschaft zwischen 7,5 und 10 Kilogramm an Körpergewicht zu.

- Man geht zwar von 40 Schwangerschaftswochen aus, doch ist eine Geburt zwischen der 38. und 42. Woche ebenso normal.

- Bei Zwillingen dauert die Schwangerschaft meist nur 37 Wochen.

- Bei Drillingen dauert die Schwangerschaft oft sogar nur 34 Wochen.

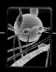

Die Geburt

Die Niederkunft wird durch Hormone ausgelöst, die in der Plazenta und im Hypothalamus des Fötus produziert werden. Jüngeren Forschungen zufolge spürt der Fötus einen Abfall in der Sauerstoff- und Glukosekonzentration, da sein Bedarf das Angebot der Plazenta übersteigt. Zudem erhöhen sich gegen Ende der Schwangerschaft der Spiegel des Neurotransmitters Neuropeptid Y, der an der Steuerung des Hungergefühls beteiligt ist, sowie der Spiegel an Stresshormonen wie ACTH und Kortison.

Die Phasen der Geburt

Die Geburt verläuft in drei Phasen. In der Eröffnungsphase setzen die Wehen ein, durch die sich Gebärmutterhals und Muttermund auf zehn Zentimeter weiten. In der Austreibungsphase kommt das Baby aus der Gebärmutter durch den Geburtskanal zur Welt. In der Nachgeburtsphase schließlich wird die Nachgeburt – Plazenta und Fruchtblase – geboren. Manchmal muss mit einer Zange oder Saugglocke Geburtshilfe geleistet werden, oder es muss ein Dammschnitt durchgeführt werden. Bei einem geplanten Kaiserschnitt wird das Baby vor Einsetzen der Wehen durch die Bauchdecke geholt; bei einem Notfallkaiserschnitt haben die Wehen meist bereits eingesetzt.

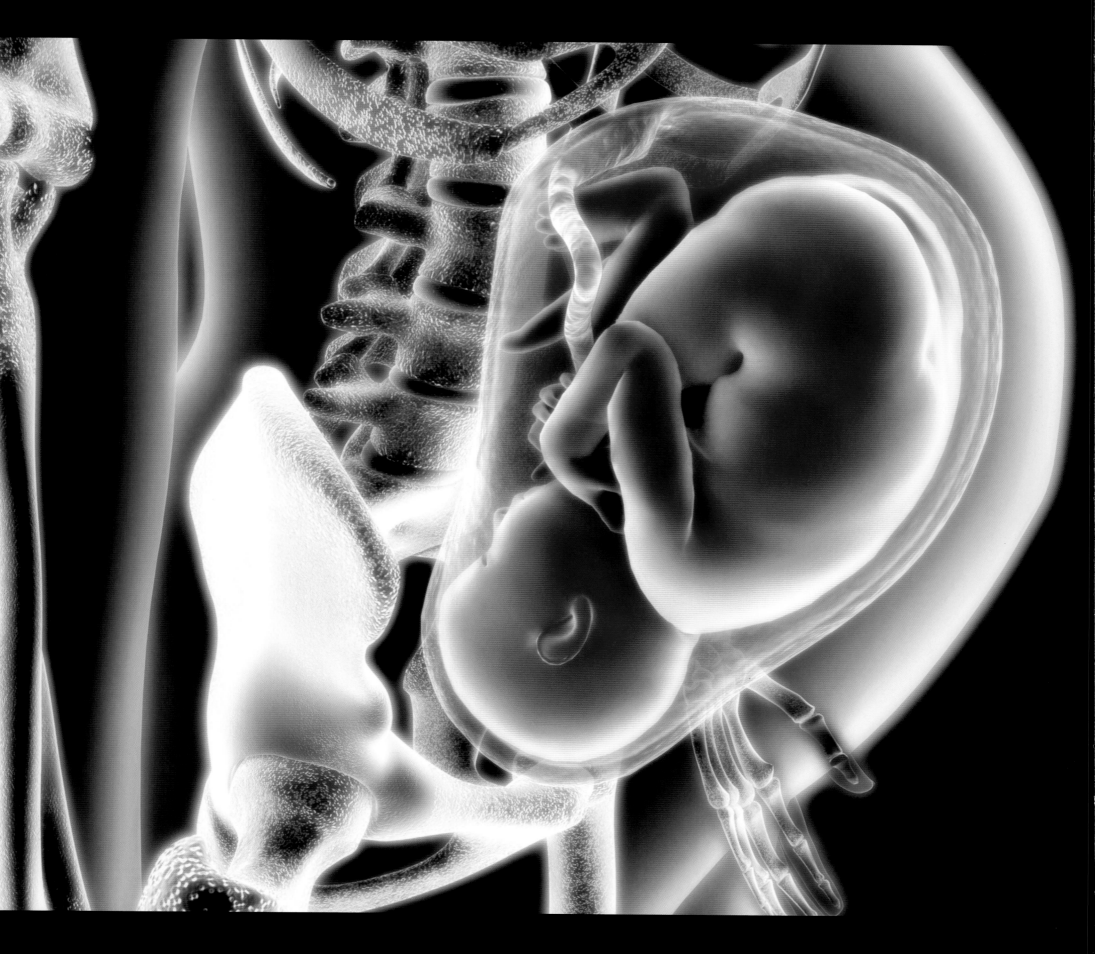

Der Geburtsvorgang

Auch die Wehen werden meist in drei Phasen eingeteilt – in Vor- oder Senkwehen, Eröffnungswehen und Presswehen –, doch nehmen nicht alle Frauen die Wehen als unterschiedlich wahr. In der ersten oder zweiten Phase platzt die Fruchtblase, und das Fruchtwasser geht ab – meist weniger als 300 Milliliter. Möglicherweise wird auch ein Blut-Schleim-Pfropfen, der den Gebärmutterhalskanal in der Schwangerschaft blockiert hat, mit ausgeschieden.

Der Geburtskanal ist gekurvt und variiert im Durchmesser; am breitesten (von rechts nach links) ist er oben und am tiefsten (von vorn nach hinten) an seinem Ausgang. Deshalb dreht sich der Kopf des Babys auf seinem Weg nach unten. Unter dem Einfluss des Hormons Relaxin, das die Beckenbänder weich macht, öffnen sich die Beckenknochen der Mutter, um den Durchmesser des Geburtskanals zu vergrößern. In einer hockenden Position erleichtert die Schwerkraft die Geburt.

Wehen

Die Vor- oder Senkwehen sind meist kurz, noch nicht so häufig und unregelmäßig; sie erfolgen alle 30 bis 45 Minuten und dauern zehn bis 15 Sekunden. Die Eröffnungswehen sind häufiger, treten alle ein bis drei Minuten auf und dauern rund 60 Sekunden. Nun steht die Geburt unmittelbar bevor. Die Wehen werden immer stärker und drücken den Kopf des Kindes nach unten in Richtung Muttermund, der sich allmählich auf zehn Zentimeter öffnet. Beim ersten Kind weitet sich der Muttermund etwa einen Zentimeter pro Stunde.

Entbindung

Die Phase der Presswehen dauert durchschnittlich eine Stunde, kann aber zwischen zehn Minuten und drei Stunden variieren. Die Wehen sind lang und häufig; schließlich ist der Kopf des Kindes zu sehen. Hat dieser den Geburtskanal verlassen, folgt der Rest des Körpers rasch. Ist das Baby auf der Welt, wird die Nabelschnur durchtrennt.

Rund fünf bis 90 Minuten später kommt es zur Nachgeburt, bei der Plazenta und Fruchtblase geboren werden. Unterstützt werden kann dieser Prozess durch die Injektion von synthetischem Oxytozin, durch das Stillen gleich nach der Geburt und durch die Massage der Gebärmutterkuppe. Die Plazenta ähnelt einer 2,5 Zentimeter dicken Scheibe mit einem Durchmesser von 20 Zentimetern. Sie wiegt etwa ein Sechstel dessen, was das Baby wiegt.

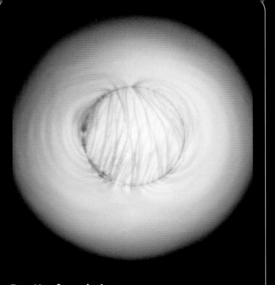

Der Kopf erscheint

Ein endoskopischer Blick auf den Kopf des Babys kurz vor der Geburt. Deutlich erkennbar sind die Kopfhaare. Begleitet wird der Vorgang meist von einem brennenden Schmerz und von Druck auf den Mastdarm, da der Kopf des Babys gegen den Damm der Mutter drückt.

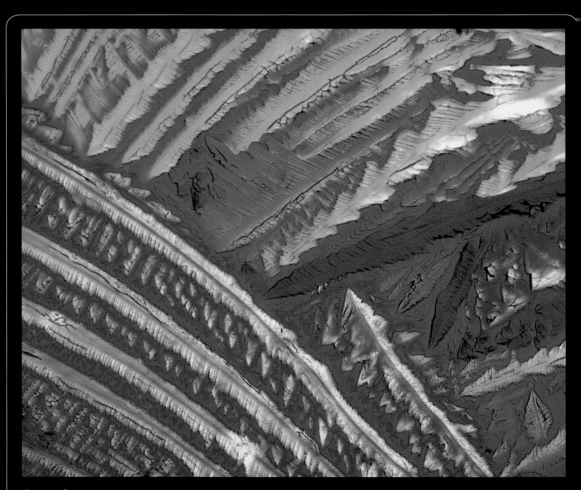

Oxytozin

Das Hormon erfüllt bei Wehen, bei der Entbindung und beim Stillen eine Reihe von Aufgaben. Es wird von der Hypophyse ausgeschüttet, kann aber auch synthetisch hergestellt werden. Das natürliche Hormon ist für die Gebärmutterkontraktionen in den verschiedenen Wehenphasen zuständig: Es regt die Gebärmuttermuskeln dazu an, sich zusammenzuziehen, und stimuliert die Hypophyse, Prostaglandine freizusetzen, die die Muskelkontraktionen verstärken. Darüber hinaus regt Oxytozin den Milchfluss beim Stillen an und fördert das Schrumpfen der Gebärmutter nach der Geburt. Synthetisches Oxytozin, als Syntocinon auf dem Markt, wird Frauen nach der Geburt in den Oberschenkel gespritzt, damit die Gebärmutter kontrahiert bleibt und die Nachgeburtsphase erleichtert wird.

SCHMERZLINDERUNG

Bei Wehen kommt eine Reihe von schmerzlindernden Maßnahmen infrage. Zu den natürlichen Maßnahmen gehören die Einnahme einer hilfreichen Position, Entspannungs- und Atemtechniken, Akupunktur, Massage und TENS (Transkutane Elektrische Nervenstimulation). Zu den medikamentösen Maßnahmen gehören das Einatmen eines Gasgemischs (Distickstoffmonoxid, besser bekannt als Lachgas, und Sauerstoff), die Einnahme von Opioiden wie Pethidin oder Meptazinol und die Durchführung einer Periduralanästhesie (PDA), einer rückenmarksnahen Regionalanästhesie. Bei manchen Frauen wird eine Kombination dieser Maßnahmen angewendet.

den ersten beiden Lebensjahren wächst der Mensch sehr
sch. Bis zum fünften Lebensmonat hat das Baby sein
ewicht verdoppelt, bis zum 14. Lebensmonat verdreifacht.
n ersten Jahr wächst das Baby rund 25 Zentimeter, bis zum
veiten Geburtstag hat das Kind schon die Hälfte seiner
wachsenenkörpergröße erreicht.

In der Pubertät entwickeln sich unter dem Einfluss von
eschlechtshormonen die sekundären Geschlechtsmerkmale.
uch bei völliger Gesundheit nimmt die Funktion unserer
örpersysteme mit zunehmendem Alter ab, was früher oder
äter unweigerlich zum Tod führt.

BEGRIFFSKLÄRUNG

Entwicklung	Allmähliche Anpassung der anatomischen Strukturen und der physiologischen Prozesse im Zeitraum zwischen der Befruchtung und der Reife
Reife	Stadium, in dem das Wachstum abgeschlossen ist
Vererbung	Weitergabe genetisch bestimmter Merkmale von Generation zu Generation

---

uswirkungen des Alterns auf Körpersysteme

DNA und Gewebe

- Telomere sind Abschnitte der DNA am Ende der Chromosomen. Wird die DNA während der Zellteilung kopiert, verkürzen sich die Telomere. Werden die Telomere zu kurz, kann die Zelle die DNA nicht mehr kopieren und teilt sich auch nicht mehr – ein wichtiger Faktor beim Altern.
- Geschwindigkeit und Effizienz der Geweberegenerierung nehmen ab, der Energieverbrauch sinkt. Dies wird von hormonellen Veränderungen, reduzierter Aktivität und Umweltauswirkungen verursacht.
- Die Epithelien werden dünner, das Bindegewebe wird »brüchiger«, es kommt häufiger zu Knochenbrüchen. Sich häufende Gewebeschäden können zu gesundheitlichen Problemen führen.

Muskel-Skelett-System

- Der Mineraliengehalt sinkt, das Risiko von Osteoporose und Knochenbrüchen steigt.
- Wirbel und Bandscheiben werden zusammengedrückt, der Mensch verliert an Körpergröße.
- Durch Abnutzungserscheinungen an den Gelenken kann es zu Arthrose kommen.
- Der Durchmesser der Skelettmuskelfasern verringert sich, weshalb die Skelettmuskeln insgesamt kleiner werden; Kraft und Durchhaltevermögen der Muskeln nehmen ab.
- Die Elastizität der Skelettmuskeln lässt nach.
- Die Anzahl der Satellitenzellen sinkt, weshalb Verletzungen schlechter heilen.

Nervensystem

- Die Großhirnrinde wird kleiner, weshalb das Gehirn insgesamt an Größe und Gewicht verliert.
- Im Inneren vieler Gehirnnervenzellen sammeln sich Abfallstoffe an.
- Die Durchblutung nimmt ab.
- Durch diese strukturellen Veränderungen ist die neurale Verarbeitung weniger effizient; Gedächtnis, Sinne und Koordinationsfähigkeit lassen nach.
- Die Anzahl der olfaktorischen Neuronen und der Geschmacksknospen nimmt ab, die verbleibenden Rezeptoren sind weniger empfänglich; deshalb lassen mit zunehmendem Alter Geruchs- und Geschmackssinn oft nach.

Augen und Sehvermögen

- Die Linse kann sich trüben (grauer Star).
- Die abnehmende Elastizität der Linse kann zu Altersweitsichtigkeit führen.
  Ohren und Hörvermögen
- Die Biegsamkeit des Trommelfells lässt nach, die Gelenke zwischen den Gehörknöchelchen versteifen, die Anzahl der Haarzellen nimmt ab; damit verschlechtert sich das Hörvermögen.

Haut, Haare, Nägel

- Die Oberhaut wird dünner, was leichter zu Verletzungen und Infektionen führen kann.
- Die nachlassende Vitamin-D-Produktion kann Muskelschwäche und eine geringere Knochendichte zur Folge haben.
- Die Melaninproduktion lässt nach, die Haut bekommt leichter einen Sonnenbrand (s. u.).
- Das Haar wird dünner und ergraut.
- Die Lederhaut wird dünner, die Anzahl der elastischen Fasern nimmt ab; die Haut bekommt Falten.
- Die Haut heilt langsamer.

Herz-Kreislauf-System

- Die Elastizität der Arterienwände nimmt ab, der systolische Blutdruck steigt, die Gefäßwände können leichter reißen.
- Kalzium- und Fettablagerungen verengen die Gefäße (Atherom, siehe unten), wodurch sich das Risiko eines Herzinfarkts oder Schlaganfalls erhöht.
- Veränderungen im elektrischen Leitungssystem können zu Herzrhythmusstörungen führen.

Endokrines System

- Die Produktion von Geschlechtshormonen lässt nach. Bei Frauen wird dies besonders in den Wechseljahren deutlich, in denen der Östrogen- und Progesteronspiegel sinkt; dies kann verschiedene Beschwerden verursachen. Die Abnahme von Testosteron bei Männern geht deutlich langsamer vonstatten. Die Geschlechtshormone wirken sich in vielerlei Hinsicht auf den gesamten Körper aus, etwa auch auf die Entwicklung des Gehirns, auf die Muskelmasse, auf die Knochenmasse und -dichte, auf die Körperform sowie auf die Beschaffenheit der Haare und die Körperfettverteilung.
- Der Spiegel anderer Hormone bleibt zwar unverändert, doch reagieren verschiedene Körpergewebe weniger empfindlich auf sie.

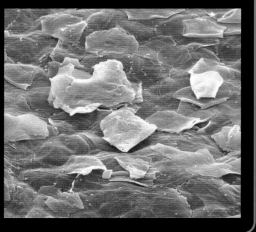

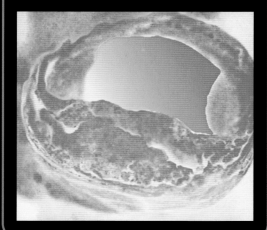

Immunsystem
- Die T-Zellen reagieren weniger auf Antigene, die B-Zellen sind weniger aktiv; Infektionen können sich leichter ausbreiten.
- Das Immunsystem spürt abnorme Zellen wie Krebszellen (z.B. Prostatakrebszellen, siehe unten) weniger rasch auf; diese können sich ungehindert vermehren.

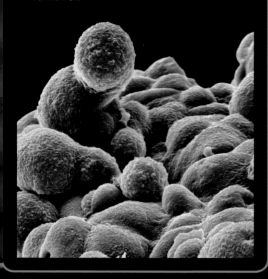

Atmungssystem
- Da das Gewebe insgesamt an Elastizität verliert, nimmt auch die Lungenkapazität ab.
- Es kann sich Flüssigkeit in der Lunge ansammeln, oder es kann zu Infektionen wie einer Lungenentzündung (siehe unten) kommen.

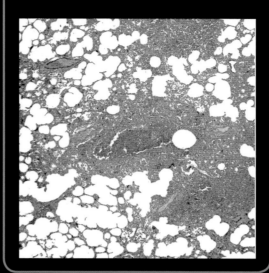

Theorien über das Altern
Das Altern ist ein fortschreitender Prozess, bei dem unsere Körperzellen und Gewebe degenerieren. Es wird viel darüber spekuliert, warum wir altern.

Der Theorie der Hayflick-Grenze zufolge können sich Körperzellen nicht unbegrenzt teilen. Laut der Telomerase-Theorie hängt der Alterungsprozess von der Länge der Telomere ab (siehe S. 18), die sich bei jeder Zellteilung ein wenig mehr verkürzen. Hat das Telomer die kritische Länge erreicht, teilt sich die Zelle nicht mehr. Erben wir lange Telomere, hält die Zellteilung länger an, und wir führen ein längeres Leben.

Nach der Theorie der freien Radikale altern wir schneller, wenn die Zelle – und damit auch die DNA – Angriffen durch freie Radikale ausgesetzt ist. Die schädlichen Molekülfragmente fallen als ganz normales Stoffwechselabfallprodukt an, entstehen aber auch, wenn wir UV-Strahlung oder Zigarettenrauch ausgesetzt sind. Freie Radikale schädigen die DNA und führen im Inneren der Zelle zur Anhäufung abnormer Proteine, darunter Amyloide und Sorbitol, die die Zelle in ihrer Funktion beeinträchtigen. Etwas Schutz bieten Antioxidanzien in Obst und Gemüse; zudem suchen Wissenschaftler derzeit nach mikrobiellen Enzymen, die die schädlichen Proteine entsorgen können.

Nach der neuroendokrinen Theorie hängt der Alterungsprozess mit der nachlassenden Produktion bestimmter Hormone, darunter DHEA, zusammen. Diese ergibt sich möglicherweise aus einem erhöhter Stresshormonspiegel sowie aus altersbedingten Veränderungen im Hypothalamus.

Der Membrantheorie zufolge verschlechtert sich die Zellfunktion, da sich deren Membranen verfestigen. Dies wird möglicherweise durch die Ansammlung von Lipofuszin, Fettrückständen, verursacht.

Und schließlich besagt die Theorie des mitochondrialen Abbaus, dass alternde Mitochondrien weniger in der Lage seien, energiereiche Moleküle (ATP) hervorzubringen. Deshalb ermüden bestimmte Zellen, besonders Herzmuskelzellen, rascher.

Abgesehen von bestimmten Genen, die mit Langlebigkeit assoziiert werden, spielen auch die Ernährung und andere Lebensumstände eine wichtige Rolle beim Alterungsprozess. Eine gesunde Ernährung, regelmäßige Bewegung, der Verzicht auf Nikotin, Alkohol in Maßen – all dies trägt nachweislich dazu bei, bis ins hohe Alter gesund zu bleiben.

Verdauungssystem
- Die Epithelstammzellen in der Darmschleimhaut teilen sich langsamer; es kann zu Schäden durch Säure und Enzyme kommen.
- Die glatte Muskulatur arbeitet langsamer; es kann vermehrt zu Verstopfung (siehe unten) und Sodbrennen kommen.

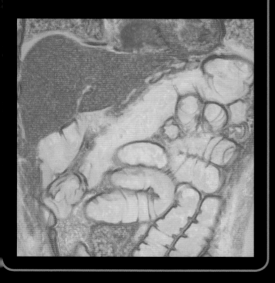

Harnwege
- Die Anzahl gesunder Nephrone (Filtereinheiten in den Nieren) sinkt, die Nierenfunktion (siehe unten) lässt nach.
- Der Tonus der Schließmuskeln nimmt ab, was zu Inkontinenz führen kann.
- Die Prostata vergrößert sich, was Schwierigkeiten beim Wasserlassen zur Folge haben kann.

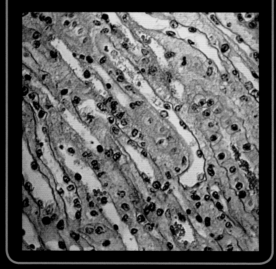

ZAHLEN & FAKTEN

DIE GEHEIMNISSE EINES LANGEN LEBENS – VON DER HEITEREN SEITE …

Dies folgenden Statistiken sind im Laufe der letzten Jahrzehnte aufgestellt worden – und schnell wieder in der Versenkung der Biliotheken verschwunden. Zur Erheiterung taugen sie immer noch.

- Das Nahrungsmittel, das am meisten mit einem langen Leben in Verbindung gebracht wird, sind Bohnen. 20 Gramm Bohnen am Tag, und das Risiko, an einer Erkrankung zu sterben, soll um acht Prozent sinken!
- Wissenschaftler fanden bei der Beobachtung von 21000 Zwillingen über 22 Jahre heraus, dass diejenigen, die sieben bis acht Stunden pro Nacht schliefen, am längsten lebten.
- Regelmäßige Bewegung reduziert das Risiko, an einer Erkrankung zu sterben, um fast 25 Prozent – selbst dann, wenn man erst in mittlerem Alter damit beginnt, regelmäßig moderat Sport zu treiben.
- Der tägliche Gebrauch von Zahnseide soll das Leben durchschnittlich um sechs Jahre verlängern, da die Sterblichkeitsrate bei Menschen mit entzündetem Zahnfleisch 23 bis 46 Prozent höher liegt als bei Menschen, die gesundes Zahnfleisch haben. Die Bakterien, die über den Mund in den Kreislauf gelangen, schädigten auch die Gefäße.
- Menschen über 100 verfügen in der Regel über einen hohen Spiegel schützender Antioxidanzien wie Vitamin E und Selen.
- Die Kalorienzufuhr um ein Drittel zu kürzen, soll das Leben um 20 bis 40 Jahre verlängern.
- Menschen mit einer insgesamt positiven Lebenseinstellung und einem optimistischen Blick auf das Altern leben durchschnittlich siebeneinhalb Jahre länger als jene, die das Leben und das Älterwerden pessimistisch betrachten.

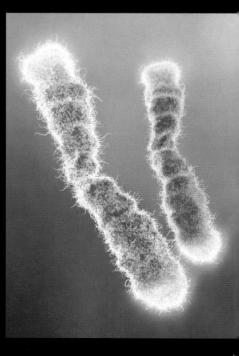

Glossar

...senskelett
...Teil des Skeletts, der Kopf und Rumpf bildet. Das Achsenskelett besteht aus 80 Knochen: ...Knochen des Schädels, der Wirbelsäule und des Brustkorbs. Siehe auch Extremitätenskelett.

...tikörper
...hunprotein im Blut und anderen Körperflüssigkeiten. Antikörper oder Immunglobuline ...den von Immunzellen produziert, um körperfremde Substanzen wie Bakterien und Viren zu ...tifizieren und unschädlich zu machen.

...erie
...gefäß, das Blut vom Herzen weg transportiert. Mit Ausnahme der Lungenarterien und der ...belarterie während der Schwangerschaft führen alle Arterien sauerstoffreiches Blut.

...mwege
...amtheit der Organe, die an der Atmung beteiligt sind.

...d
...tiges, fibröses Gewebe, das die Knochen in den Gelenken miteinander verbindet. Manchmal ...den auch Verdickungen der Bauch- oder Beckenwand als Band bezeichnet, beispielsweise ...breite Gebärmutterband (Ligamentum latum uteri), das die Gebärmutter stützt.

...chfell
...vebeschicht, die Bauch- und Beckenhöhle auskleidet und die Bauch- und Beckenorgane ...en umgibt.

...ruchtung
...chmelzung einer weiblichen Eizelle mit einem männlichen Spermium. Bei der Befruchtung ...teht ein neuer Organismus.

...stozyste
...ammlung von Zellen, die aus der Morula hervorgeht, wenn die befruchtete Eizelle bereit ist, ...einzunisten. Die Blastozyste entsteht etwa fünf Tage nach der Befruchtung.

...nchiole
...ner Bronchienast in der Lunge. Der Durchmesser der Bronchiole beträgt weniger als einen ...meter; in ihr zirkulieren Gase aus und zu den größeren Bronchien und den Lungenbläschen.

...stkorb
...n Thorax; der Teil des Körpers zwischen Hals und Bauch, der vom Brustbein, von den ...twirbeln, von den Rippen und vom Zwerchfell begrenzt wird.

...emorezeptor
...sorischer Rezeptor, der einen bestimmten chemischen Stoff aufspürt. Die olfaktorischen ...eptoren in der Nase z.B. spüren flüchtige Chemikalien auf und erzeugen daraufhin ein ...vensignal, das ans Gehirn gesendet wird. Dort wird das Signal als Geruch interpretiert.

...romosom
...t aufgespultes genetisches Material (DNA), das zahlreiche Gene enthält. Jede menschliche ...erzelle verfügt über 46 Chromosomen; nur Eizelle und Spermium enthalten jeweils den ...en Chromosomensatz, der bei der Befruchtung dann wieder vervollständigt wird.

...rmatom
...tareal, das von einem Spinalnerv versorgt wird, der Sinneseindrücke aus diesem Bereich an ...Gehirn weiterleitet. Jede Körperhälfte kann in Dermatome eingeteilt werden, die von den ...Zervikal-, zwölf Thorax-, fünf Lumbal- und fünf Sakralspinalnerven versorgt werden.

...A
...oxyribonukleinsäure; chemische Substanz in den Zellkernen fast aller Zellen, mit Ausnahme ...r roter Blutkörperchen. Die DNA enthält alle genetischen Informationen, die für Entwick-...., Wachstum und Funktionieren des Körpers wichtig sind.

...üse
...res Organ, das Substanzen wie Hormone oder Flüssigkeiten freisetzt. Die Speicheldrüsen ...a produzieren Speichel, die Brustdrüsen produzieren Muttermilch, und die Bauchspeichel-...e produziert Hormone wie Insulin und an der Verdauung beteiligte Pankreassäfte.

...orung
...setzung einer Eizelle aus einem Eierstock. Bei Frauen in gebärfähigem Alter erfolgt der ...rung durchschnittlich alle 28 Tage.

...elle
...bliche Geschlechtszelle, auch als Keimzelle oder Gamet bezeichnet.

...bryo
...es Entwicklungsstadium des Menschen, von der Befruchtung bis zur achten Woche. Hier ...den die winzigen Organe angelegt. Danach bezeichnet man den Embryo als Fötus.

...dokrine Drüse
...se, die Hormone direkt in die Blutbahn abgibt. Dazu gehören die Nebennieren, die ...lddrüse und die Eierstöcke.

...bindung
...ess der Geburt aus Sicht der Geburtshelfer, bei dem eine Frau am Ende der Schwanger-...aft ein Kind zur Welt bringt.

...remitätenskelett
...Teil des Skeletts, der uns Bewegungen ermöglicht. Das Extremitätenskelett besteht aus ...Knochen: den Knochen des Beckens, des Schultergürtels sowie der oberen und unteren ...emitäten. Siehe auch Achsenskelett.

Extrinsischer Muskel
Muskel, der mindestens einen Ansatzpunkt in dem Körperteil hat, auf das er einwirkt, und mindestens einen außerhalb dieses Körperteils. Beispiel: die extrinsische Augenmuskulatur.

Galle
Gelblich-grüne, von den Leberzellen produzierte Flüssigkeit. Sie wird in der Gallenblase gelagert und in den Zwölffingerdarm abgegeben, um bei der Fettverdauung zu helfen.

Gamet
Keimzelle, die bei der Befruchtung mit einer anderen Keimzelle verschmilzt. Beim Menschen heißen die männlichen Gameten Spermien und die weiblichen Eizellen.

Gen
Einheit des genetischen Materials, das die Grundlage der Vererbung bildet. Jedes Gen enthält die Information, die der Körper braucht, um ein bestimmtes Protein herstellen zu können. Das Individuum wird durch rund 41 000 Gene definiert.

Gewebe
Eine Gruppe spezialisierter Zellen mit ähnlichen Eigenschaften, die gemeinsam eine spezifische Funktion ausüben. Es gibt vier Hauptgewebsarten im Körper: Muskelgewebe, Epithelgewebe, Bindegewebe und Nervengewebe.

Gliazellen
Zellen innerhalb des Nervensystems, die Nervenzellen (Neuronen) stützen. Einige Gliazellen versorgen Nervenzellen mit Sauerstoff und Nährstoffen, andere fungieren als eine Art Gerüst, um die Nervenzellen an Ort und Stelle zu halten. Wieder andere bilden die Myelinschicht um einzelne Nervenfasern oder identifizieren und zerstören Fremdpartikel.

Großhirn
Der Teil des Gehirns, der aus der Großhirnrinde, den Basalganglien und den Riechkolben besteht. Das Großhirn liegt oberhalb und vor dem Hirnstamm.

Großhirnrinde
Der Teil des Gehirns, der für höhere Funktionen wie Bewusstsein, Denken, Gedächtnis, Sprache, Persönlichkeit, Interpretation der Sinneseindrücke und die Initiierung willkürlicher Bewegungen zuständig ist. Die Großhirnrinde bildet eine stark gefältelte, zwei bis vier Millimeter dicke Schicht grauer Substanz über der linken und rechten Hirnhemisphäre.

Hepatozyt
Leberzelle. Hepatozyten sind an der Produktion von Proteinen, Kohlenhydraten, Fetten, Cholesterin und Galle beteiligt. Zudem sind sie wichtig für die Entgiftung.

Herzkammer
Die beiden Herzkammern befinden sich unterhalb der Herzvorhöfe (siehe Vorhof). Die rechte Herzkammer pumpt sauerstoffarmes Blut zur Lunge. Die linke Herzkammer pumpt sauer- stoffreiches Blut über die Aorta in den Rest des Körpers.

Hirnhemisphäre
Eine der beiden Hälften des Gehirns.

Hirnstamm
Unterer Teil des Gehirns. Die meisten Nervenfasern, die für Bewegungen und Sinneswahrneh- mungen zuständig sind, passieren auf ihrem Weg zum Rückenmark den Hirnstamm.

Homöostase
Regulierungsprozess, der die innere Umgebung des Körpers so konstant wie möglich hält. Dazu gehören eine konstante Körpertemperatur, ein stabiler Salz- und Flüssigkeitshaushalt sowie relativ konstante Sauerstoff- und Glukosespiegel im Blut.

Homunculus
Darstellungsform des Menschen. Beim motorischen Homunculus etwa werden die Körperteile größer dargestellt, deren motorische Steuerung auf der Großhirnrinde mehr Platz einnimmt als andere Körperteile. In ähnlicher Weise kann man einen sensorischen Homunculus zeichnen.

Hormon
Chemischer Botenstoff, der von Zellen in einem Bereich des Körpers an die Blutbahn abgegeben wird und auf Zellen in einem anderen Bereich des Körpers einwirkt.

Hypophyse
Endokrine Drüse im Gehirn, deren Hormone an der Regulierung von Körperprozessen (siehe auch Homöostase) beteiligt sind. Die Hypophyse – auch Hirnanhangsdrüse – wir oft auch als Master-Drüse bezeichnet.

Interferon
Protein, das von Immunzellen in Reaktion auf Virusinfektionen produziert wird. Interferone hemmen die Virenreplikation in den Körperzellen. Zudem regen sie andere Immunzellen, etwa Makrophagen, dazu an, bei der Bekämpfung der Infektion zu helfen.

Intrinsischer Muskel
Kleiner Muskel, der im Inneren des Körperteils liegt, auf das er einwirkt. Beispiel: die intrinsische Muskulatur der Hand.

Kleinhirn
Der Teil des Gehirns, der die Sinneseindrücke koordiniert und Bewegungen kontrolliert, damit wir das Gleichgewicht halten und Körperhaltungen einnehmen können.

Komplementprotein
Kette von über 20 Proteinen, die von bestimmten Zellen produziert und in die Blutbahn abgegeben werden. Werden sie von Fremdpartikeln wie Bakterien oder Viren »geweckt«, arbeiten sie mit dem Immunsystem zusammen, um die Bedrohung zu bekämpfen.

Kreislauf
System, in dem Blutzellen, Nährstoffe, Sauerstoff, Kohlendioxid, Hormone und andere Substanzen durch den Körper transportiert werden. Der Blutkreislauf in den Blutgefäßen wird durch die Pumpaktivität des Herzens aufrechterhalten.

Leukozyt
Weißes Blutkörperchen und Teil des Immunsystems. Leukozyten finden sich im ganzen Körper sowohl in der Blutbahn als auch im Lymphsystem. Sie identifizieren und bekämpfen Fremdpartikel wie Bakterien und Viren.

Lungenfell
Gewebeschicht, die die Brusthöhle auskleidet und die Lungenflügel umgibt. Das Lungenfell besteht aus zwei Schichten, die mit Flüssigkeit überzogen sind, damit sie – beispielsweise beim Atmen – nicht aneinander reiben.

Lymphgefäß
Dünnwandiges Gefäß im Lymphsystem, das die Lymphe (Lymphflüssigkeit) führt.

Lymphknoten
»Filterstation« im Lymphsystem. Lymphknoten sind im ganzen Körper verteilt und filtern fremde Partikel wie Bakterien aus der Lymphe. Sie verfügen über Immunzellen (Leukozyten), die Infektionen bekämpfen. Sind die Lymphknoten aktiv, liegt also eine Infektion oder eine andere Erkrankung vor, vergrößern sie sich.

Lymphozyt
Eine bestimmte Art von weißem Blutkörperchen (Leukozyt). Es gibt drei Hauptarten von Lymphozyten: Die B-Lymphozyten produzieren Antikörper, die T-Lymphozyten steuern die Aktivität anderer Immunzellen. Zu den natürlichen Killerzellen (NK-Zellen) siehe dort.

Magen-Darm-Trakt
Der Verdauungstrakt beginnt am Mund und endet am After. Im Magen-Darm-Trakt wird Nahrung zerlegt; zudem werden dort Wasser und Nährstoffe aufgenommen, unerwünschte Abfallprodukte werden entsorgt.

Makrophage
Eine bestimmte Art von weißem Blutkörperchen, die im Gewebe vorkommt. Sie leitet sich von einer anderen Art von weißen Blutkörperchen, den Monozyten, ab, die in der Blutbahn zirkulieren. Verlässt ein Monozyt den Blutkreislauf, macht er eine Reihe von Veränderungen durch und wird schließlich zum Makrophagen. Sowohl Makrophagen als auch Monozyten verschlingen und zerstören unerwünschte Fremdpartikel.

Meiose
Zellteilungsprozess, bei dem die Tochterzellen je die Hälfte des genetischen Materials der Elternzelle enthalten. Keimzellen (Gameten) entstehen durch Meiose.

Membran
Natürliche Barriere, die einen Körperbereich von einem anderen abgrenzt. Zellmembranen grenzen das Innere der Zelle nach außen ab. Es gibt aber auch größere Membranen: Die Pleuramembran z.B. trennt die Lunge von der Brustwand und dem Herzen.

Membranpotenzial
Der elektrische Spannungsunterschied zwischen dem Inneren und dem Äußeren einer Zellmembran. Durch das Membranpotenzial können Nervenzellen elektrische Signale weiterleiten.

Mitochondrien
»Kraftwerke« der Zellen. Sie verbrennen Glukose und Fettsäuren und erzeugen chemische Energie sowie Hitze; zudem steuern sie den Zellstoffwechsel. Mitochondrien haben ihren eigenen DNA-Strang. Sie sind wahrscheinlich aus primitiven Bakterien hervorgegangen.

Mitose
Zellteilungsprozess, bei dem die Zelle identische Tochterzellen hervorbringt, die jeweils über dieselbe Anzahl von Chromosomen verfügen wie die Elternzelle. Die Mitose spielt vor allem beim Wachstum und bei der Geweberegeneration eine wichtige Rolle.

Morula
Zellkugel, die sich bildet, wenn sich eine befruchtete Eizelle teilt. Sammelt sich im Inneren der Kugel Flüssigkeit an, spricht man von einer Blastozyste (siehe dort).

Muskel
Kontraktionsfähiges Gewebe, das dem Körper Bewegungen ermöglicht. Die Herzmuskeln und die glatte Muskulatur, wie sie z.B. in den Blutgefäßen und im Darm vorkommt, ziehen sich ohne unser willentliches Zutun zusammen. Die Skelettmuskulatur hingegen kontrahiert willkürlich.

Myelin
Fetthaltige Substanz aus Gliazellen, die Nervenfasern als isolierende Schicht umgibt. Myelin isoliert auch elektrisch, damit es zwischen den Nervenfasern keine Kurzschlüsse gibt.

Natürliche Killerzelle (NK-Zelle)
Eine bestimmte Art von Lymphozyt, der abnorme Zellen attackiert – etwa Zellen, die mit einem Virus infiziert sind, oder Krebszellen.

Nebenniere
Endokrine Drüse oberhalb der Niere. Die beiden Nebennieren schütten Hormone aus, die die Stressreaktion des Körpers steuern und den Salz- sowie Wasserhaushalt regulieren.

Neuron
Spezialisierte Zelle innerhalb des Nervensystems, die elektrische Impulse erzeugen und weiterleiten kann.

Organ
Gruppe von Geweben, die eine spezifische Struktur bilden und eine oder mehrere spezifische Funktionen im Körper erfüllen.

Osteon
Funktionelle Grundeinheit der harten Knochensubstanz (Substantia compacta).

Peripheres Nervensystem
Der Teil des Nervensystems, der nicht aus Gehirn und Rückenmark besteht (siehe auch zentrales Nervensystem). Das periphere Nervensystem verbindet das zentrale Nervensystem mit den Gliedmaßen und den Organen.

Peristaltik
Rhythmische Kontraktion der glatten Muskulatur im Darmtrakt, durch die Nahrung vom Mund zum After befördert wird.

Pheromon
Geruchlose chemische Substanz, die von einem Individuum abgesondert und von einem anderen aufgespürt wird und die das Verhalten dieses Individuums verändert. Pheromone spielen wahrscheinlich eine Rolle bei der sexuellen Anziehungskraft und bei der Bindung zwischen Mutter und Kind.

Protein
Eiweiß; chemische Substanz, die aus Aminosäuren aufgebaut ist. Die Abfolge der Aminosäuren wird von der Abfolge von Informationen, die in dem jeweiligen Gen enthalten sind, bestimmt.

Pulmonalsystem
Ein anderes Wort für Atmungs- oder Lungensystem.

Reflex
Schnelle, automatische und unwillkürliche Nervenreaktion auf einen bestimmten Reiz, beispielsweise auf Schmerz oder helles Licht.

Scheidewand
Anatomische Struktur, die zwei Körperhöhlen voneinander trennt. Dazu gehören beispielsweise die Nasenscheidewand, die die Nasenflügel voneinander trennt, und die Herzscheidewand, die rechte und linke Herzhälfte voneinander trennt.

Schilddrüse
Endokrine Drüse vorn am Halsansatz.

Sehne
Kräftiges Bindegewebsband, das einen Muskel an einem Knochen befestigt.

Spermium
Männliche Geschlechtszelle, auch als Keimzelle oder Gamet bezeichnet.

Substantia spongiosa
Gewebetyp im Inneren der Knochen. Sie besteht aus feinen Knochenbälkchen (Trabekeln), die dem Knochen gleichzeitig Leichtigkeit und Stabilität verleihen.

Synapse
Spalt und gleichzeitig Verbindungsstelle zwischen zwei Nervenzellen. Die Kommunikation über diesen Spalt hinweg findet durch die Freisetzung chemischer Substanzen oder mithilfe elektrischer Signale statt.

Synaptische Verzögerung
Zeitspanne – 0,5 Millisekunden –, die es dauert, bis ein elektrischer Impuls mithilfe chemischer Substanzen von einer Nervenzelle zur anderen gelangt ist. Je mehr Synapsen beteiligt sind und je mehr chemische Substanzen ausgeschüttet werden, desto langsamer wird das Signal auf der Nervenbahn weitergeleitet.

Talgdrüse
Drüse in der Haut, die eine ölige Substanz – Talg – absondert, um Haut und Haare geschmeidig zu halten und zu schützen.

Tränendrüse
Drüse, die Tränen produziert. Sie befindet sich im oberen, äußeren Teil jeder Augenhöhle.

Trimenon
Auch Trimester; Schwangerschaftsdrittel. Zeitspanne von drei Monaten. Das erste Trimenon umfasst Schwangerschaftswoche 1 bis 12, das zweite Schwangerschaftswoche 13 bis 27 und das dritte Schwangerschaftswoche 28 bis 40.

Umami
Relativ neu entdeckte Geschmacksrichtung, die so viel wie fleischig oder würzig bedeutet.

Vene
Blutgefäß, das Blut zum Herzen transportiert. Alle Venen – mit Ausnahme der Lungenvenen und der Nabelvene während der Schwangerschaft – führen sauerstoffarmes Blut.

Vorhof (Herz)
Kleinere Herzhöhle über der Herzkammer (siehe dort). Der linke Vorhof des Herzens erhält über die linke und die rechte Lungenvene sauerstoffreiches Blut aus der Lunge; der rechte Vorhof des Herzens erhält über die obere und die untere Hohlvene sowie den Koronarvenensinus sauerstoffarmes Blut aus dem Rest des Körpers.

Wirbel
Knochen, die gemeinsam die flexible Wirbelsäule bilden.

Zelle
Grundlegende Struktur- und Funktionseinheit des Lebens. Der Durchmesser einer typischen Zelle im menschlichen Körper beträgt weniger als zehn Mikrometer.

Zentrales Nervensystem
Der Teil des Nervensystems, der Bewegungen und Körperfunktionen koordiniert. Das zentrale Nervensystem besteht aus dem Gehirn und dem Rückenmark.

Zilien
Haarähnliche Zellfortsätze, z.B. in der Schleimhaut der Atemwege. Manche Zilien bewegen sich wellenartig, um Flüssigkeiten wie Schleim oder Sperma zu transportieren. Andere bewegen sich nicht und fungieren als sensorische Rezeptoren, darunter die Zilien im Innenohr.

Zwerchfell
Muskelschicht am unteren Ende des Brustkorbs, die Brust- und Bauchhöhle voneinander trennt. Die Bewegung des Zwerchfells ist sehr wichtig für den Atmungsprozess.

Zygote
Soeben befruchtete Eizelle.

Register

Impressum/Bildnachweis

eutsche Erstausgabe © 2013 Verlagsgruppe Weltbild GmbH,
teinerne Furt, 86167 Augsburg
ie Originalausgabe dieses Buches erschien erstmals 2009 unter dem Titel
The Human Body. A Visual Guide to Human Anatomy"
ie deutsche Ausgabe basiert auf der 2010 veröffentlichten englischsprachigen
euausgabe.

opyright der Originalausgabe:

ext © Dr. Sarah Brewer MA MB BChir
esign and layout © Quercus Publishing Plc
l Bloomsbury Square, London WC1A 2NS

ook design and editorial created by: Carroll & Brown Limited
) Lonsdale Road, Queen's Park, London NW6 6RD
t director: Chrissie Lloyd
oduction designer: John Casey
t editor: Emily Cook
oof reader: Claire Cross

ordination und Bearbeitung der deutschen Ausgabe:
. Alex Klubertanz, Garmisch-Partenkirchen
ersetzung aus dem Englischen: Dr. Ulrike Kretschmer
edizinische Fachkontrolle: Prof. Dr. Hubert Kretschmer
nschlaggestaltung: Dr. Alex Klubertanz, Garmisch-Partenkirchen

nted in China
8-3-8289-4357-5

15   2014   2013
e letzte Jahreszahl gibt die aktuelle Lizenzausgabe an.

kaufen im Internet:
/w.weltbild.de

e Informationen in diesem Buch basieren auf der Ausbildung, dem Fachwissen
d anderen der Autorin zur Verfügung stehenden Informationen; professionellen
edizinischen Rat können sie jedoch nicht ersetzen. Für eventuell aus den
ormationen resultierende Nachteile oder Schäden kann weder die Autorin noch
nnen der Verlag und seine Beauftragten eine Haftung übernehmen. Wir bitten
Leser, bei gesundheitlichen Problemen einen Arzt aufzusuchen. Die wissen-
aftlichen Studien und Institutionen, die in diesem Buch genannt werden, sollten
keiner Weise als Bestätigung jedweder Hinweise in diesem Buch ausgelegt
rden. Die Autorin sowie der Verlag und seine Beauftragten lehnen es ausdrück-
ab, für Nachteile oder Schäden, die aus den im Buch gegebenen Hinweisen
ultieren, eine Haftung zu übernehmen.

Illustrationsnachweis
Alle anatomischen Illustrationen in diesem Buch © Primal Pictures Limited, London
Illustration auf S. 103: Amanda Williams

Bildnachweis
Die folgenden Bilder stammen von Science Photo Library:
S. 2, S. 14 Medical RF.Com; S. 16 BSIP, Jacopin; S. 17 CNRI; S. 18 David Mack, (oben)
Thomas Deerinck, NCMIR, (unten) Leonard Lessin / FBPA; S. 20 (oben, Mitte oben)
Steve Gschmeissner, (Mitte unten) Biophoto Associates, (unten) Innerspace
Imaging; S. 21, 22 Steve Gschmeissner; S. 39 Medical RF.Com; S. 46 R. Bick, B.
Poindexter, UT Medical School; S. 50 (oben links) Eye of Science, (Mitte) Steve
Gschmeissner, (unten) Asa Thoresen; S. 56 Riccardo Cassiani-Ingoni; S. 61 (oben)
Steve Gschmeissner, (unten) Professor P. Motta & D. Palermo; S. 62 (links) BSIP,
Jacopin; S. 63 (links) Dr. David Furness, Keele University, (rechts) Jean-Claude Revy,
ISM; S. 69 (oben links) BSIP, VEM, (rechts) Wellcome Dept. of Cognitive Neurology;
S. 72 Steve Gschmeissner; S. 73 Eye of Science; S. 78 Gunilla Elam; S. 80 (Hauptbild)
Medical RF.Com, (unten) Steve Gschmeissner; S. 82 (links, Mitte, rechts) Anatomical
Travelogue; S. 85 CNRI; S. 87 Susumu Nishinaga; S. 89 Professor P. Motta & G.
Franchitto, Universität »La Sapienza«, Rom; S. 90 Zephyr; S. 93 (unten links) Zephyr,
(oben, unten rechts) Steve Gschmeissner, (Mitte oben) BSIP, VEM, (Mitte unten)
ISM; S. 94 Photo Insolite Realite; S. 96 BSIP, PIR; S. 99 Professor P. Motta & Mac-
chiarelli, Universität »La Sapienza«, Rom; S. 104 National Cancer Institute; S. 105
Dee Breger & Andrew Leonard; S. 106 Manfred Kage, Peter Arnold Inc.; S. 109
(Mitte) John Bavosi, (unten) Russell Kightley; S. 110 Stem Jems; S. 111 (oben) Eye
of Science; S. 112 Russell Kightley; S. 113 (Mitte) Dr. Tim Evans, (unten) Dr. Mark J.
Winter; S. 114 K Somerville, Custom Medical Stock Photo; S. 115 Steve Gschmeiss-
ner; S. 116 J.W. Shuler; S. 119 Steve Gschmeissner, (unten) Professoren P. Motta, S.
Makabe & T. Naguro; S. 121 Medical RF.Com; S. 123 Steve Gschmeissner; S. 124
Medimage; S. 125 Steve Gschmeissner; S. 126 Stephanie Schuller; S. 129 (unten
links) Steve Gschmeissner, (unten rechts) Medical RF.Com; S. 135 Innerspace
Imaging; S. 138 CNRI; S. 141 Professoren P. Motta, T. Fujita & M. Muto; S. 143 (oben
links) Marshall Sklar, (oben rechts) John Daugherty; S. 144 Pasieka; S. 150 Dr. Yorgos
Nikas; S. 154 Alain Pol, ISM; S. 155 (links) Professoren P. Motta & J. Van Blerkom,
(rechts) Professor P. Motta & Familiari, Universität »La Sapienza«, Rom; S. 156 Dr.
Yorgos Nikas; S. 157 (oben links) Professor P. Motta et al., (oben rechts) Biophoto
Associates; S. 158 David Gifford; S. 159 (oben links) Pascal Goetgheluck, (oben
rechts) Dr. Yorgos Nikas, (unten) Dr. Gopal Murti; S. 160 Richard Lowenberg; S. 161
(oben rechts) Professor P. Motta & F. Barberini, Universität »La Sapienza«, Rom,
(unten rechts) John Bavosi; S. 162 Dr. M.A. Aansary; S. 163 Medical RF.Com; S. 164
Anatomical Travelogue; S. 165 Neil Bromhall; S. 166 Du Cane Medical Imaging Ltd;
S. 167 Mehau Kulyk; S. 68 Medi-Mation; S. 169 (oben) Alexander Tsiaras, (unten)
Pasieka; S. 170 (unten links) Andrew Syred, (rechts) Athenais, ISM; S. 171 (oben
links) David McCarthy, (oben rechts) Dr. Keith Wheeler, (Mitte links) BSIP, Gon-
delon, (Mitte rechts) CNRI, (unten rechts) Hybrid Medical Animation.
S. 161 (Mitte), Professor Stuart Campbell, Create Health, London.